Snacks – pro Stück/Becher/Packg.	kcal	g Fett	ED
Danone actimel 0,1% (100 g)	33	0	0,3
Duplo (18 g)	100	6	5,6
Dole Fruchtbecher Ananas (113 g)	65	0	0,6
Emmi Caffè Latte Classic light (230 g)	90	2	0,4
Exquisa fitline Snack (70 g)	165	1,5	2,4
Fruchtjoghurt (150 g)	145	5	1,0
Frühstücksdrink Beckers Bester (330 ml)	65	0	0,2
Gummibärchen (50 g)	171	0	3,4
Hanuta (23 g)	120	8	5,2
Kakaotrunk, Magermilch (200 ml)	105	1	0,5
Kinder Schokolade (12,5 g)	65	6	5,2
Knoppers (25 g)	132	8	5,3
Knusper Joghurt (150 g)	224	8	1,5
Kölln Cakes Müsli (25 g)	122	6	4,9
Mars (54 g)	262	10	4,9
McDonald's Fruit & Joghurt (150 g)	165	3	1,1
Milchreis 0,1% Fett (200 g)	178	0	0,9
Milchreis (200 g)	224	5	1,1
Milch-Schnitte (28 g)	117	7	4,2
Mini-Zwieback mit Kokos (50 g)	210	6	4,2
Mondamin Grießbrei (300 g)	290	3	1,0
Mondamin Milchreis (320 g)	360	3	1,1
Pick Up! Choco (27 g)	136	7	5,0
Prinzenrolle Minis (37,5 g)	188	9	5,0
Reiswaffeln (5 Stück, 33 g)	132	1	4,0
Schokokuss (25 g)	110	3	4,4
Vollkornmürbekeks (5 g)	20	1	4,0

Herzhafte Snacks – pro Stück/Portion	kcal	g Fett	ED
Babybel-Mini (20 g)	60	5	3,0
Brotchips (50 g)	229	9	4,6
Chips, fettreduziert (50 g)	234	12	4,7
Erdnüsse (50 g)	301	25	6,0
5-Minuten-Terrine, Hühner-Nudeltopf (245 g)	150	3	0,6
5-Minuten-Terrine, Kartoffelbrei mit Blattspinat (220 g)	206	10	0,9
5-Minuten-Terrine, Hot Chili Nudeln (255 g)	246	7	1,0
Heisse Tasse Swing Grüne Nudel (220 g)	178	6	0,8
Mini-Salami (25 g)	130	12	5,2
Salzstangen (30 Stück, 50 g)	175	0	3,5

Herzhafte Snacks – pro Stück/Portion	kcal	g Fett	ED
Studentenfutter (50 g)	237	16	4,7
Wasa Crack & Taste »Salted« (31,5 g)	139	5	4,4

Essen außer Haus – pro Portion	kcal	g Fett	ED
Bifteki mit Tsatsiki & Brot (275 g)	670	34	2,4
Bulette mit Kartoffelsalat (325 g)	621	42	1,9
Bratnudeln (380 g)	405	16	1,1
Currywurst (150 g)	396	35	2,6
Döner Kebap (300 g)	635	35	2,1
Ente süß-sauer (530 g)	740	46	1,4
Frittierte Calamari (200 g)	591	31	3,0
Frühlingsrolle (150 g)	233	8	1,6
Griechischer Salat (420 g)	397	38	1,0
1/2 Grill-Hähnchen (300 g)	567	28	1,9
Gyros mit Krautsalat (430 g)	368	11	0,9
Holsteiner Hochzeitssuppe (250 g)	75	4	0,3
Hotdog (150 g)	414	30	2,8
Kaiserschmarrn (180 g)	452	24	2,5
Kokossuppe (330 g)	195	13	0,6
Lammrückenfilets, gegrillt (180 g)	220	8	1,2
Lasagne (400 g)	600	42	1,5
McDonald's McRib (211 g)	495	22	2,4
• Hamburger Royal (205 g)	505	26	2,5
• Chicken McNuggets (6 Stück 107 g)	250	14	2,3
• Hamburger (106 g)	255	9	2,4
• McChicken (177 g)	420	21	2,4
• Pommes (80 g)	235	11	2,9
Miso-Suppe (325 g)	[illegible]	[illegible]	0,1
Mozzarella mit Tom[illegible]	[illegible]	[illegible]	[illegible]
Nasi Goreng (250 g[illegible]	[illegible]	[illegible]	[illegible]
Pizza al formaggio [illegible]	[illegible]	[illegible]	[illegible]
Pizza Margherita [illegible]	[illegible]	[illegible]	[illegible]
Sandwich mit Gefl[illegible]	[illegible]	[illegible]	[illegible]
Sandwich mit Tunfisch & Salat (235 g)	[illegible]	[illegible]	[illegible]
Schnitzel mit Pommes (300 g)	496	23	1,7
Schweinefleisch-Chop-Suey (300 g)	225	11	0,8
Souflaki-Spieß (180 g)	169	3	0,9
Spaghetti Napoli (450 g)	331	6	0,7
Spaghetti mit Gorgonzola (430 g)	702	40	1,6
Sushi (200 g)	270	2	1,4

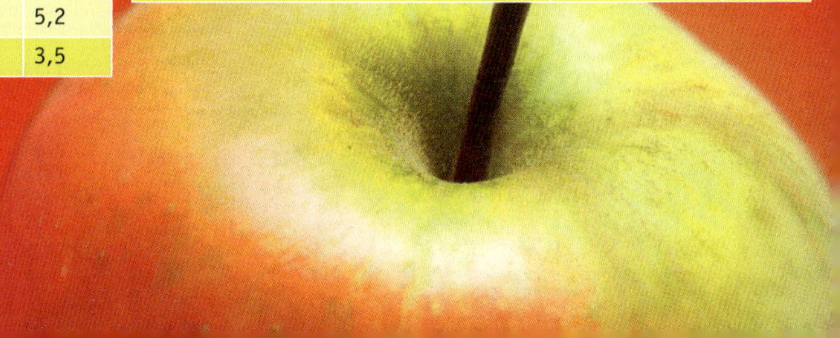

Genehmigte Lizenzausgabe für Verlagsgruppe Weltbild GmbH,
Steinerne Furt, 86167 Augsburg

BRIGITTE-Buch im Diana Verlag
In Zusammenarbeit mit Gruner + Jahr AG & Co. KG,
Am Baumwall 11, 20459 Hamburg

Psychotest: Diplom-Psychologin Dr. Eva Wlodarek-Küppers, Hamburg
Fachliche Beratung: Prof. Jörg Diehl, Ernährungspsychologe,
Universität Gießen
Dr. Simone Munsch, Psychologin, Universität Basel, Prof. Volker
Schusdziarra, Internist, TU München, Susanne Wendel, Internist, München

Ernährungspyramide: Objekte aus Knetmasse: Nina Pfeifer;
Fotos: Thomas Neckermann

Body-Power-Programm: Prof. Ingo Froböse, Birgit Wallmann,
Deutsche Sporthochschule Köln
Fotos: Sonja Tobias; Texte: Iris Bader

Rezeptfotos: Ulrike Holsten S. 4/5, S. 54 (rechts), S. 62/63,
S. 78 (links), S. 119 (rechts), S. 120 (links),
S. 130 (rechts), S. 137 (links), S. 138, S. 141;
Thomas Neckermann S. 34, S. 37, S. 158 (unten). S. 56 (links),
S. 60, S. 65 (rechts), S. 74 (links), S. 101 (Mitte), S. 104, S. 105,
S. 127 (rechts), S. 131 (links), S. 139 (links)
Alle übrigen Rezeptfotos sind von Carsten Eichner.

Produktfoto S. 46: Frosta Tiefkühlkost GmbH, Hamburg
Schlussredaktion: Uta Kleimann

Art-Direction und Layout-Konzept: Eisele Grafik-Design, München
Umschlaggestaltung: Atelier Seidel, Verlagsgrafik – Maria Seidel, Teising
Umschlagmotiv: © Shutterstock/Marek Mnich
Reproduktion: dietnerZ, PrePrint-Produktion, München
Gesamtherstellung: Typos, tiskařské závody, s.r.o., Plzeň
Printed in the EU
978-3-8289-4211-0

2013 2012 2011
Die letzte Jahreszahl gibt die aktuelle Lizenzausgabe an.

Einkaufen im Internet:
www.weltbild.de

Susanne Gerlach
Anna Ort-Gottwald
Anne Petersen

Brigitte Diät

Das Programm, das in mein Leben passt

Weltbild

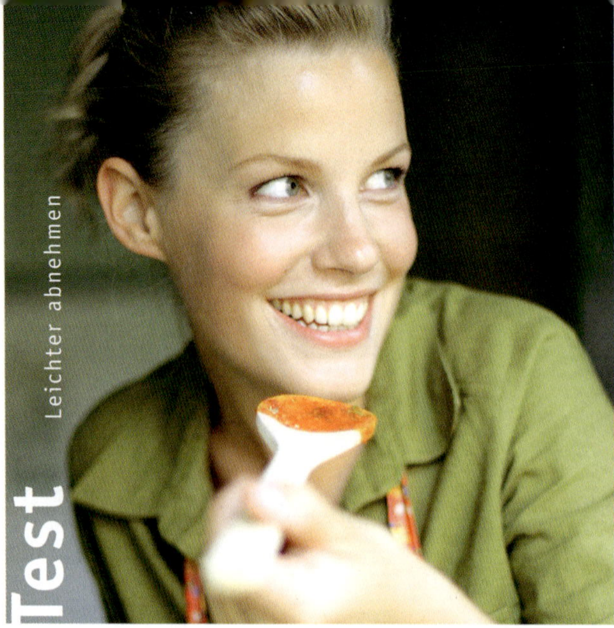

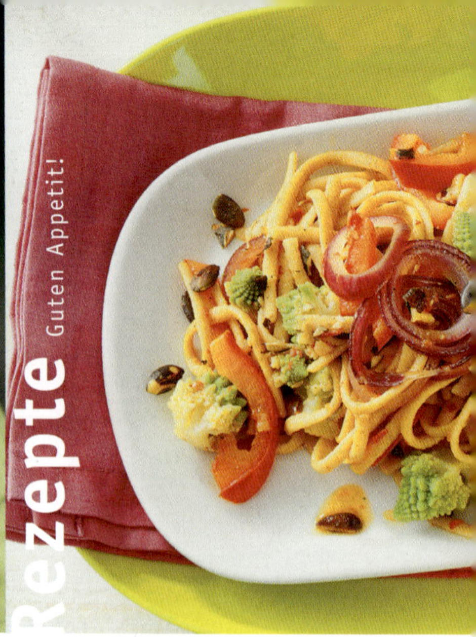

Inhalt Manche Leute behaupten, dass man beim Abnehmen vor allem eins verliert: die gute Laune. Wirklich bedauernswert, diese Menschen – sie kennen die BRIGITTE-Diät nicht. Täglich köstlich essen, Bewegung, die Spaß macht, die besten Tipps und neuesten Infos zum erfolgreichen Abnehmen – ein Rundumpaket, das in Ihren Alltag passt und Sie Schritt für Schritt ans Ziel bringt. Freuen Sie sich drauf!

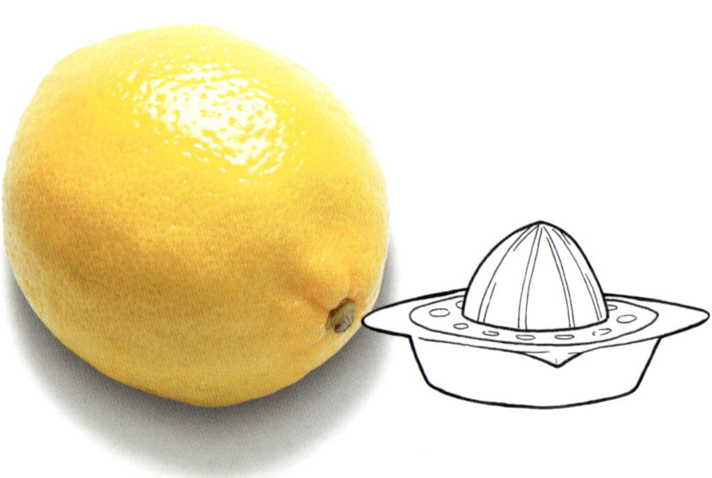

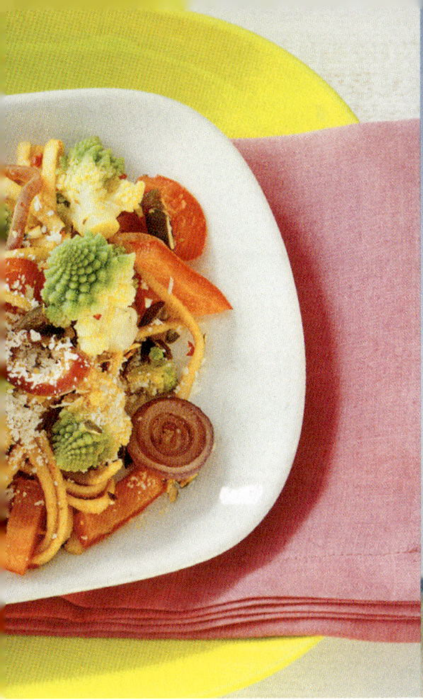

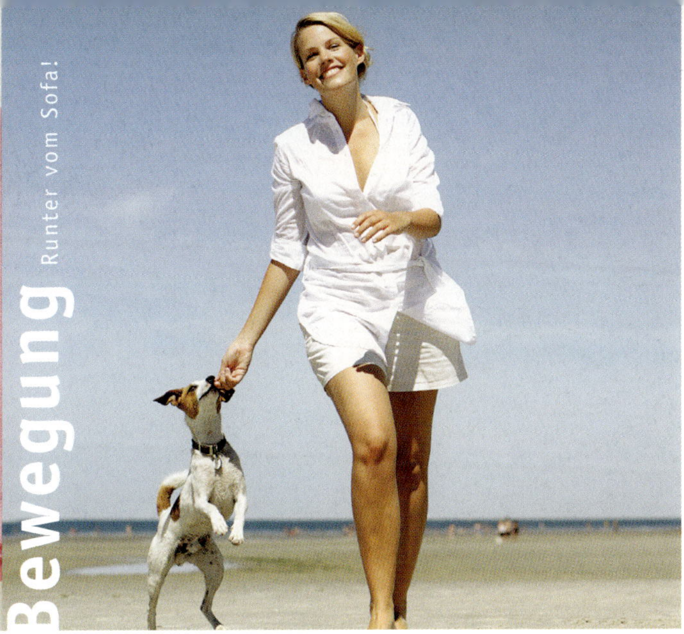

Vorweg
Zurück zum Genuss 6

Psychotest
Was macht mich dick? Entlarven Sie Ihre Essfallen 14

So geht's
Ihr persönliches Abnehmprogramm – Rezepte nach Maß 43

Noch Fragen?
Schlank werden und erfolgreich das Gewicht halten – die neuesten Erkenntnisse 45

Diät-Community
Warum ist Leichtwerden so schwer? 12
Mein Mann, der Spargeltarzan 48
Zwischen Gewicht und Verzicht 110
Ein neues Haustier: Muskelkater 184

Rezepte
Frühstück 50
Mittags 62
Blitzrezepte 80
Snacks 98
Salate 112
Abends 124
Familie 142
Desserts 150

Essen nach Plan
Zwei-Wochen-Plan
– gemischt 160
– vegetarisch 162

Einkaufen nach Plan
Einkaufsliste
– für den gemischten Plan 164
– für den vegetarischen Plan 165
Vorratsliste
– für den gemischten Plan 166
– für den vegetarischen Plan 167

Schlank bleiben
Die BRIGITTE-Ernährungspyramide 168

Aktiv werden
Bewegung ohne Sport 170

Sex oder Seil springen?
Kalorienverbrauch beim Sport und im Alltag 175

Workout fürs Wohnzimmer
Fett verbrennen, Muskeln aufbauen: 16 Übungen für mehr Power 176

Zu guter Letzt
10 Essentials zum Dranbleiben und Motivieren 183

Register 186
Impressum 192

Zurück zum Genuss

»Liebe Brigitte, ich muss dringend abnehmen! Als Ärztin habe ich einen Full-Time-Job und keine Zeit, aufwendig einzukaufen und zu kochen. Was rätst Du mir?« *Andrea J.*

»Liebe Redaktion, ich arbeite halbtags und muss täglich für eine große Familie kochen. Die mögen am liebsten deftige Sachen. Ich habe mehrmals versucht, Diät zu machen, bin aber kläglich gescheitert. Was kann ich bloß tun?« *Britta K.-W.*

Zwei von vielen Mails und Briefen an die Redaktion der Zeitschrift BRIGITTE. Sie zeigen vor allem eins: Der gute Wille allein reicht zum Abnehmen bei Weitem nicht. Das Vorhaben scheitert allzu oft an alltäglichen Pflichten und Zwängen, an Gewohnheiten oder Routine. Wie bloß lässt sich das Gewicht endlich dauerhaft in den Griff kriegen? Ohne Krampf, Verzicht und schlechte Laune? Die Lösung: eine Diät, die Sie nicht einzwängt wie ein Korsett. Die Ihnen so viel Zeit und Freiraum lässt, wie Sie brauchen.
Kurz: **eine Diät, die in Ihr Leben passt.**

Was steckt dahinter?

Frauen haben heute viele Rollen zu erfüllen, Stichwort Multitasking. Da ist der Beruf, der Partner, die Familie. Gegessen wird dann häufig nebenbei oder schnell mal zwischendurch, mit den Gedanken schon wieder bei der nächsten Baustelle. Spätabends oder am Wochenende wird Versäumtes nachgeholt: ein schönes Essen, guter Wein, endlich ist Zeit zum Genießen. Wunderbar! Nur: Gleich sind zwei Pfund mehr drauf. Klarer Fall, da läuft was schief. **Gut essen und genießen sollten Sie nämlich jeden Tag:** morgens, mittags, abends und bei Bedarf auch noch zwischendurch. Damit Sie bei Laune bleiben und gar nicht erst Heißhunger oder Frust aufkommt. Genuss ist der Schlüssel zur guten Figur. Nur wer genießt, nicht wahllos etwas hinunterschlingt oder Mahlzeiten ausfallen lässt und anschließend viel zu viel isst, wird überflüssige Pfunde leichter

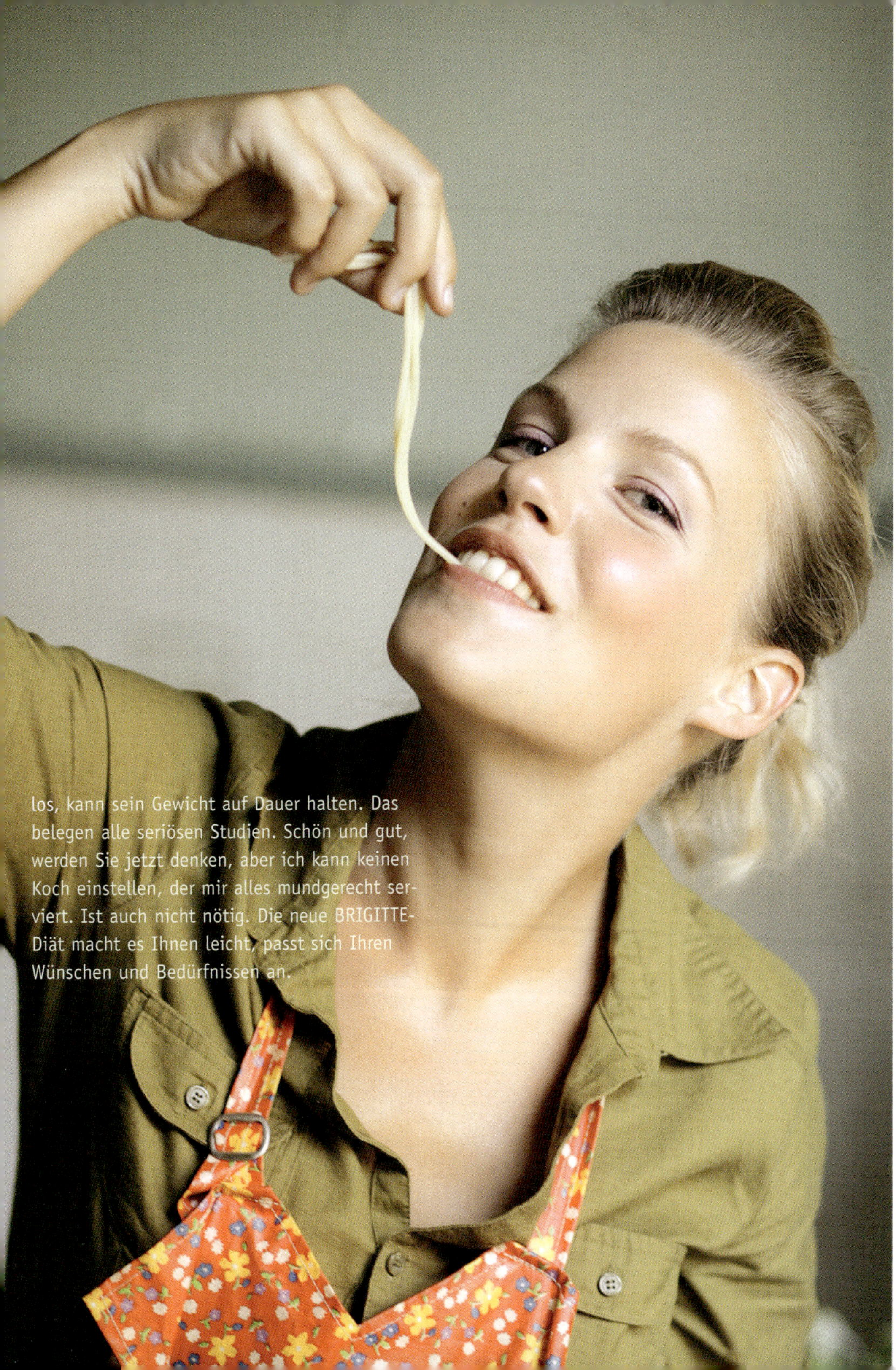

los, kann sein Gewicht auf Dauer halten. Das belegen alle seriösen Studien. Schön und gut, werden Sie jetzt denken, aber ich kann keinen Koch einstellen, der mir alles mundgerecht serviert. Ist auch nicht nötig. Die neue BRIGITTE-Diät macht es Ihnen leicht, passt sich Ihren Wünschen und Bedürfnissen an.

Erfolgsmodell BRIGITTE-Diät

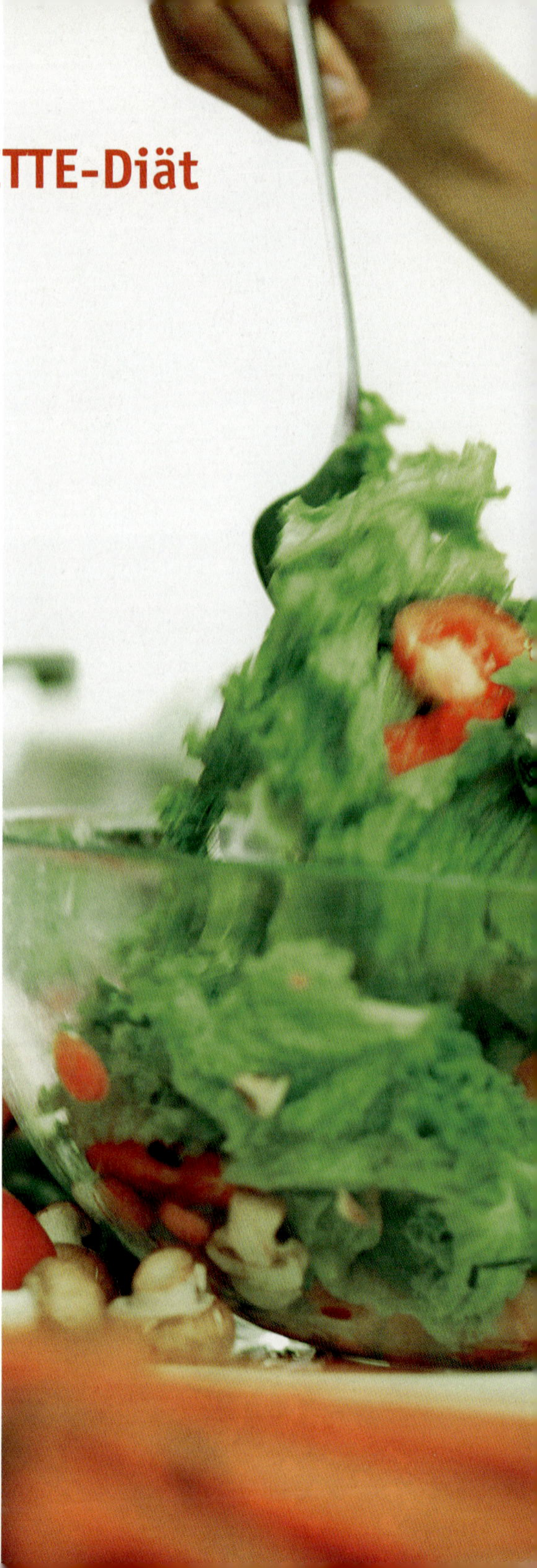

Was genau ist die BRIGITTE-Diät?

Sie ist eine der gesündesten Möglichkeiten, abzunehmen und das Gewicht zu halten. Die Basis sind Rezepte und Vorschläge für schnelle Mahlzeiten. Da kommen auch Koch-Ungeübte klar. Denn Sie entscheiden, ob das Essen in 15 Minuten fertig sein soll. Oder noch fixer ... Ob Sie einen sättigenden Snack fürs Büro brauchen oder handfeste Tipps für das Dinner im Restaurant. All das hat der BRIGITTE-Diät einen guten Ruf eingebracht, auch bei Ernährungsfachleuten und Ärzten. Bei Diät-Tests bekommt sie regelmäßig gute und sehr gute Noten. Auch weil sie stets auf dem neuesten Stand ist.

Lauter gute Neuigkeiten

Wir optimieren ständig das Konzept der BRIGITTE-Diät. Damit Sie es noch leichter haben, Pfunde auf gesunde Weise loszuwerden oder Ihr Gewicht zu halten. Hier die jüngsten Veränderungen:

Mehr auf dem Teller. Lag die Grenze dessen, was wir täglich empfohlen haben, viele Jahre bei 1000 Kilokalorien pro Tag, sind es inzwischen 1200. Denn wer sich regelmäßig bewegt, braucht mehr. Und wer viel Sport macht, sollte noch mehr essen: 1400 Kilokalorien.

Das Prinzip der Energiedichte. Nicht Kalorien sind beim Abnehmen entscheidend, sondern Kalorien pro Gramm – die sogenannte Energiedichte (ausführliche Informationen dazu auf den Seiten 12 und 13).

Gesundes Fastfood. Keine Lust zum Kochen? Es gibt BRIGITTE-Diät-Gerichte mittlerweile tiefgekühlt zu kaufen. Diese warmen Mahlzeiten sind hochwertig, praktisch und bequem. Mehr dazu auf Seite 44.

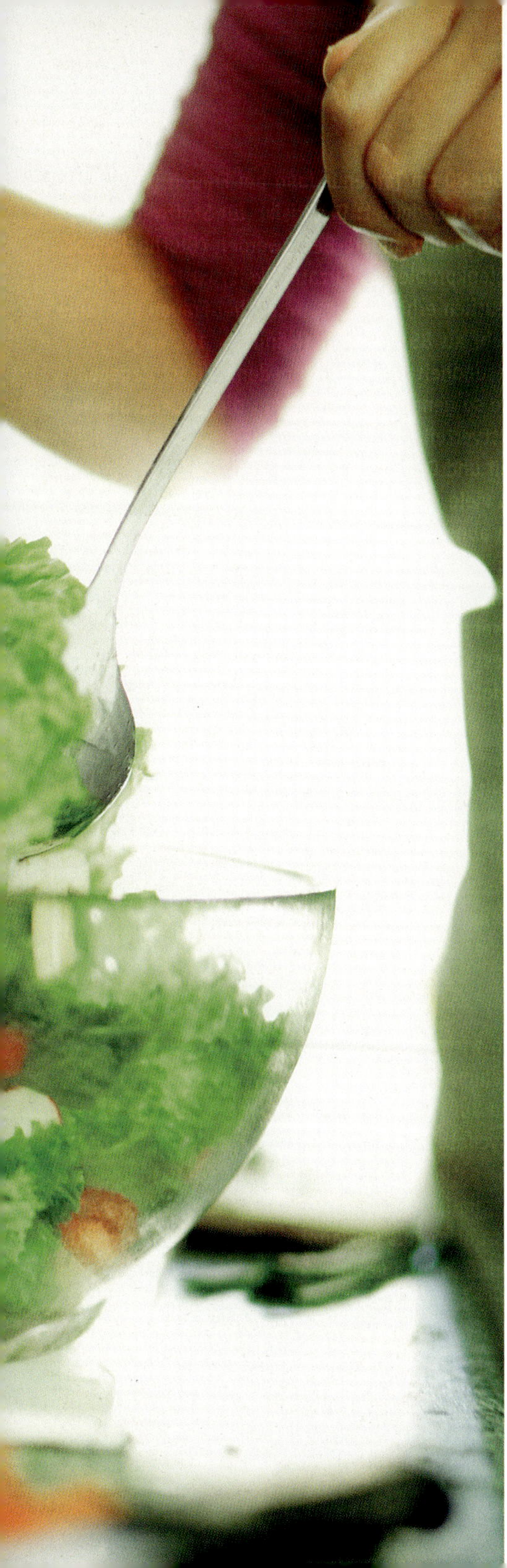

Maßgeschneidertes Programm: Außer den Tiefkühl-Gerichten machen auch Familienrezepte und Blitzrezepte für Kochmuffel die Diät besonders alltagstauglich (siehe Rezeptteil ab Seite 80). Und wenn Sie nicht allein abnehmen möchten oder einen Coach brauchen: Die BRIGITTE-Diät bietet auch die Möglichkeit, via online abzunehmen (www.brigitte.de/diaet-coach).

Fahrplan ohne Diät. Damit Sie sich nach der Diät problemlos zurechtfinden, zum Beispiel im Restaurant oder im Urlaub, haben wir eine Ernährungspyramide entwickelt (Seite 168). Sie zeigt auf einen Blick, wovon Sie viel und wovon Sie lieber weniger essen sollten. Sie berücksichtigt aktuelle Erkenntnisse zu Kohlenhydraten (Brot, Nudeln etc.) und Fett – Erkenntnisse, die natürlich auch in den Rezepten umgesetzt sind.

Und das gilt immer noch

Das Grundprinzip: mit weniger Kalorien und viel Genuss satt werden. Die drei Garanten dafür:

Die ausgewogene Mischung. Die BRIGITTE-Diät ist nach wie vor eine fettreduzierte Mischkost. Keine Verbote, alles ist erlaubt – Hauptsache, die Menge stimmt.

Der praktische Baukasten. Aus Rubriken wie »Morgens«, »Mittags« oder »Abends« stellen Sie Ihre individuellen Tagespläne zusammen. Jedes Gericht funktioniert auch für sich allein. Falls Sie keine komplette Diät machen möchten, können Sie zum Beispiel nur die Mittagsmahlzeiten in Ihren Speiseplan aufnehmen oder die Rezepte für leichte Abendessen.

Die besten Zutaten. In den BRIGITTE-Heften erscheint die Diät mehrmals im Jahr. Und ist immer am jeweiligen Saisonangebot ausgerichtet. Denn nur reif geerntet stellen Obst und Gemüse unsere Geschmacksnerven voll zufrieden, und das ist ganz entscheidend beim Abnehmen (Mehr zu »Saisonrezepten« auf Seite 44).

Wer sollte abnehmen, und was können Sie mit der BRIGITTE-Diät erreichen?

Klarer Fall: Ein paar Kilos zu viel auf der Waage gefährden nicht die Gesundheit. Dass man sie gern loswerden möchte, ist eine andere Sache. Wo beginnt Übergewicht, und ab wann wird es gefährlich? Die WHO (World Health Organization) hat es klar definiert: Leicht übergewichtig ist man bei einem Body-Mass-Index (BMI) zwischen 25 und 30; bis 40 besteht deutliches und darüber hinaus starkes Übergewicht, man spricht auch von Adipositas (Fettsucht).

Die Formel, um Ihren BMI auszurechnen:

$$\text{BMI} = \frac{\text{Gewicht in kg}}{(\text{Körpergröße in Metern})^2}$$

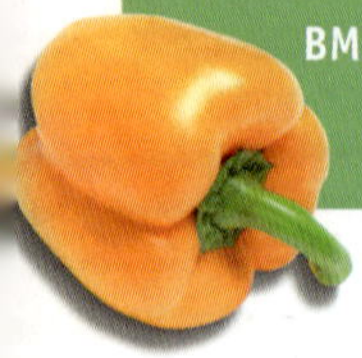

Ab BMI 30 raten Ärzte zum Abnehmen, unter 30 nur, wenn infolge des Übergewichts Beschwerden oder Erkrankungen bestehen. Allerdings ist der BMI nur eine grobe Richtlinie. Bei sehr großen oder muskulösen Menschen fällt er zu hoch aus. Deshalb ist der Taillenumfang eine wichtige Ergänzung. **Weil es vor allem darauf ankommt, wo das Fett sitzt.** Menschen mit einem dicken Bauch – die sogenannte Apfelform – speichern Fett im Bauchraum, je mehr, desto gefährlicher für Herz und Kreislauf.

Über 80 cm Taillenumfang bei Frauen (Männer > 94 cm) bedeutet: Das Risiko für Stoffwechselstörungen und andere Beschwerden (Bluthochdruck, Gelenkprobleme, Kurzatmigkeit) ist leicht erhöht; deutlich erhöht ist es, wenn bei Frauen die Taille mehr als 88 cm misst (Männer > 102 cm). Gesundheitlich völlig unbedenklich ist dagegen die so genannte Birnenform: die frauentypische Fettverteilung, bei der sich das Fett an Po, Hüften und Oberschenkeln sammelt. Dennoch stört es viele Frauen, und sie möchten am liebsten nur da abnehmen. Geht aber leider nicht. Was geht: Mit den köstlichen BRIGITTE-Rezepten Fett verlieren, mit Sport Muskeln aufbauen, die das Fett ersetzen und das Gewebe festigen. Eine Fettmess-Waage (vor und nach der Diät messen) zeigt den Unterschied.

7 Kilo in 7 Tagen?

Sollte Ihnen das mit der BRIGITTE-Diät gelingen, haben Sie etwas falsch gemacht. Und kriegen die Quittung dafür: Sie nehmen in Null Komma nichts wieder zu. Hungerkuren bringen Sie nicht weiter. Bleiben Sie in der Spur, nehmen Sie langsam, aber sicher ab, ein Pfund pro Woche ist realistisch.

Und dann kann's auch schon los gehen

Ein wichtiger Baustein für Ihr individuelles Programm: Zum Diätstart sollten Sie Ihr Essverhalten auf den Prüfstand bringen. Mit unserem Psychotest »Was macht mich dick?« (ab Seite 14) entlarven Sie Ihre persönlichen Essfallen. Warum futtern Sie in manchen Situationen mehr als nötig? Aus Gewohnheit, Stress oder Langeweile? Warum können Sie Süßem einfach nicht widerstehen? Mit dem Test finden Sie es heraus. Er liefert Ihnen auch gleich die passende Strategie, um sich aus den Essfallen zu befreien bzw. gar nicht erst hineinzutappen.

Im Anschluss an den Test dann eine kurze Gebrauchsanweisung für die Diät und Antworten auf die wichtigsten Fragen zum Abnehmen (ab Seite 43). Und weil es gut tut, mal zu wissen, wie es anderen beim Diät halten so geht, haben wir kurze Chats im Buch verteilt: Drei Frauen tauschen sich aus, unterstützen und motivieren sich. Gefunden haben sie sich übrigens auf **www.bfriends.de**. Schauen Sie mal rein!

Das Wichtigste zum Schluss

Bewegung ist das halbe Leben. Und die halbe Diät. Sie nehmen leichter ab und halten Ihr Gewicht dann mühelos. Außerdem macht Bewegung zufriedener, das weisen viele Studien nach. Schon ein flotter Spaziergang sorgt für gute Laune. Kommen Sie in Schwung! Kleine Veränderungen im Alltag machen den Unterschied. Und wenn Sie Lust auf mehr haben, dann empfehlen wir Ihnen das Fatburn-Programm (mehr zu Bewegung und Programm ab Seite 170).

Bitte beachten Sie:

- Auch wenn Sie Vorerkrankungen wie Bluthochdruck, Diabetes Typ II oder Schilddrüsenprobleme haben, können Sie mit der BRIGITTE-Diät abnehmen und Ihre gesundheitliche Situation verbessern. Aber bitte informieren Sie vorher Ihre Ärztin oder Ihren Arzt.
- Schwangere und Stillende sollten keine Diät machen.
- Für übergewichtige Kinder bieten Ärzte und Kurkliniken kindgerechte Ernährungs- und Bewegungsprogramme an.

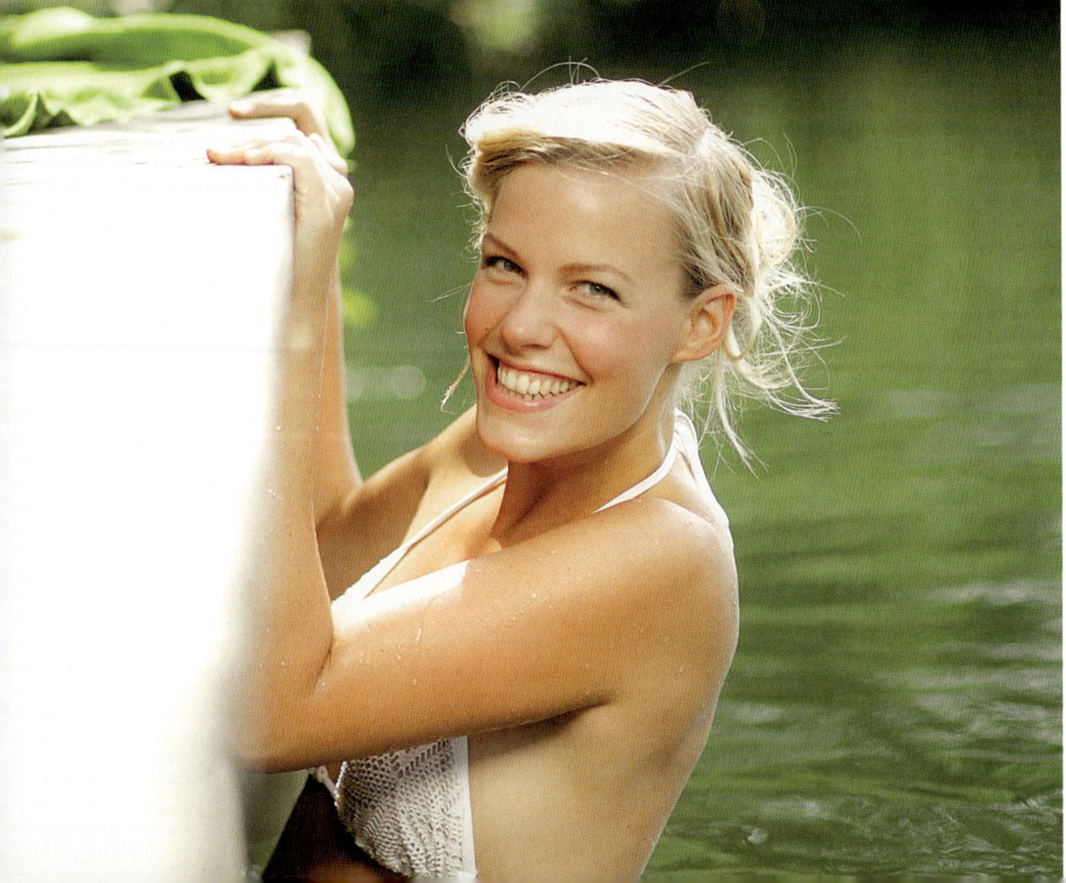

Das Geheimnis der Energiedichte

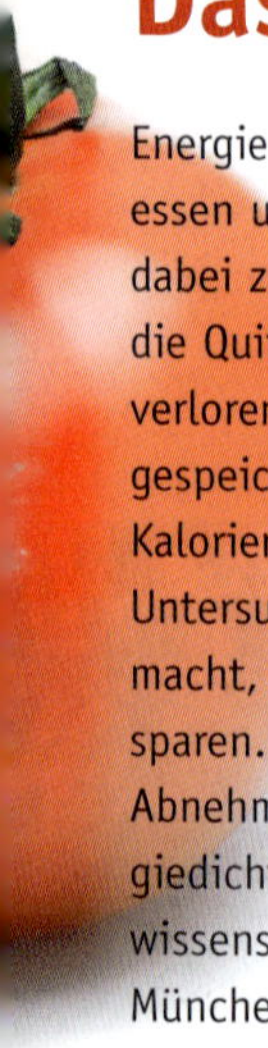

Energie ist unser Motor. Damit er richtig läuft, essen und trinken wir. Allerdings neigen wir dabei zu Übertreibungen – und kriegen prompt die Quittung. Denn im Körper geht keine Energie verloren: Was wir zu viel essen, wird als Fett gespeichert. Wer abnehmen will, versucht meist, Kalorien zu sparen, indem er weniger isst. Neue Untersuchungen zeigen aber, dass es mehr Sinn macht, sich satt zu essen und dabei Kalorien zu sparen. Denn das ist möglich! »Die Lösung heißt: Abnehmen nach dem Prinzip der niedrigen Energiedichte«, so Volker Schusdziarra, Ernährungswissenschaftler und Gastroenterologe an der TU München, »damit können Sie gut leben und brauchen nicht auf Ihre Schmankerl zu verzichten.«

Doch was genau hat es mit diesem Prinzip auf sich? Vor allem sollten die Mahlzeiten möglichst wenig Kalorien pro Gramm oder Portion enthalten. Denn daraus ergibt sich, dass man sich richtig satt essen und dabei noch abnehmen kann. »Lebensmittel mit geringer Energiedichte sind in der Regel sehr wasserhaltig. Und dieses eingebaute Wasser sättigt gut«, so Schusdziarra, der über 2800 Ernährungsprotokolle von Übergewichtigen ausgewertet hat. Ein Beispiel zur Berechnung der Energiedichte: Ein Apfel von 150 Gramm liefert 78 Kilokalorien. Teilt man 78 durch 150, erhält man die Energiedichte: 0,5 kcal/Gramm.

Haben Kalorien jetzt ausgedient?

Nein. Sonst hätten wir keinen Überblick über Soll und Haben unserer täglichen Energie-Bilanz. Überholt ist aber, sich beim Essen allein an Kalorien zu orientieren. Denn eine Zahl wie 500 oder 1000 Kalorien sagt nichts darüber aus, ob wir davon satt werden oder nicht. Dafür ist die Nahrungsmenge maßgeblich, da die Magendehnung das Sättigungsgefühl auslöst. Offenbar funktioniert dieses Signalsystem ziemlich zuverlässig: Schusdziarra und sein Team haben herausgefunden, dass wir bei den drei Hauptmahlzeiten meist die gleiche Menge essen. Die Kalorienmengen, die wir nebenbei zu uns nehmen, schwanken aber erheblich. Das liegt vor allem an den Snacks, die on top kommen: der Kuchen am Nachmittag, die Chips am Abend.

Umso wichtiger, sich bei den Hauptmahlzeiten richtig satt zu essen. Wer um abzunehmen ständig weniger isst, den plagt der Hunger, und die Diät wird zwangsläufig scheitern. Nicht weniger, sondern anders essen, lautet das Motto. Und dabei auch persönliche Vorlieben berücksichtigen. Ein Beispiel: Wer gern Wurstbrot isst, wird sich stattdessen ungern für Obst entscheiden. Hier ist ein Schinkenbrot eine gute Zwischenlösung: Eine dicke Scheibe Vollkornbrot (40 Gramm) mit 35 Gramm Salami belegt, ergibt eine Essensmenge von 75 Gramm und liefert 210 Kilokalorien; Energiedichte: 2,8 kcal/Gramm. Die Brotscheibe etwas dünner (25 Gramm) und dafür mit üppigen 50 Gramm Schinken belegt, ergibt ebenfalls 75 Gramm Menge bei nur 110 Kilokalorien und einer Energiedichte von 1,5 kcal/Gramm.

Ein gut belegtes Brot mit weniger Kalorien – das klingt überzeugend. Ganz besonders, wenn man folgende Rechnung aufmacht: Angenommen man würde jeden Tag zwei Salamibrote essen, hätte man im Vergleich zum Verzehr von zwei Schinkenbroten täglich nach einem Jahr 73000 Kalorien mehr aufgenommen. Das entspricht zehn Kilo Fettgewebe!

Was ist eine hohe, was eine niedrige Energiedichte?

An der TU München hat sich folgende Einteilung bewährt:

niedrige Energiedichte: bis 1,5 kcal/Gramm
mittlere Energiedichte: 1,6 bis 2,4 kcal/Gramm
hohe Energiedichte: ab 2,5 kcal/Gramm

Wenig überraschend: Ganz vorn bei den Guten sind Gemüse (0,2 kcal/Gramm) und Obst (0,5 kcal/Gramm), auch mageres Fleisch kann sich sehen lassen (1,2–1,4 kcal/Gramm). Abgeschlagen: Süßigkeiten und Gebäck, die Werte von 4 oder 5 erreichen – sie enthalten kaum Wasser, aber viel Fett.

Sonderrolle flüssige Kalorien

Laut Energiedichte wären Cola, Saft oder Fruchtmolke im grünen Bereich, da ja jede Menge Wasser drinsteckt. Doch diese Getränke machen nicht satt und enthalten außerdem viel Zucker. Anders als bei fester Nahrung, hat der Magen mit Flüssigkeiten keine Arbeit und reicht sie gleich weiter. Die Kalorien aber bleiben »hängen« und addieren sich in kurzer Zeit: Ein Liter Orangensaft oder Cola trinkt sich schnell weg, und schon sind 420 Kalorien aufgenommen – so viel enthält z.B. eine Portion Spaghetti Napoli, und die macht deutlich besser satt! Deshalb: rote Karte für Säfte und Softdrinks während einer Diät, nur kalorienfreie Getränke sind unbegrenzt okay. Eine Zwitterrolle spielen Milch, Joghurtdrinks, Smoothies sowie Cappuccino & Co. Da stecken zwar auch nicht grade wenig Kalorien drin, aber dank Eiweiß oder Fruchtstückchen sättigen sie besser als Säfte und Limos. Trotzdem immer die fettarme und zuckerfreie Variante wählen!

Die Energiedichte im Alltag

Die BRIGITTE-Diät beherzigt schon länger, was Wissenschaftler jetzt für das Vernünftigste halten: volle Teller bei relativ wenig Kalorien. Daher sind alle Mahlzeiten in diesem Buch im grünen Bereich, den jeweiligen Energiedichte-Wert (ED) finden Sie über dem Rezept. Beim Einkaufen von Fertigprodukten können Sie die Energiedichte ganz unkompliziert selbst berechnen. Auf den meisten Packungen wird der Kaloriengehalt pro 100 Gramm angegeben. Beispiel fettarme Milch: 46 kcal/100 Gramm. 46 durch 100 teilen, macht rund 0,5 kcal/Gramm – voilà, die Energiedichte.

Lebensmittel mit niedriger Energiedichte
An denen können Sie sich satt essen. Am besten auf eine gute Mischung achten. Kiloweise Obst zu verschlingen wäre viel zu einseitig.

Lebensmittel mit mittlerer Energiedichte
Davon keine zu großen Portionen essen und eventuell noch etwas aus dem niedrigen Bereich dazu wählen.

Lebensmittel mit hoher Energiedichte
Bitte nur in kleinen Portionen genießen und dann immer mit Lebensmitteln niedriger ED »kombinieren«.

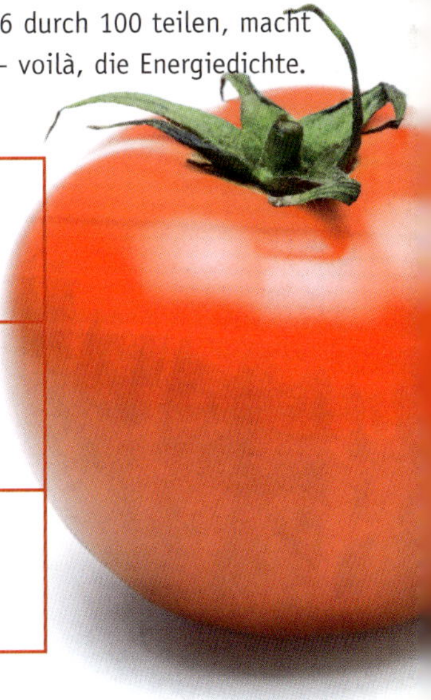

Was macht mich dick?

Warum klappt es mit dem Abnehmen nicht? Weil es eine Menge Saboteure gibt. Ungünstige Essgewohnheiten etwa, Frust oder Stress. Der Test ab Seite 16 deckt Essfallen auf und liefert die besten Strategien dagegen.

»Den ganzen Tag habe ich mich toll im Griff, doch abends kann ich mich beim Essen nicht bremsen.«
»Bei mir muss schnell was auf dem Tisch stehen, wenn ich nach Hause komme. Ich habe keine Zeit, für eine Diät aufwendig zu kochen und auch noch groß einzukaufen.«
»Seit ich 40 bin, habe ich Gewichtsprobleme.«
»Mein Mann findet es total ungemütlich, wenn ich abends nichts mehr essen will.«
Kommt Ihnen da irgendetwas bekannt vor?
Das ist trotzdem kein Grund, aufzugeben. An Ihrer Lebenssituation werden Sie vielleicht nicht viel ändern können – Sie haben Kinder zu versorgen, einen aufreibenden Job oder einen Partner, der Sie nicht unterstützt. Lassen Sie sich dennoch nicht entmutigen. Es gibt Möglichkeiten, die Balance zwischen Pflichten und Wünschen zu finden. Dieses Buch zeigt Ihnen, wie es geht. Wie Sie trotz Zeitmangel oder fehlender Unterstützung Ihr Gewicht dauerhaft in den Griff bekommen. Ganz wichtig: Setzen Sie sich keine unrealistischen Ziele und gehen Sie mit Geduld an die Sache, Schritt für Schritt, dann fällt es Ihnen leichter, sich zu motivieren. Kalkulieren Sie Stillstand und Rückschläge von vornherein ein. Die kommen sowieso, gehören dazu und bedeuten nicht, dass Sie »versagt« haben.
Der Test auf den folgenden Seiten liefert Ihnen das nötige Handwerkszeug, um Ihre persönlichen Essfallen zu entlarven und künftig zu vermeiden, hineinzutappen.

Der Test besteht aus sechs Teilen:

- **Verführbarkeit**
- **Essgewohnheiten**
- **Lebenssituation**
- **Stress**
- **Frust**
- **Lust**

Zu jedem Teil bekommen Sie eine individuelle Auswertung und persönliche Verhaltensstrategien. Und zum Schluss gibt's eine Gesamtauswertung.

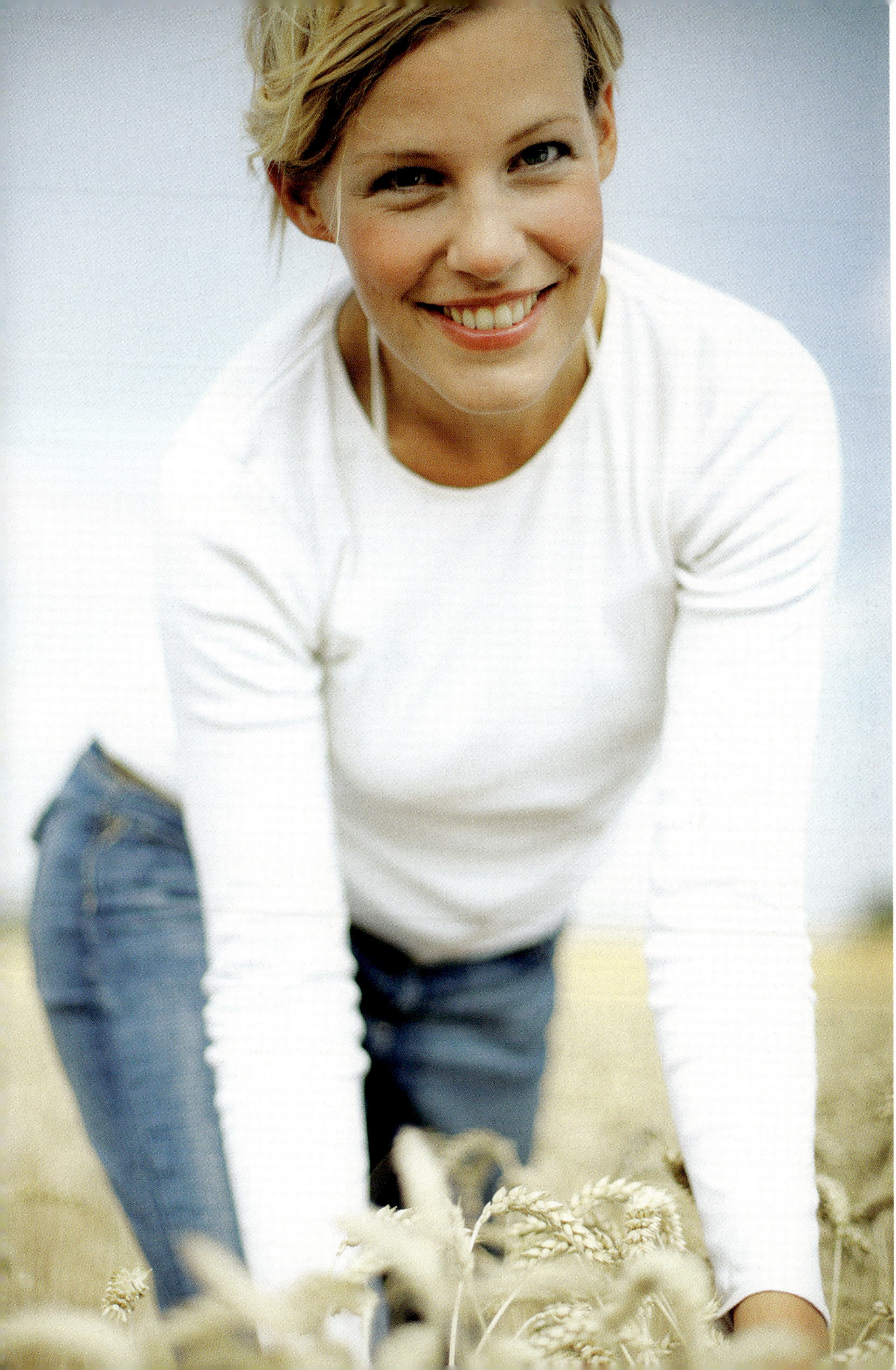

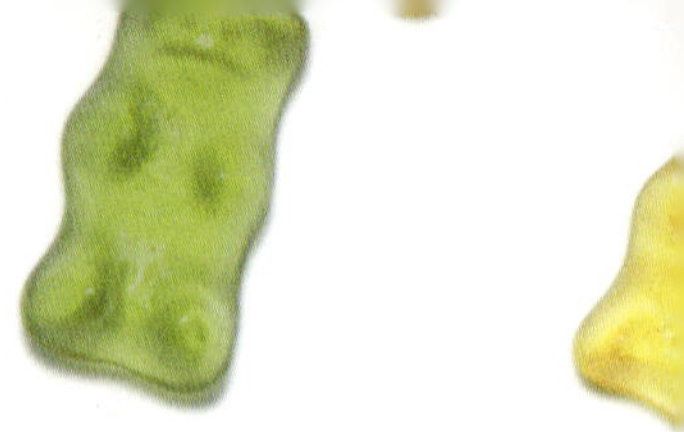

Teil 1

Wie verführbar sind Sie?

Verführung zum Essen lauert überall: eine Einladung zum Geburtstag, der Duft von Croissants beim Bäcker, der Kühlschrank. Die Frage ist nur, wie viel Widerstand Sie dem entgegensetzen können.

Kreuzen Sie jeweils an, was am ehesten auf Sie zutrifft. Ein Tipp für ehrliche Antworten: Wie haben Sie sich denn bisher in solchen Situationen verhalten?

Frage 1 Sie wissen ganz genau: Der Kerl ist nicht gut für Sie, unzuverlässig, treulos. Aber genau Ihr Typ und verdammt attraktiv. Sie ...

☐ sagen sich: Ein Flirt schadet ja nicht. [✲]
☒ lassen lieber die Finger davon. [✹]

Frage 2 Beim Italiener. Sie blättern noch in der Speisekarte, am Nebentisch serviert der Kellner das Essen. Sieht echt gut aus, finden Sie und ...

☐ schauen weiter in die Speisekarte. [✹]
☒ bestellen spontan das Gleiche. [✲]

Frage 3 Auf der letzten Teamsitzung haben Sie Protokoll geführt. »Sie haben das so hervorragend gemacht, übernehmen Sie es doch heute wieder«, lobt Ihr Chef. Sie ...

☒ sagen geschmeichelt: »Okay, mach ich.« [✲]
☐ schlagen vor: »Jetzt ist mal jemand anders dran.« [✹]

Frage 4 Auf der Hochzeit Ihrer Freundin stehen Sie vor dem köstlichen Buffet und ...

☐ picken sich Kalorienarmes raus. [✹]
☒ schlagen zu. Das gibt es schließlich nicht alle Tage! [✲]

Frage 5 Sie schmökern in einer Kochzeitschrift. Tolle Rezepte, bei den Fotos läuft Ihnen das Wasser im Mund zusammen. Davon angeregt ...

☐ müssen Sie jetzt sofort irgendetwas Leckeres essen. [✲]
☒ nehmen Sie sich vor, das nachzukochen. [✹]

Frage 6 Sie hassen diese Arbeit, aber sie muss getan werden. Typisch für Sie ist ...

☒ sich bis zum letzten Moment davor zu drücken. [✲]
☐ sie schnell hinter sich zu bringen. [✹]

Frage 7 Sie auf der Couch, ein spannender Film im Fernsehen, vor Ihnen eine Tüte voll mit Ihrer Lieblingsnascherei. Sie ...

☒ lassen etwas übrig. [✹]
☐ futtern die Tüte leer. [✲]

Frage 8 Ist schon ziemlich spät, Sie möchten gehen. »Bleib doch noch ein bisschen«, bittet Ihre Freundin. Sie sagen:

☐ »Na gut, noch eine halbe Stunde.« [✲]
☒ »Nee du, ich muss wirklich los.« [✹]

Frage 9 Sie wollen sich im Coffeeshop nur einen Kaffee holen. Da sehen Sie diese oberleckeren Muffins. Sie ...

☒ bestellen nur den Kaffee. [✹]
☐ sagen: »... und einen Muffin, bitte.« [✲]

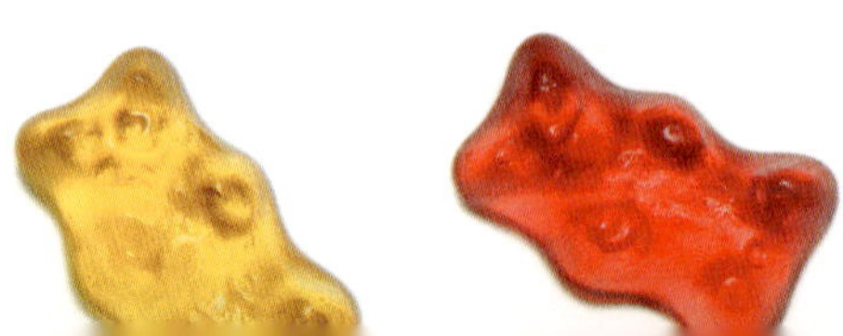

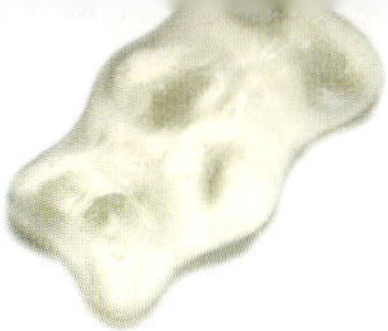

Frage 10 Sie haben sich vorgenommen zu joggen. Ein Blick aus dem Fenster: Es ist grau, windig und kalt. Sie ...

- ☒ ziehen sich warm an, und los geht's. [✹]
- ☐ sagen sich: Muss ja nicht unbedingt heute sein. [✲]

Frage 11 Auf dem Heimweg kommen Sie am Imbiss vorbei. Köstlicher Duft trifft Ihre Nase. Sie ...

- ☒ nehmen sich etwas für zu Hause mit. [✲]
- ☐ atmen tief ein und gehen weiter. [✹]

Frage 12 Sie probieren im Schuhladen. Zugegeben, Sie brauchen diese Schuhe eigentlich nicht. Aber sie sehen super aus, und runtergesetzt sind sie auch ...

- ☒ Seufz, die bleiben hier. [✹]
- ☐ Die müssen mit. [✲]

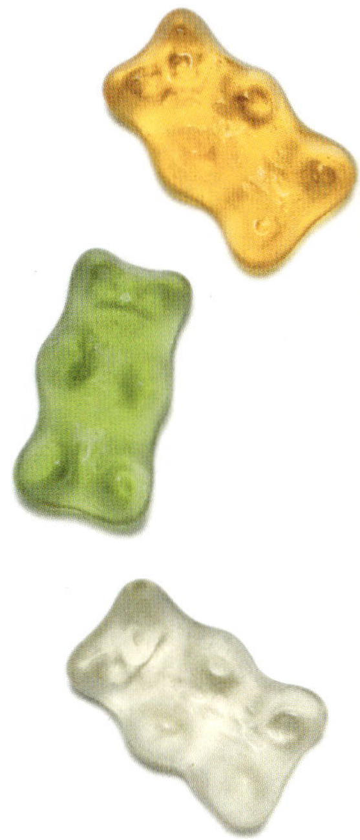

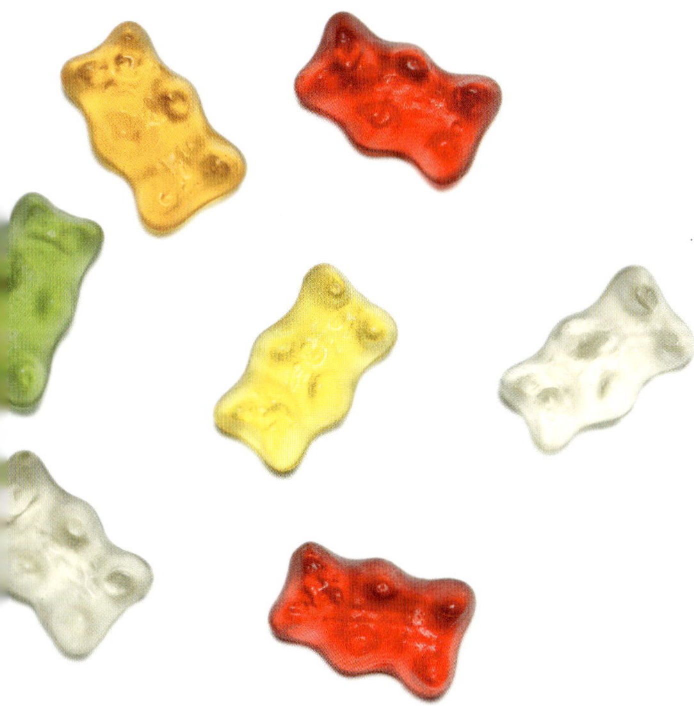

Auswertung

Geben Sie sich für [✺] null Punkte und für [✲] einen Punkt. Zählen Sie Ihre Punkte zusammen. Die Auflösung finden Sie unter Ihrer Punktzahl.

■ **0–4 Punkte: Disziplin pur**

Sie lassen sich nicht so leicht verführen, denn meistens sind Sie diszipliniert, und nichts kann Sie von Ihrem Weg abbringen. Das gilt auch fürs Essen. Bei so viel Standhaftigkeit dürfen Sie sich die eine oder andere Verführung durchaus erlauben.

▲ **5–8 Punkte: Hin- und hergerissen**

Mal sind Sie kaum zu verführen, dann wieder werden Sie beim kleinsten Reiz schwach. Der Grund: Ihre wechselnden Stimmungen beeinflussen Ihre Handlung – auch was das Essen betrifft. Mal bringt Sie pure Lust dazu, übermäßig hinzulangen, mal Anspannung und Stress. Wenn bei Ihnen vor allem Ihre Stimmung den Appetit auslöst, dann erfahren Sie in Teil 4, 5 und 6 des Tests unter »Stress«, »Frust« und »Lust« mehr dazu.

● **9–12 Punkte: Haben wollen**

Sie sind leicht verführbar. Genauer gesagt, verführen Sie sich meist selbst, Motto: »Einmal ist keinmal.« Da kommt natürlich einiges zusammen. Mit den richtigen Strategien und etwas Disziplin kommen Sie aus der Falle heraus.

Die besten Strategien

So wappnen Sie sich gegen Verführung

Je verführbarer Sie sind, desto mehr Spielregeln sollten Sie in Ihren Alltag einbauen. Besonders wenn Sie häufiger in Situationen kommen, in denen die Versuchung groß ist, zu viel oder zu kalorienreich zu essen.

Gelüste aussitzen

Im Kühlschrank lockt eine Mousse au Chocolat. Lassen Sie sie stehen. Wenn Sie »nur ein Löffelchen« davon naschen wollen, folgt nämlich noch eins und noch eins, und zack ist der Becher leer. Den Grund dafür hat möglicherweise ein Forscherteam der Pennsylvania State University entdeckt: Bei einer fettreichen Ernährung werden Sättigungssignale leichter »überhört«. Bei Übergewichtigen reagiert der Körper wenig sensibel auf Sättigungshormone. Außerdem: Wir neigen dazu, eine Tüte, einen Becher, eine Packung komplett leer zu essen. Deshalb sollten wir die Finger von kalorienreichen XXL-Angeboten lassen.

Eine andere Möglichkeit, mit der Situation umzugehen: Warten Sie zehn Minuten und entscheiden Sie dann, ob Sie die Mousse wirklich essen wollen. Die wissenschaftliche Erkenntnis dahinter: Kurz nach dem Auftauchen eines Gelüstes wird es meist schwächer. Sie können kulinarische Verführungen also tatsächlich aussitzen.

Zuerst genießen, dann bremsen

Sie haben sich zu übermäßigem Essen verführen lassen? Denken Sie bloß nicht »Nun ist doch alles egal« und essen Sie nicht einfach weiter. Bitte entspannen! Akzeptieren und genießen Sie das Essen und nehmen Sie sich vor, in den nächsten Tagen für Ausgleich zu sorgen (weniger Kalorien, mehr Bewegung). Das machen Menschen, die ihr Gewicht im Griff haben, auch nicht anders, weiß man aus Studien der University of Colorado. Waren mal ein paar Pfunde mehr drauf, probierten die Studienteilnehmer Verschiedenes aus, um zum Wunschgewicht zurückzukommen (mehr Sport, bewusster essen). Sie akzeptierten die Gewichtskontrolle quasi als permanenten Lernprozess.

Und übrigens: Ihr Körper arbeitet für Sie. Ein ungewohnt großes Nahrungsangebot veranlasst ihn, kurzfristig mehr Kalorien zu verbrennen. Wer allerdings dauerhaft immer zu viel isst – und sei es auch nur ein bisschen –, trickst diesen Mechanismus aus, dann wird Fett gespeichert.

Fettfallen umschiffen

Sie haben eine Essenseinladung, sind aber gerade auf Diät. Wenn Sie die Einladung annehmen möchten, halten Sie sich an ein paar Spielregeln. Im Restaurant wählen Sie gegrillte Fleisch- oder Fischgerichte mit Gemüse und möglichst ohne Sahnesoße – davon werden Sie gut satt, und Sie können leichter aufs Dessert verzichten. Ungünstig: vorweg Brot essen. Brot enthält eine Menge Kohlenhydrate, und die kurbeln die Insulinproduktion so richtig an und hemmen die Fettverbrennung. Außerdem hat Brot eine mittlere bis hohe Energiedichte, macht schlecht satt, und wir essen dann doch mehr davon, als gut wäre.

Bei einem privaten Dinner beschränken Sie sich auf kleine Portionen, essen langsam und lassen auch etwas auf dem Teller zurück. Loben Sie die Gastgeberin schon nach dem ersten Bissen ausführlich, dann ist sie nicht enttäuscht, wenn Sie keinen Nachschlag nehmen.

Am Buffet meiden Sie Fettiges wie Blätterteighäppchen und Frittiertes. Verzichten Sie weitestgehend auf Brot. Greifen Sie zu allem »Bunten« – Salaten und Gemüsebeilagen bis hin zur Garnitur. Auch gut: Schinken (mit Melone), geräucherter oder eingelegter Fisch, Roastbeef und kleine Steaks. Kartoffel-, Fisch- und Gemüsesalate mit undefinierbaren Soßen lassen Sie besser links liegen. Beliebte warme Speisen bei Buffets sind Kartoffelgratins, Nudel-, Fleisch- und Fischgerichte in Sahnesoße – weil sie länger warm stehen können. Wenn Sie Appetit darauf haben, nehmen Sie eine kleine Portion. Tipp: Legen Sie sich die Speisen auf einen kleinen Teller und laufen Sie lieber öfter. Sie können dann jedes Mal überprüfen, ob es nicht doch schon reicht, und Sie bewegen sich auch gleich noch.
Sind Sie zu Kaffee und Kuchen eingeladen, wählen Sie Hefe-, Biskuit- oder Obstkuchen. Sahne-

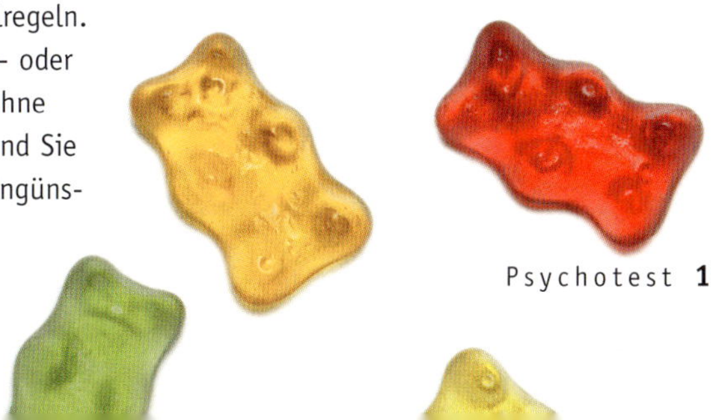

schnitten, Cremetorten und Mürbeteiggebäck sind sehr fett. Essen Sie langsam, legen Sie die Gabel immer wieder beiseite. Solange Sie noch etwas auf dem Teller haben, riskieren Sie nicht so leicht, dass man Ihnen ein weiteres Stück anbietet und Sie dann nicht widerstehen können.

Standhaft bleiben

Was tun, wenn jemand Sie wortreich überreden will, doch noch etwas zu essen? Lassen Sie sich nicht auf eine Diskussion ein. Vielleicht kommen Sie gegen die Argumente des anderen gar nicht an. Sagen Sie stattdessen so oft, wie es nötig ist, den schlichten Satz: »Vielen Dank, ich möchte nicht«. Ohne weitere Erläuterung.

Ausnahmen machen

Eigentlich essen Sie abends gern einen frischen Salat oder etwas mageren Aufschnitt. Sie werden aber regelmäßig schwach, wenn Ihr Partner genüsslich seinen Käse mit Rotwein zelebriert. Auch die Partnerschaft kann dick machen. Gerade die Frauen. Das ergaben Studien der Unis Minnesota und Newcastle. Frauen (speziell frisch verheiratete) verzichten dem Partner zuliebe häufig auf ihre gesunden Essgewohnheiten und verzehren reichhaltigere Mahlzeiten. Das macht in den ersten zwei Jahren im Schnitt fünf Pfund plus aus, ermittelten die Forscher. Bleiben Sie flexibel. Erlauben Sie sich ab und zu einen Käse-Rotwein-Abend, Sie brauchen den Käse ja nicht fingerdick aufs Brot zu legen. Oder essen sie statt Brot eine Birne, Tomaten oder einen kleinen Salat dazu, dann werden Sie mit weniger Kalorien satt. Diese Kombination gefällt vielleicht auch Ihrem Partner. Studien zeigen: Männer macht die Partnerschaft durchaus offen für Grünzeug.

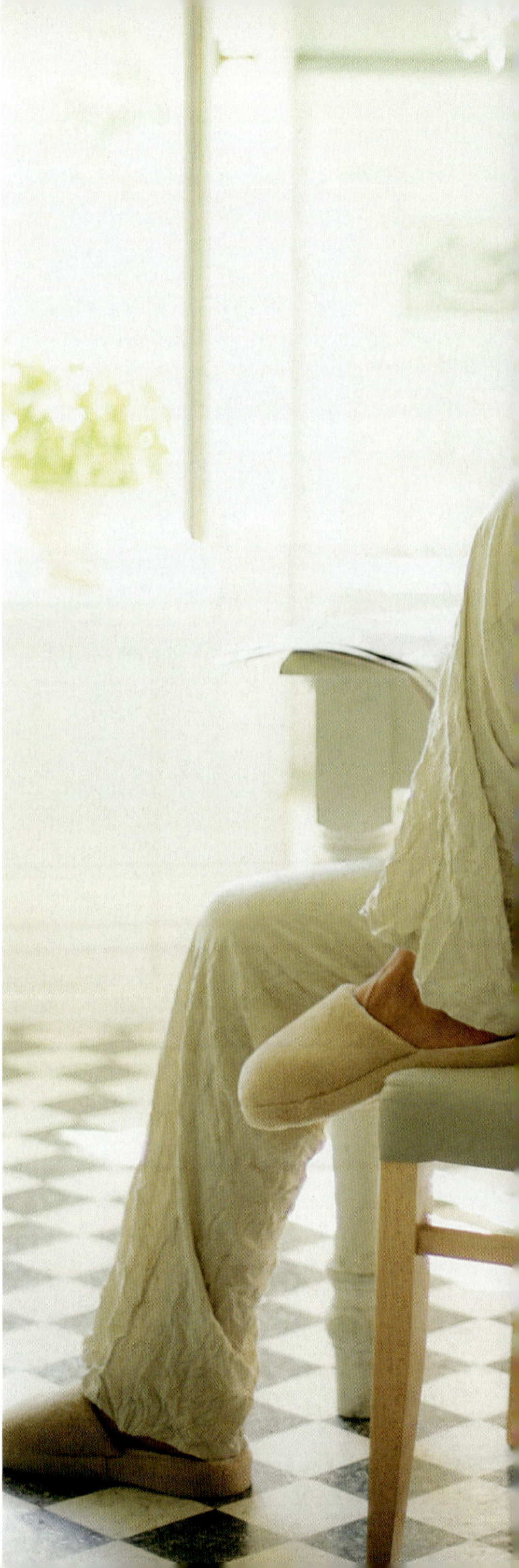

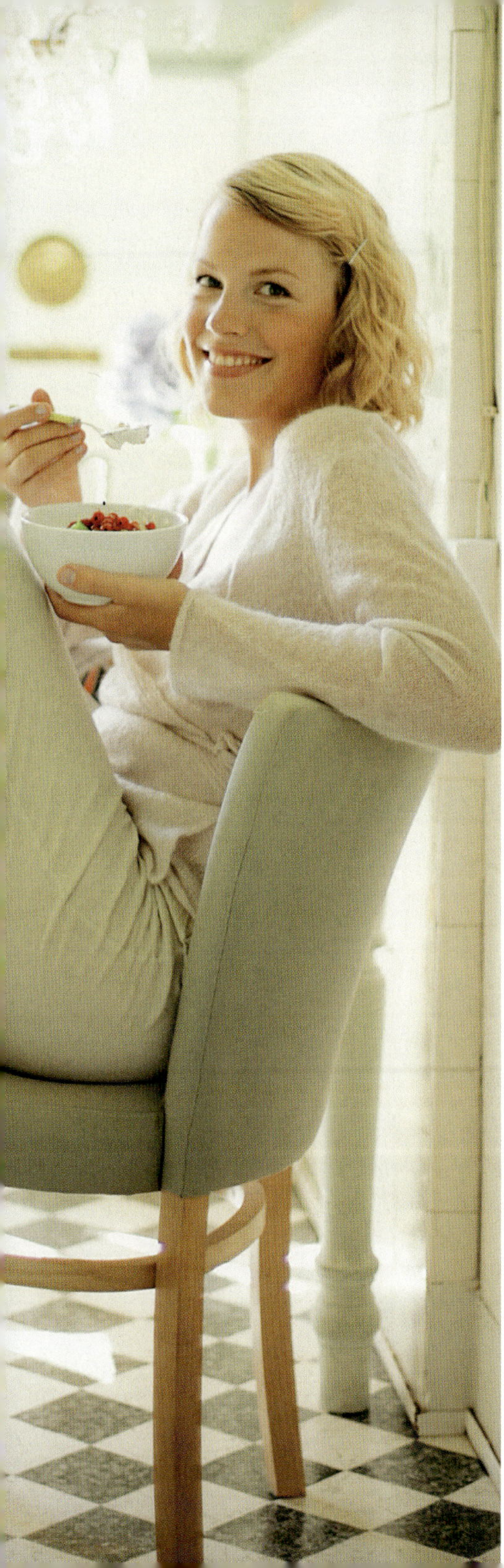

Teil 2

Welche Essgewohnheiten haben Sie?

Im Laufe der Zeit entwickeln wir persönliche Rituale und bestimmte Einstellungen zum Essen. Viele davon stammen noch aus dem Elternhaus und sind deshalb besonders fest verankert. Es lohnt sich, Gewohnheiten zu hinterfragen.

Kreuzen Sie an, was häufig auf Sie zutrifft.

- ☒ Wenn ich nach Hause komme, esse ich als Erstes etwas.
- ☐ Ich esse meinen Teller leer, auch wenn ich schon satt bin.
- ☐ Ich esse schnell mal Reste auf, z. B. Kuchenteig, Salatsoße, Pudding.
- ☐ Ich habe gern große Portionen auf dem Teller.
- ☒ Nachtisch gehört für mich zum richtigen Essen.
- ☐ Im Supermarkt kaufe ich oft mehr ein, als ich eigentlich wollte.
- ☒ Beim Essen lese ich gern oder sehe fern.
- ☐ Ich war als Kind und/oder in der Pubertät dick.
- ☐ In meinem Elternhaus wurde immer viel gegessen.
- ☐ Ich esse, was mein Partner oder die Kinder auf dem Teller übrig gelassen haben.
- ☐ Ich pflege Rituale wie nachmittags Kaffee trinken, das Sonntagsessen oder das abendliche Glas Rotwein.
- ☐ Ich koche, wie ich es von zu Hause gewohnt bin: kalorienreich mit Sahne und guter Butter.
- ☐ Direkt vor dem Schlafengehen esse ich noch etwas.

Auswertung

Für jede angekreuzte Aussage gibt es einen Punkt. Zählen Sie Ihre Punkte zusammen. Die Auflösung finden Sie unter Ihrer Punktzahl.

■ **0–4 Punkte: Gute Gewohnheiten**

Sie wissen, was Sie essen, und achten auf Ihre Gesundheit. Vielleicht haben Sie sich mit viel Disziplin dazu erzogen. Vielleicht war es aber auch ein Lernprozess: Sie fühlen sich am wohlsten, wenn Sie die Balance zwischen bewusstem und lustvollem Essen halten. Ihr Plus: Sie sind flexibel. Auch wenn Sie Rituale rund ums Essen pflegen, bestehen Sie nicht zwanghaft darauf.

▲ **5–7 Punkte: Überflüssige Gewohnheiten**

Bei Ihnen haben sich ein paar Gewohnheiten eingeschlichen, die Ihr Gewicht unnötig erhöhen können. Nehmen Sie Ihre Essgewohnheiten unter die Lupe: Auf welche können Sie auf keinen Fall verzichten? Und welche könnten Sie durch bessere, gesündere Gewohnheiten ersetzen?

● **8–13 Punkte: Feste Gewohnheiten**

Ihnen fällt es schwer, auf lieb gewordene Gewohnheiten verzichten zu müssen. Dafür gibt es sogar einen guten Grund: Psychogenetiker haben festgestellt, dass angeboren ist, in welchem Maß wir offen für Veränderung sind. Am erfolgreichsten werden Sie etwas ändern können, wenn Sie vom Sinn für den Wechsel überzeugt sind. Einreden oder vorschreiben lassen Sie sich nichts.

Die besten Strategien

So legen Sie Gewohnheiten ab

Nicht alle Gewohnheiten sind schlecht. Aber: »Gewohnheiten sind erst wie dünne Fäden und später wie dicke Stahlseile«, heißt es. Wer sich kurzfristig eine ungünstige Gewohnheit zugelegt hat, kann leichter darauf verzichten als derjenige, der sich schon in einem regelrechten »Stahlkorsett« befindet. Aber auch dafür gibt es Lösungen.

Tauschen statt verzichten

Wer viele ungünstige Essgewohnheiten hat, wird die nicht alle von heute auf morgen ablegen können. Überlegen Sie, wogegen Sie eine austauschen könnten. Statt nach der Arbeit den Kühlschrank nach einem schnellen (kalorienreichen) Snack zu durchforsten, machen Sie sich einen Tee und entspannen Sie ein paar Minuten. Dann ist die erste Gier weg, und Sie können sich in Ruhe mit dem Abendbrot beschäftigen. Statt der ganzen Tafel Schokolade nach dem Abendessen legen Sie sich zwei, drei Stückchen bereit.

Andere Regeln einführen

Wenn Sie durch und durch ein Gewohnheitstier sind: Warum nicht ein paar neue, richtig gute Essgewohnheiten einführen? Zum Beispiel zum Mittagessen immer auch einen kleinen Salat mit rohem Gemüse essen und zum Abendbrot ein großes Stück Gemüse. Oder viermal am Tag nüchtern einen halben Liter Leitungswasser trinken. Das regt Ihren Stoffwechsel derart an, dass er ohne weiteres Zutun schon mal rund 100 Kilokalorien mehr verbrennt, haben Forscher an der Berliner Charité herausgefunden. Beginnen Sie mit der Umsetzung der neuen Gewohnheiten innerhalb der nächsten drei Tage. In der Lernpsychologie gilt: Wer etwas Neues lernen und fest verankern möchte, muss es innerhalb von 72 Stunden umsetzen bzw. wiederholen.

Gute Planung, kleine Portionen

Sie kaufen im Supermarkt immer zu viel ein. Vielleicht kommen Sie direkt von der Arbeit und sind hungrig. Essen Sie vorher Obst oder einen Joghurt, planen Sie das ein. Gehen Sie mit einer Liste einkaufen, und halten Sie sich konsequent daran. Hilfreich gegen Hungerattacken ist es grundsätzlich, regelmäßig am Tag zu essen und keine Mahlzeiten auszulassen.
Wenn es Ihnen öfter passiert, dass Sie sich beim Essen zu große Portionen aufladen, oder wenn Sie aus lauter Gewohnheit sonntagmorgens zwei Brötchen essen, die Sie manchmal nur mit Mühe schaffen: Fangen Sie »klein« an, lassen Sie sich auch in der Kantine eine kleine Portion geben. Erfahrungsgemäß sind Sie mit weniger satt, als Sie denken, und je älter Sie werden, umso weniger Kalorien brauchen Sie. Achten Sie auf die Signale Ihres Körpers. Hören Sie nicht erst auf zu essen, wenn Ihr Magen bereits drückt. Achten Sie außerdem auf die richtige Mischung.

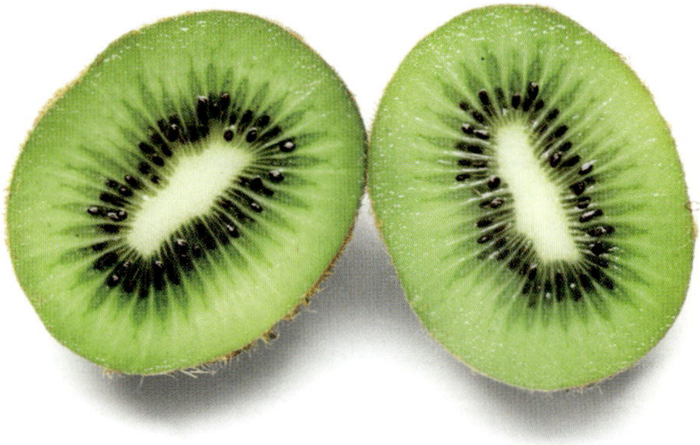

Ganz typisch: Erst haben Sie zu viel Soße und nehmen noch Reis nach, dann haben Sie zu viel Reis und nehmen noch Soße ...

Weniger Fernsehen

Abend für Abend vor der Glotze? Lieber nicht, denn Fernsehen macht Appetit. Wissenschaftler der Universität Erfurt fanden heraus: In rund zwei Drittel aller TV-Sendungen kocht, isst oder trinkt jemand – nicht nur in der Werbung. Ein Viertel der gezeigten Lebensmittel sind süße oder fette Snacks, rund 16 Prozent alkoholische Drinks. Zuschauer-Interviews dazu bestätigten: Die Bilder machen Appetit.

Routine durchbrechen

Um dauerhaft etwas zu ändern, ist es generell gut, sich nicht allein aufs Essen zu beschränken. Überlegen Sie: Wo kann ich noch Routine durchbrechen? Einen anderen Arbeitsweg nehmen, sich mal mit anderen Leuten verabreden und abends statt des süßen Betthupferls ein bis zwei (gesündere) Mandelkerne knabbern. Britische Wissenschaftler haben herausgefunden, dass Abwechslung zufriedener und selbstbewusster macht. Man wird offener für Neues, auch beim Kochen und genauso bei den Essgewohnheiten.

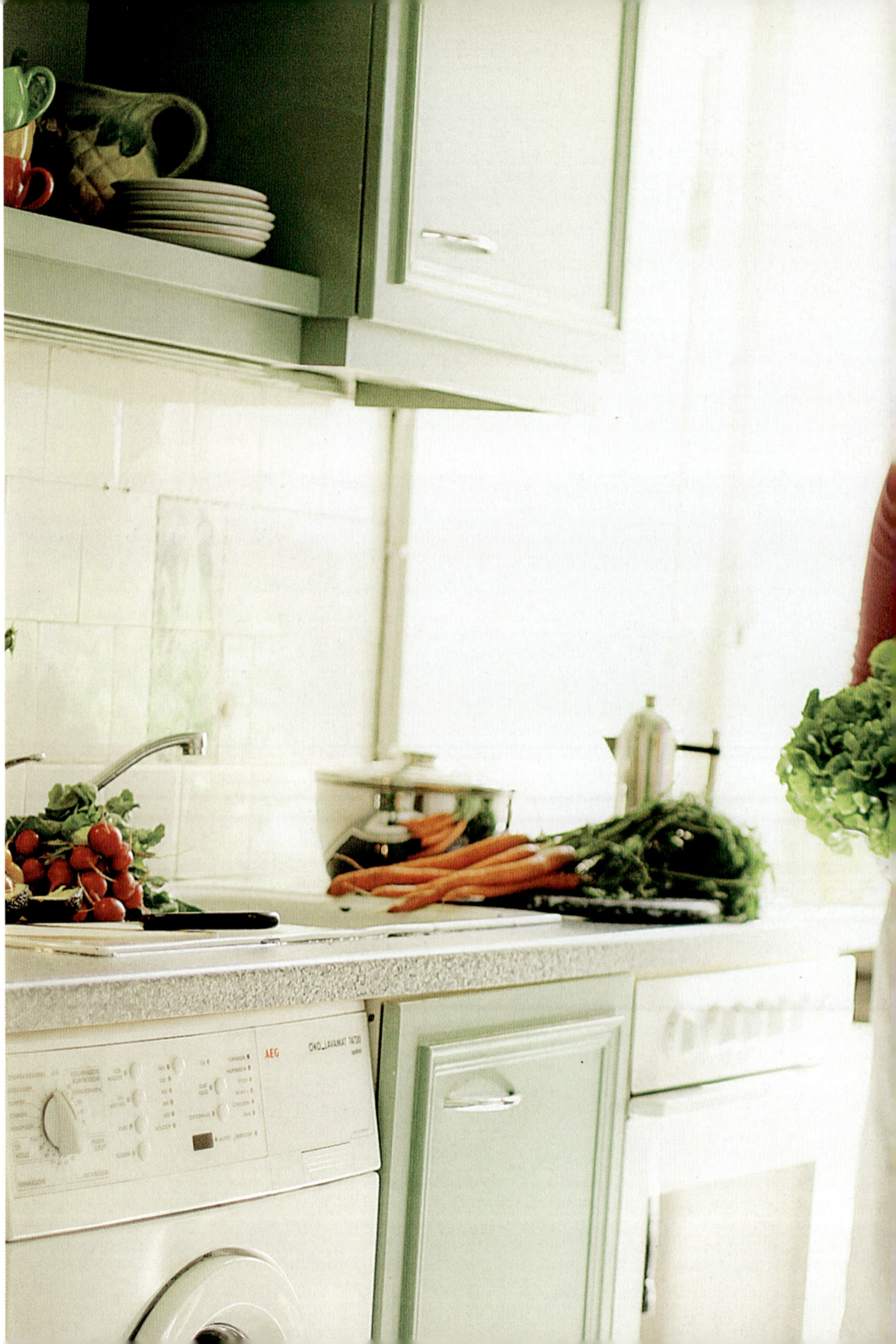

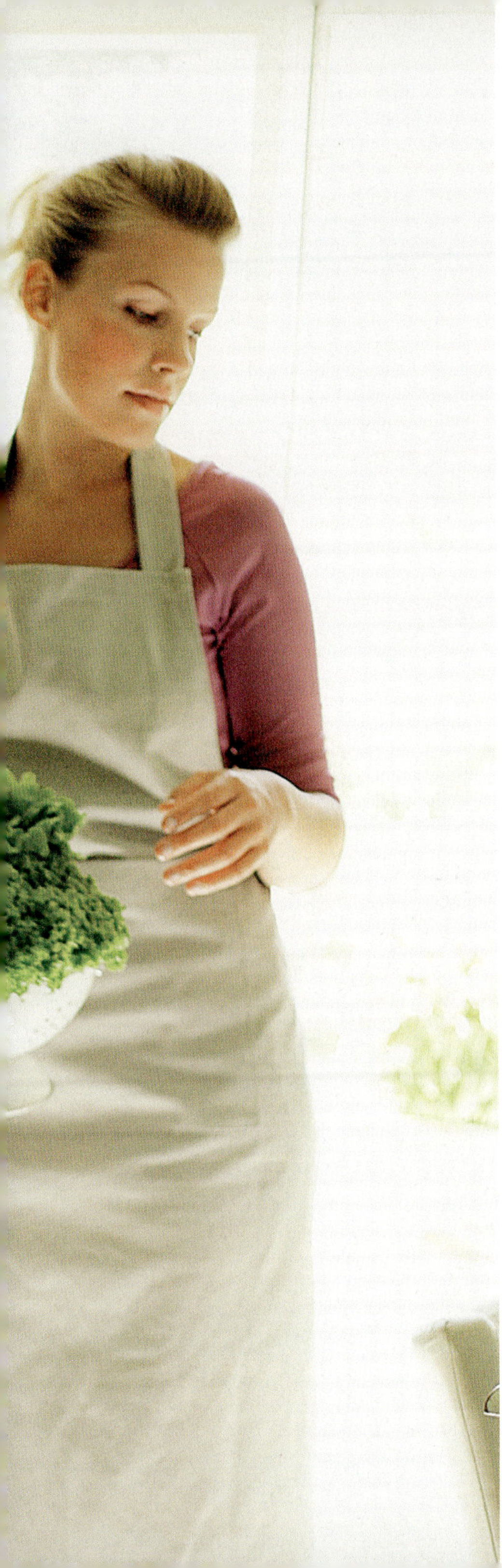

Teil 3

Wie sieht Ihre Lebenssituation aus?

Das Zusammenleben in Partnerschaft und Familie, die berufliche Situation oder die äußeren Bedingungen erlauben es uns oft nicht, so zu essen, wie wir möchten. Checken Sie, wie viel Spielraum Sie haben.

Kreuzen Sie an, was häufig auf Sie zutrifft.

- ☐ Ich koche regelmäßig für meine Familie.
- ☐ Mein Partner isst gern gut.
- ☒ Meine Kinder kommen zu unterschiedlichen Zeiten nach Hause.
- ☐ Ich arbeite überwiegend zu Hause.
- ☒ Ich bin oft zu Partys, Festen oder zum Essen bei Freunden eingeladen.
- ☐ Ich kaufe die meisten Lebensmittel auf Vorrat ein.
- ☐ Ich komme tagsüber gar nicht richtig zum Essen.
- ☐ Es ist immer ein Vorrat an Bier, Wein, Cola oder Limo im Haus.
- ☐ Ich habe kürzlich mit dem Rauchen aufgehört.
- ☐ Ich bin beruflich viel unterwegs oder auf Reisen.
- ☐ Ich esse tagsüber im Restaurant oder in der Kantine.
- ☐ Ich esse meine Hauptmahlzeit abends.
- ☐ Ich mache wenig Sport.
- ☐ Ich habe tagsüber die Möglichkeit, mir zu den Hauptmahlzeiten etwas zu essen zu besorgen.
- ☐ Ich bin über 40 Jahre alt.
- ☐ Seit dem ersten Kind habe ich fünf Kilo mehr drauf.

Auswertung

Für jede angekreuzte Aussage gibt es einen Punkt. Zählen Sie Ihre Punkte zusammen. Die Auflösung finden Sie unter Ihrer Punktzahl.

■ 0–4 Punkte: Günstige Situation

Offenbar leben Sie derzeit in einer Situation, in der Sie überwiegend frei entscheiden können, wann, wie und wo Sie essen möchten. Es dürfte deshalb kein Problem sein, Informationen über richtige Ernährung umzusetzen. Kehrseite der Medaille: Wenn Sie ungesund oder übermäßig essen, lässt sich das nicht auf die Umstände schieben.

▲ 5–9 Punkte: Verfängliche Situation

Sieht insgesamt nicht übel aus, aber ein paar Situationen gibt es schon, die für Sie zur Essfalle werden könnten. Wichtig ist, dass Sie die herausfinden: Hängen sie mit Ihrem Beruf zusammen? Liegt es daran, dass Ihr Partner oder Freunde Sie beeinflussen? Haben Sie zu wenig Zeit, sich um Ihre Ernährung zu kümmern? Wenn Sie die Schwachstellen kennen, können Sie vorsorgen.

● 10–16 Punkte: Kritische Situation

Sie haben es nicht leicht. Was das Essen betrifft, bringen die äußeren Bedingungen Sie immer wieder in Versuchung oder zwingen Sie, Kompromisse zu schließen. Dagegenzusteuern erfordert von Ihnen ein hohes Maß an Energie. Rechnen Sie dabei nicht unbedingt mit der Unterstützung Ihrer Umgebung, übernehmen Sie selbst die Verantwortung.

Die besten Strategien

So kriegen Sie Ihren Alltag in den Griff

Der Tag ist oft voll gepackt mit Pflichten. Zeit ist knapp, und wir essen bei der Arbeit nebenbei oder stundenlang gar nicht. Oder wir müssen für die Kinder kochen und essen jedes Mal mit. Aber: Auch unter schwierigen Bedingungen ist es möglich, sich ausgewogen zu ernähren.

Kassensturz machen

Sie achten auf Ihre Ernährung, sind aber viel auf Achse. Ihr Speiseplan? Einen Happen hier, einen dort, vielleicht mit den Kindern essen und abends mal ein ausgiebiges Dinner mit dem Partner. Ganz schön schwierig, sich vernünftig zu ernähren. Führen Sie eine Woche lang ein Essprotokoll. Es gibt kleine Computer für die Handtasche und Softwareprogramme im Internet, zum Beispiel den BRIGITTE-Diät-Coach über www.brigitte.de/diaet-coach, die Ihnen die Arbeit erleichtern. Schreiben Sie alles rein, jedes Gummibärchen, jeden Cappuccino. Auch den Grund, warum Sie etwas essen (»Hunger«, »lag grad rum«, »müde«). Schauen Sie mal, was da so an Kalorien zusammenkommt. Suchen Sie nach kalorienärmeren Alternativen. Versuchen Sie, wenigstens einmal am Tag in Ruhe eine richtige Mahlzeit zu genießen. Und verzichten Sie nicht aufs Frühstück. Sie neigen sonst dazu, die fehlenden Kalorien über den Tag mehr als auszugleichen. Außerdem müssen Sie morgens Ihre Kohlenhydratspeicher auffüllen, um leistungsfähig zu sein. Wer vormittags müde oder nicht fit ist, kompensiert das eventuell mit Süßigkeiten.

Satt werden – aber richtig

Keine Kantine, mittags nichts Warmes zu essen? Es gibt inzwischen in Supermärkten und auch in Fastfood-Ketten viele gesunde und fettarme Snacks. Oder Sie nehmen sich belegte Brote mit zur Arbeit. Sparen Sie nicht am Belag, sonst werden Sie nicht satt. Die alte Regel »dick Brot und dünn Belag« ist überholt. Denn nur wasserreiche Lebensmittel wie magerer Aufschnitt, und vor allem Gemüse und Obst füllen den Magen schnell und machen mit wenig Kalorien satt. Brot enthält wenig Wasser, deshalb sollten Sie es höchstens fünf Millimeter dick schneiden.

Vorbereitet, aber auch spontan sein

Tagsüber haben Sie viel zu tun, denken kaum ans Essen. Nur abends können Sie sich kaum zügeln. Sie kommen ausgehungert nach Hause und greifen wahllos nach allem, was Sie auf die Schnelle kriegen können, Kekse, Schokolade, Pudding. Gut, wenn Sie jetzt Obst und »pflegeleichtes« Gemüse (Tomate, Salatgurke) im Haus haben, auch Joghurt oder ein hartes Ei stillen schnell und »gefahrlos« den ersten Hunger. Eventuell bereiten Sie morgens für den Feierabend einen Snack vor. Bleiben Sie dabei aber relaxed, machen Sie keinen Zwang draus. Flexible Kontrolle ist besser als rigide. Vielleicht bringen Sie sich auch mal ein paar Sushi zum Abendessen mit oder einen fertigen Salatmix.

Gesellig bleiben

Sie möchten abends eigentlich gar nichts oder höchstens eine Klitzekleinigkeit essen. Das Abendbrot ist aber der einzige Termin am Tag, an dem alle mal gemütlich zusammensitzen. Da wollen Sie nicht fehlen. Wählen Sie für sich ein leichtes Abendessen aus der BRIGITTE-Diät. Machen Sie sich eine Brühe und geben Sie eine ordentliche Portion Tiefkühl-Gemüse hinein. Oder essen Sie ganz normal Wurst und Käse, sorgen aber dafür, dass auch fettarme Sorten auf dem Tisch sind. Essen Sie Mixed Pickles, Tomaten, Salatgurke, Radieschen dazu. Je mehr Gemüse Sie essen, desto weniger Brot passt in den Magen, und Sie werden mit weniger Kalorien satt.
Sie sind häufiger auf Partys oder zum Essen eingeladen? Im ersten Teil des Tests, unter »Verführung«, finden Sie Tipps, wie Sie an Tisch oder Buffet das Beste für sich daraus machen.

Privatzone im Kühlschrank

Sie arbeiten zu Hause und schleichen ständig um den Kühlschrank herum. Versteht sich von selbst, dass da keine Dickmacher drin sein sollten. Falls Ihre Familie aber auf kalorienreiche Snacks besteht, sollten Sie klare Trennungen im Kühlschrank vornehmen – in Ihrem Bereich haben solche Verführer nichts zu suchen.

Frischluft tanken

Achten Sie auf geregelte Essenszeiten. Legen Sie fest, was Sie den Tag über essen wollen. Machen Sie regelmäßig eine Pause, vielleicht sogar an der frischen Luft. Licht und Sonne lassen den Serotoninspiegel steigen, und das bremst den Appetit. Sind Sie nämlich müde und ausgepowert, kommt leicht der Griff zum süßen Snack (siehe auch Teil 4: »Stress«). Falls Sie mittags genug Zeit haben: Gehen Sie in Ihr Fitness-Studio und bereiten Sie sich anschließend zu Hause ein schnelles Essen zu (zum Beispiel ein BRIGITTE-Diät-Fertiggericht von Frosta).

Leichtes aus der Tiefkühltruhe

Die Kinder kommen zu unterschiedlichen Zeiten nach Hause, und Sie wollen jedem etwas Warmes anbieten. Setzen Sie sich dazu, aber essen Sie nur einmal zu Mittag. Essen Sie nicht auf, was Ihre Kinder übrig lassen. Wenn Sie am Tag mehrmals kochen müssen: Greifen Sie zu Tiefgekühltem: Zur Gemüsepfanne kochen Sie ein paar Nudeln; in den Eintopf oder zum Auflauf geben Sie noch etwas Tiefkühl-Gemüse, zur TK-Pizza bereiten Sie einen frischen Salat. Auch den können Sie fertig kaufen, schnippeln nur noch ein paar Möhren, Radieschen und Tomaten hinein.

Unterstützung suchen

Verkünden Sie im Familien- und Freundeskreis, was Sie ab sofort ändern wollen. Je deutlicher und nachdrücklicher Sie das tun, desto mehr fühlen Sie sich verpflichtet, es auch durchzuhalten. Bitten Sie andere, Sie dabei zu unterstützen. Das gilt besonders für frisch gebackene Mütter. Von lästigen Schwangerschaftspfunden kommen Sie viel leichter runter, wenn Sie regelmäßig Sport machen. Manche junge Mütter essen aus Frust, weil sie sich zu Hause wie angebunden fühlen. Nehmen Sie Ihren Partner in die Pflicht. Schaffen Sie sich Freiräume für Sport, Entspannung oder Treffen mit Freundinnen. Vielleicht können Eltern, Schwiegereltern oder Freundinnen mal auf den Nachwuchs aufpassen. Und: Machen Sie sich vor allem von dem Gedanken frei, Sie seien eine Rabenmutter, wenn Sie mal egoistisch sind.

Rauchstopp: Geduld haben

Die schlechte Nachricht: Wer viel geraucht hat und damit aufhört, nimmt zu. Das Rauchen hemmt die Futterverwertung. Die gute Nachricht: Das ist nur vorübergehend und spielt sich wieder ein. Allerdings: Sie müssen dafür etwas tun, umso mehr, je älter Sie zum Zeitpunkt des Rauchstopps sind. Ganz oben auf der To-do-Liste: Sport. Joggen, Walken, Radfahren sind am effektivsten (siehe auch »Aktiv werden«, ab Seite 170). Ein super Fatburn-Programm fürs Wohnzimmer finden Sie außerdem ab Seite 176. Überprüfen Sie Ihr Essverhalten. Vielleicht essen oder naschen Sie jetzt mehr als vorher, ohne dass Ihnen das bewusst ist. Ein Ernährungstagebuch gibt Aufschluss. Falls Sie gar nicht klarkommen oder Unterstützung fehlt, tauschen Sie sich mit Leidensgenossinnen im Web aus, zum Beispiel unter www.bfriends.de.

Schlank auch mit 50

Nein, die Wechseljahre machen nicht automatisch dick. Aber viele Frauen spüren ab etwa 40, dass der Körper sich verändert und auch das Abnehmen nicht mehr so leicht geht. Doch das liegt nicht an der hormonellen Situation, sondern daran, dass mit dem Älterwerden der Körper weniger Energie braucht und an Muskelmasse verliert. Wer trotzdem so isst wie bisher, lagert vor allem Fett ein. Und etwa ab der Lebensmitte zeigen sich die Extrapfunde immer deutlicher. Während der Wechseljahre verändert sich der Körper obendrein, es wird verstärkt Fett am Bauch gespeichert, und da fällt es mehr auf, als wenn es sich gleichmäßig über Po und Hüften verteilt. Das beste Rezept dagegen: Bewegen Sie sich möglichst täglich bzw. fangen Sie spätestens jetzt mit Sport an. Am effektivsten sind Muskelaufbau- und Ausdauertraining, werden Sie möglichst drei- bis viermal die Woche aktiv. Es zählen aber auch die vielen kleinen Alltagsbewegungen. Und was Ihren Speiseplan betrifft: Achten Sie stärker auf Ihre Körpersignale: Haben Sie wirklich Hunger oder essen Sie aus alter Gewohnheit? Sind Sie nicht auch mit weniger satt, selbst wenn Sie bisher immer eine größere Portion gewohnt waren? Mehr dazu in diesem Test unter »Essgewohnheiten« und »Lust« (ab Seite 39). Weniger essen heißt keinesfalls verzichten. Essen Sie alles, aber in kleineren Portionen. Und: Wenn Ihr Körper jetzt weniger braucht, dann geben Sie ihm Ia-Qualität: Bio- und Naturprodukte, die nicht stark verarbeitet sind – für den vollen Genuss!

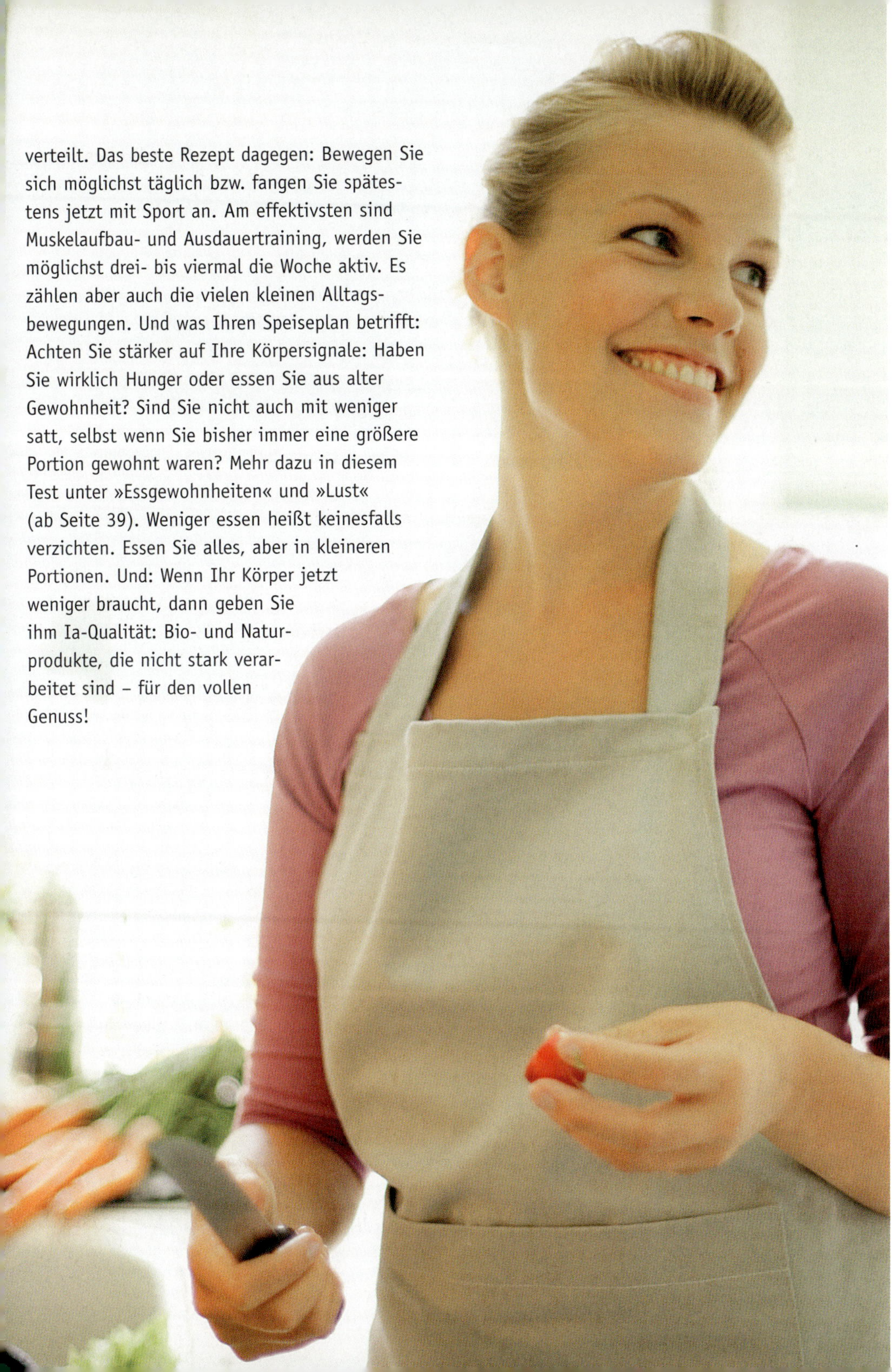

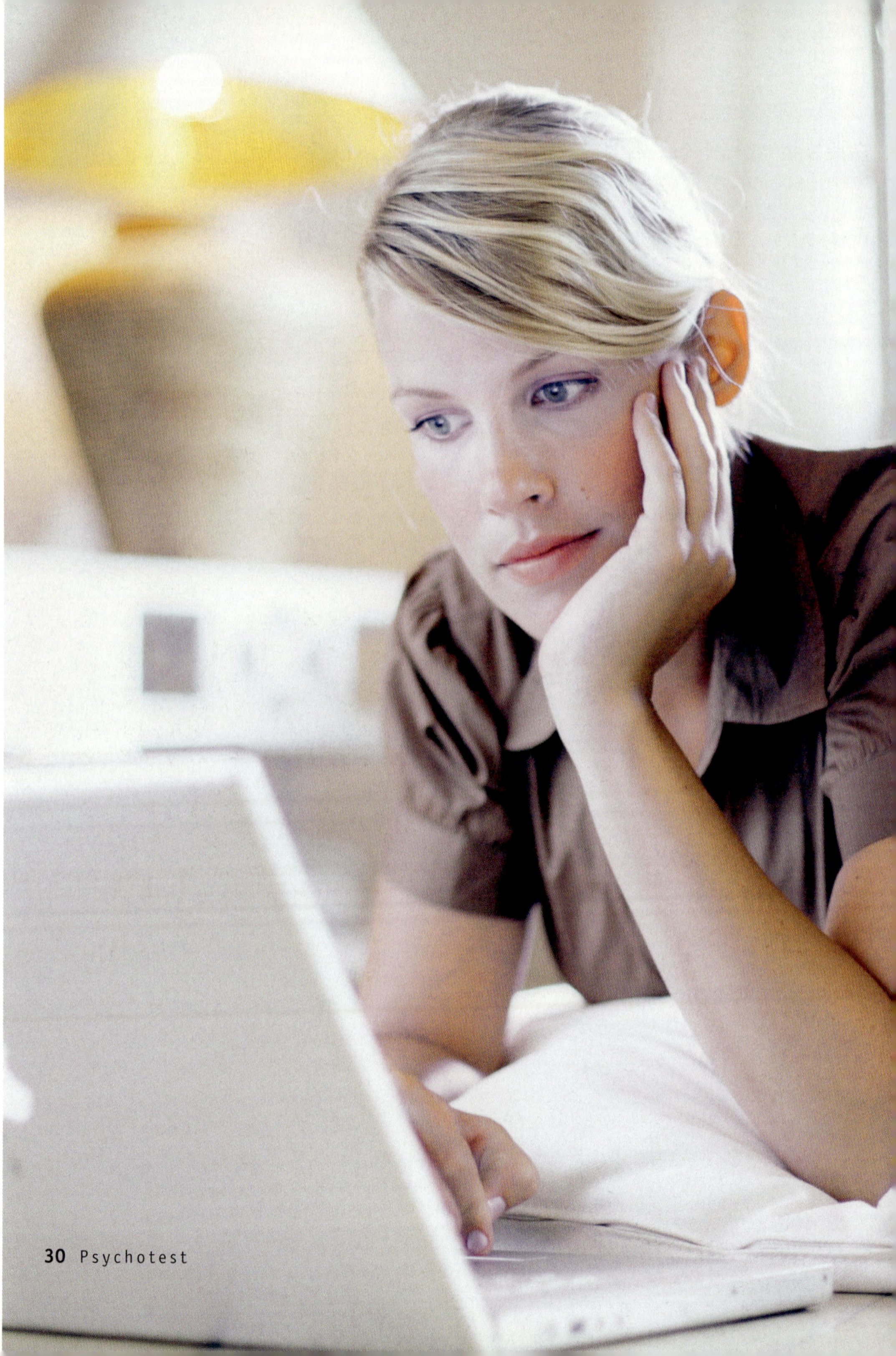

Teil 4

Essen Sie häufig gegen Ihren Stress an?

Bei Stress kriegen einige keinen Bissen runter. Andere versuchen, mit Essen Energie zu tanken oder sich für Anstrengung zu entschädigen. Überprüfen Sie, wie das bei Ihnen ist.

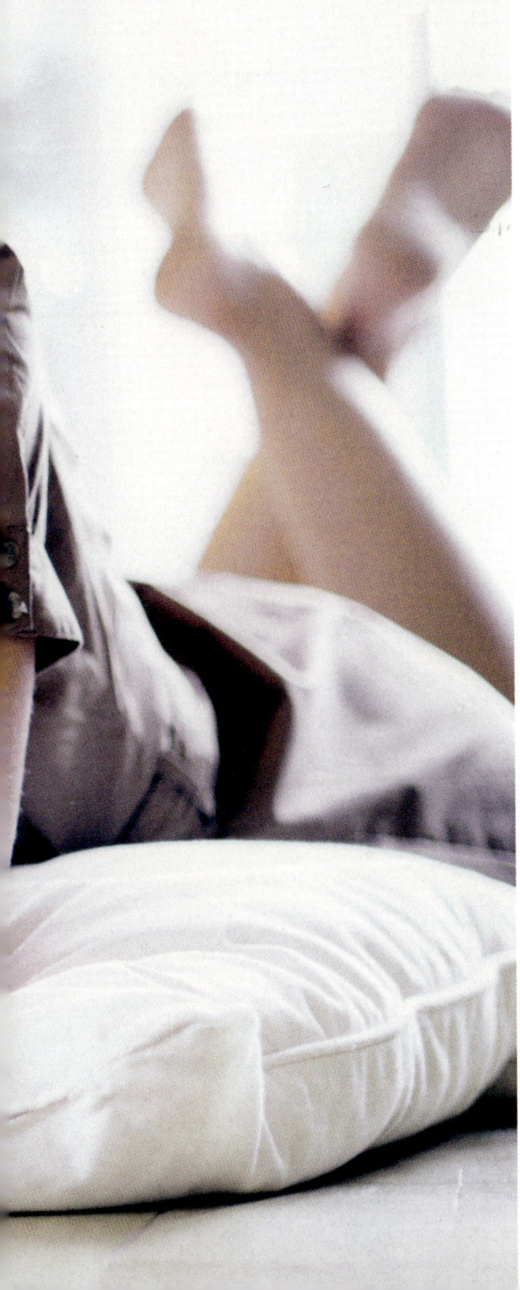

Kreuzen Sie alles an, was häufig auf Sie zutrifft.

- [x] Abends bin ich oft erschöpft.
- [ ] Tagsüber komme ich kaum zum Essen.
- [x] Ich bin eine Perfektionistin.
- [ ] Ich mache bei der Arbeit selten Pause.
- [ ] Ich habe ein Kind/Kinder unter fünf Jahren.
- [ ] Ich bin oft nervös.
- [ ] Für ein richtiges Frühstück fehlt mir häufig die Zeit.
- [ ] Ich reagiere schnell gereizt.
- [ ] Ich fühle mich häufig überfordert.
- [ ] Ich leide oft unter Erkältung, Kopfweh, Magenschmerzen oder Muskelverspannung.
- [ ] Zum Mittagsessen fehlt mir meist die Zeit.
- [ ] Ich gehe oft hungrig einkaufen.
- [ ] Ich habe einen anstrengenden Job.
- [ ] Abends habe ich oft Heißhunger und esse zu viel.
- [x] Ich muss mich bei meiner Arbeit sehr konzentrieren.
- [ ] Wenn ich tagsüber Hunger bekomme, esse ich irgendetwas nebenbei, z. B. einen Schokoriegel oder ein Brötchen.

Auswertung

Für jede angekreuzte Aussage gibt es einen Punkt. Zählen Sie Ihre Punkte zusammen. Die Auflösung finden Sie unter Ihrer Punktzahl.

■ 0–5 Punkte: Alles easy

Auch Sie wissen an manchen Tagen nicht, wo Ihnen der Kopf steht. Aber insgesamt haben Sie alles gut im Griff und können jeden Tag entspannt angehen. Essen aus Stress? Kommt bei Ihnen so gut wie nie vor. Entweder sind Sie gut organisiert – oder Sie empfinden die Anstrengung überwiegend als anregend. Stress ist unvermeidbar, sagt der Medizinsoziologe Aaron Antonovsky, aber wenn wir ihn als sinnvoll erleben, dann macht er uns nicht krank. Und wir brauchen ihn nicht mit Essen zu kompensieren.

▲ 6–9 Punkte: Vorsicht vor Überforderung

Es lastet schon einiges auf Ihren Schultern. Zumindest sind Sie an einem Punkt angelangt, wo Sie aufpassen müssen. Knüppeln Sie sich nicht einfach durch. Untersuchungen haben ergeben, dass diejenigen, die regelmäßig kleine Pausen machen, letztlich schneller und effektiver arbeiten als diejenigen, die darauf verzichten. In diesen Pausen kann man sich Zeit fürs Essen nehmen und gerät nicht in Gefahr, vor lauter Stress wahllos zu futtern.

● 10–16 Punkte: Stressalarm!

Sie sind zur Zeit besonders belastet. Sicher gibt es Pflichten, vor denen Sie sich nicht drücken können, etwa in der Familie oder im Job. Aber gerade dann sollten Sie liebevoll mit sich umgehen, sonst sind Sie bald ausgebrannt. Und vor allem ständig in Gefahr, übers Essen zu kompensieren. Spüren Sie Ihre Stressquellen auf, und finden Sie andere Möglichkeiten, zu entspannen.

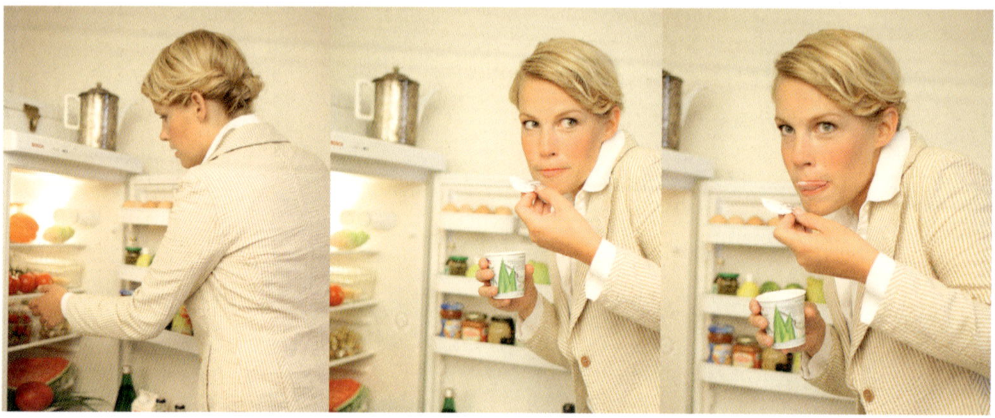

Die besten Strategien

So macht Stress nicht dick

Ein Leben ohne Stress ist kaum möglich und wäre vielleicht auch langweilig. Doch gerade Frauen fangen bei Stress an zu essen. Je nach Situation gibt es verschiedene Auswege.

Naschen Sie gesund

Das Kind ist krank, der Termindruck groß. Sie zerreißen sich fast, um alles irgendwie auf die Reihe zu bekommen. Dabei sinkt Ihre Widerstandskraft. Jetzt greifen Sie nach allem, was Ihnen an Essbarem unterkommt. Denn Kauen beruhigt. Schon als Säuglinge und kleine Kinder lernen wir, dass Essen und das Nuckeln am Schnuller zufrieden machen. Wenn Sie jetzt lieber zu Chips und Schokolade greifen, geraten Sie in einen Teufelskreis: Ihr Blutzuckerspiegel steigt rasch an, das Dickmacherhormon Insulin kommt und schafft den Zucker in die Muskelzellen. Schon kriegen Sie wieder Appetit und essen wieder Chips. Dieser Mechanismus hemmt die Fettverbrennung. Den beruhigenden Kaumechanismus setzen Sie auch mit kalorienarmen Snacks wie Obst, Möhren, Kohlrabi in Gang. Schokolade, Pralinen oder Chips verbannen Sie am besten außer Reichweite. Zum Beispiel ganz oben, hinten im Schrank. Es kostet Sie Mühe, dranzukommen, und meist wird Ihnen der Aufwand zu groß sein. Das bestätigt eine Untersuchung der Cornell-University.

Nahrungsmittel gegen Stress

Wenn Sie häufig ausgepowert und gereizt sind, haben Sie schnell das Gefühl: Jetzt brauche ich richtig was zu essen. Nutzen Sie Ihre Mahlzeiten als Energiequelle! Richtiges Essen kann Ihnen Kraft geben. Bei Stress helfen vor allem Lebensmittel, die viel Vitamin B enthalten wie Bananen oder Leber. Erwiesen ist auch, dass basische Lebensmittel das Nervenkostüm stärken. Dazu gehören z. B. die meisten Salatsorten, Gemüse, Obst, Dinkelbrot, Getränke wie Milch, Kräutertee, Wasser ohne Kohlensäure. Essen Sie in Ruhe, das ist wie eine entspannende Verschnaufpause, und schützt Sie vor Heißhunger.

Bloß nicht hungern

Häufiges Hungern und einseitige, extreme Diäten sind alles andere als schlau. Kommt dann noch Stress dazu, gibt's beim Essen kein Halten mehr. Das haben US-Forscher im Tierversuch festgestellt. Ausgehungerte Tiere verdrückten unter Stress Megaportionen ihrer Lieblingsspeisen. Die Forscher vermuten, dass das bei Menschen ähnlich ist. Die Leckereien wirken dann wie eine Droge, und schon ein kleines Stück Schokolade, ein Löffel Mousse macht süchtig nach mehr.

Laufen Sie dem Stress davon

Gehen Sie nicht ans Limit. Bauen Sie sich innere Stoppschilder ein, und machen Sie zwischendurch mal Pause. Drehen Sie eine Runde um den Block. Machen Sie eine Kaffeepause. Nach Feierabend fahren Sie Fahrrad, gehen ins Fitness-Studio oder joggen. Strengen Sie sich dabei auch mal richtig an. Auspowern entspannt.
Aber auch aktive Entspannung wie autogenes Training, Yoga- oder Qigong-Übungen oder eine kurze Meditation helfen erwiesenermaßen, Stress zu bewältigen.

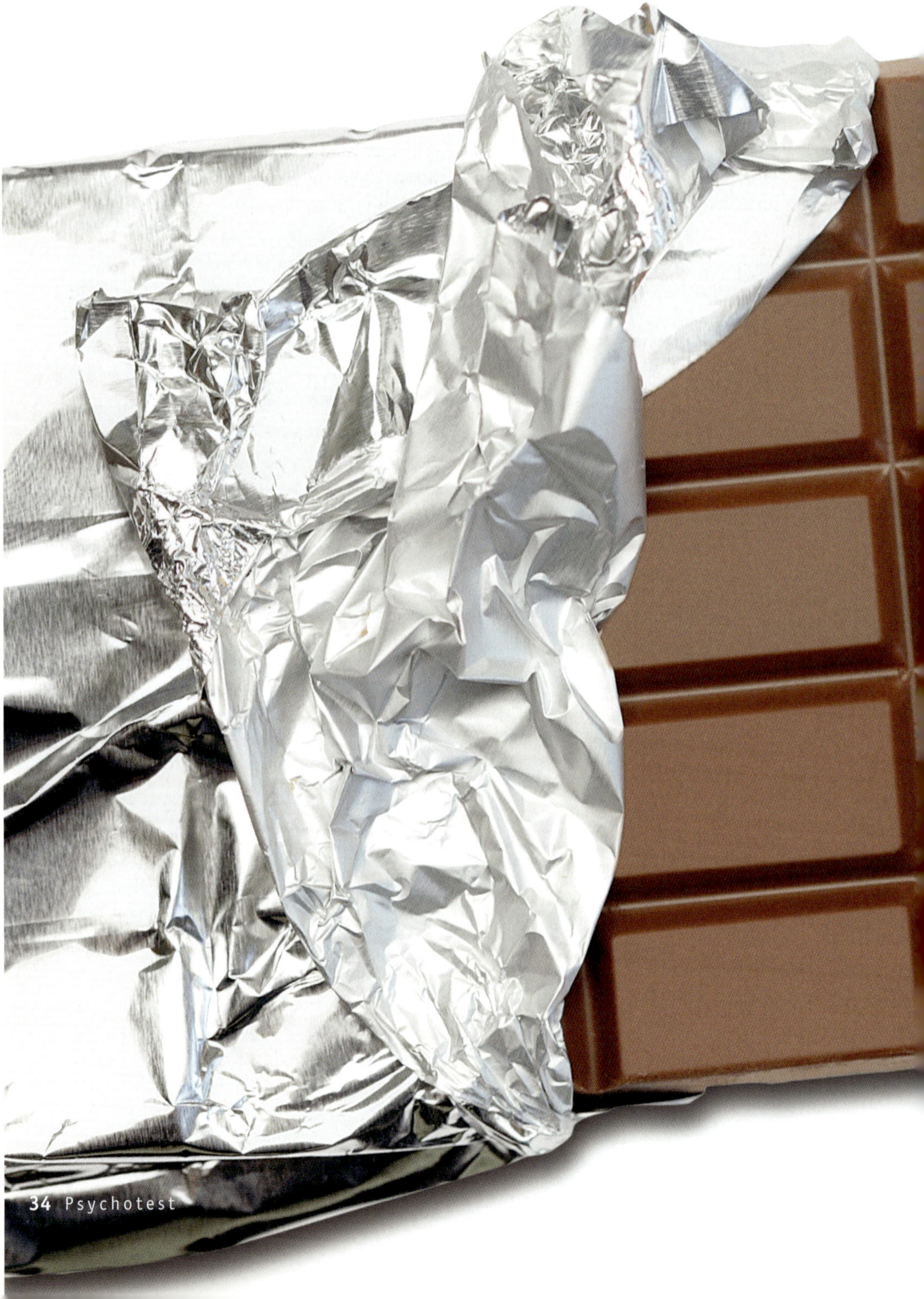

Teil 5

Essen Sie oft aus Frust?

Auch Frust kann dick machen. Essen soll uns trösten, wenn wir traurig sind, oder beschwichtigen, wenn wir wütend sind. Und bei Langeweile die Leere füllen.

Kreuzen Sie alles an, was häufig auf Sie zutrifft.

☐ Ich kann mich oft zu nichts aufraffen.
☐ Ich bekomme zu wenig Anerkennung.
☐ Ich schlucke meinen Ärger meist hinunter.
☐ Ich fühle mich oft einsam.
☐ Wenn ich mich langweile, esse ich häufig.
☐ Ich verliere mich gern in Tagträumen.
☐ Mir fällt es schwer, Nein zu sagen.
☒ Ich habe oft Schuldgefühle.
☐ Wenn es mir schlecht geht, esse ich mehr als sonst.
☐ Ich finde mich unattraktiv.
☒ Am Wochenende langweile ich mich oft.
☐ Ich bin mit meinem Leben unzufrieden.
☐ Ich tröste mich häufig mit Süßigkeiten.
☐ Ich fühle mich oft unverstanden.
☐ Ich leide an den Folgen einer Krise wie Trennung oder Kündigung.
☐ Ich habe im Leben viel Pech gehabt.

Auswertung

Für jede angekreuzte Aussage gibt es einen Punkt. Zählen Sie Ihre Punkte zusammen. Die Auflösung finden Sie unter Ihrer Punktzahl.

■ **0–4 Punkte: Kein Grund zur Klage**

Entweder sind Sie schon mit einem ausgeglichenen Naturell zur Welt gekommen – oder Sie haben hart dafür gearbeitet. Das Ergebnis ist jedenfalls das gleiche: Auch wenn es hier und da Krisen gibt, sind Sie mit sich und Ihrem Leben überwiegend im Einklang. Unzufriedenheit dürfte deshalb bei Ihnen selten die Ursache sein, zu viel zu essen.

▲ **5–9 Punkte: Mittlere Frustquote**

Eigentlich geht es Ihnen gut. Aber phasenweise sind Sie mit sich und der Welt unzufrieden. Und haben das Gefühl, dass Ihr Alltag sehr anstrengend ist. Die meisten Probleme sind hausgemacht und können deshalb von Ihnen gelöst werden. Sie sind immer Teil eines Systems: Wenn Sie sich ändern, ändern sich meist auch die äußeren Bedingungen.

● **10–16 Punkte: Höchste Zeit für Glück**

Ihr Frust mag ja durchaus berechtigt sein, aber das ist kein Grund, an ihm festzuhalten. Umdenken ist jederzeit möglich. Sie sind kein Opfer, das dem Essen willenlos ausgeliefert ist, sondern eine Frau, die ihr Leben selbst in die Hand nehmen kann. Dazu gehört auch, dass Sie sich passende Unterstützung suchen, von guten Freunden oder kompetenten Fachleuten.

Die besten Strategien

So vertreiben Sie Frust ohne Essen

Ob Dauerfrust oder nur gelegentliche Unzufriedenheit – es gibt bessere Möglichkeiten, als sich mit einer Schachtel Pralinen zu trösten.

Selbsterkenntnis ist der erste Schritt

Ihr Job langweilt Sie, Ihr Partner lässt immer alles rumliegen, oder Sie sind unzufrieden mit Ihrem Aussehen – wenn Sie tagaus, tagein gefrustet sind, machen Schoko-Orgien Sie nur noch unzufriedener. Denn Sie genießen nicht, sondern plagen sich mit Schuldgefühlen. Besser: Gehen Sie an die Ursachen heran. Überlegen Sie: Was ist mein Anteil an der Situation? Erlaube ich einem anderen Menschen, mich schlecht zu behandeln, oder traue ich mich nicht, Forderungen zu stellen? Was an meinem Aussehen stört mich und warum? Was auch immer Sie entdecken, der nächste Schritt besteht darin, in diesem Punkt an sich zu arbeiten. Holen Sie sich eventuell professionellen Rat.

Schokolade: Ein Ministück reicht

Warum greifen wir fast immer zu Schokolade, wenn wir down sind? Das wollten Forscher genauer wissen: Möbeln uns die stimulierenden Stoffe Koffein und Theobromin auf? Oder brauchen wir dann gerade das Nervenmineral Magnesium? Ist es schlicht die Energie aus Kohlenhydraten und Fett, die uns fehlt? Eine Studie mit Milchschokolade, weißer Schokolade, Kakaokapseln und Plazebo ergab: Nur echte Schokolade macht glücklich. Und schon fünf Gramm reichen, um die Stimmung sofort aufzubessern. Da in einem so kleinen Stück die Wirkstoffe kaum einen Effekt haben können, scheint es tatsächlich der Geschmack zu sein, der so zufrieden macht, schließen die Wissenschaftler. Frauen profitieren von den Glücksgefühlen übrigens noch mehr als Männer. Ihr höherer Östrogenspiegel verstärkt den Effekt des Botenstoffs Serotonin auf das Glückszentrum.

Fehlschläge einplanen

Sie haben sich schon öfter vorgenommen, Ihre Ernährung zu ändern, sind dann aber doch wieder schwach geworden und waren frustriert? Eine Studie der Uni Hamburg zur Motivationsforschung zeigt, dass man leichter zum Ziel kommt, wenn man Fehlschläge einplant und bereits im Vorfeld eine Lösung dafür erarbeitet – zum Beispiel: zum Ausgleich 20 Minuten joggen. Hilfreich ist ein Tagebuch. Notieren Sie, warum Sie sich doch wieder mit einer ganzen Tafel Schokolade getröstet oder Currywurst statt Gemüse gegessen haben. Überlegen Sie Strategien, wie Sie diese Essfallen beim nächsten Mal umgehen können. Tipps dazu liefert der Test.

Lassen Sie es raus!

Sie könnten manchmal platzen vor Frust und Wut. Doch schon als Kind haben Sie gelernt, sich zu beherrschen, nicht trotzig, wütend oder laut zu sein. Außerdem ist es nicht unbedingt ratsam, im Job oder gegenüber der Familie auszurasten. Doch heftige Gefühle wie Wut und Ärger lassen sich nicht einfach wegstecken. Damit sie nicht wie ein Vulkan ausbrechen, werden sie oft unbewusst mit Essen zugedeckt. Gesünder ist es, sich im stillen Kämmerchen ein Ventil zu suchen: Knien Sie sich vor Ihr Bett. Schlagen Sie mit beiden Fäusten auf die Matratze und schimpfen Sie laut. Danach können Sie dann den für Ihren Frust Verantwortlichen in aller Ruhe sagen, was Sie stört.
Weil Frust und Wut den Körper stressen, wirkt auch hier Bewegung Wunder. Sie baut Stresshormone ab und verbrennt Kalorien, Sie profitieren also gleich doppelt!

Kümmern Sie sich um andere

Wenn Sie häufig einsam sind oder sich langweilen: Werden Sie aktiv. Nehmen Sie sich rechtzeitig etwas vor, verbringen Sie mal einen Sonntag komplett im Fitness-Studio, mit dem vollen Wellness-Programm. Schließen Sie sich einer Laufgruppe an. Oder tun Sie etwas für andere. Überlegen Sie, wem Sie eine Freude machen können, vielleicht mit einem Anruf oder einer Mail. Wem können Sie ein kleines Geschenk machen oder Unterstützung geben? Wenn Sie sich um Ihre Mitmenschen kümmern, schüttet Ihr Gehirn Glückshormone aus. Gehirnforscher in den USA sprechen vom »helper's high«, einem Hochgefühl durch Zuwendung.

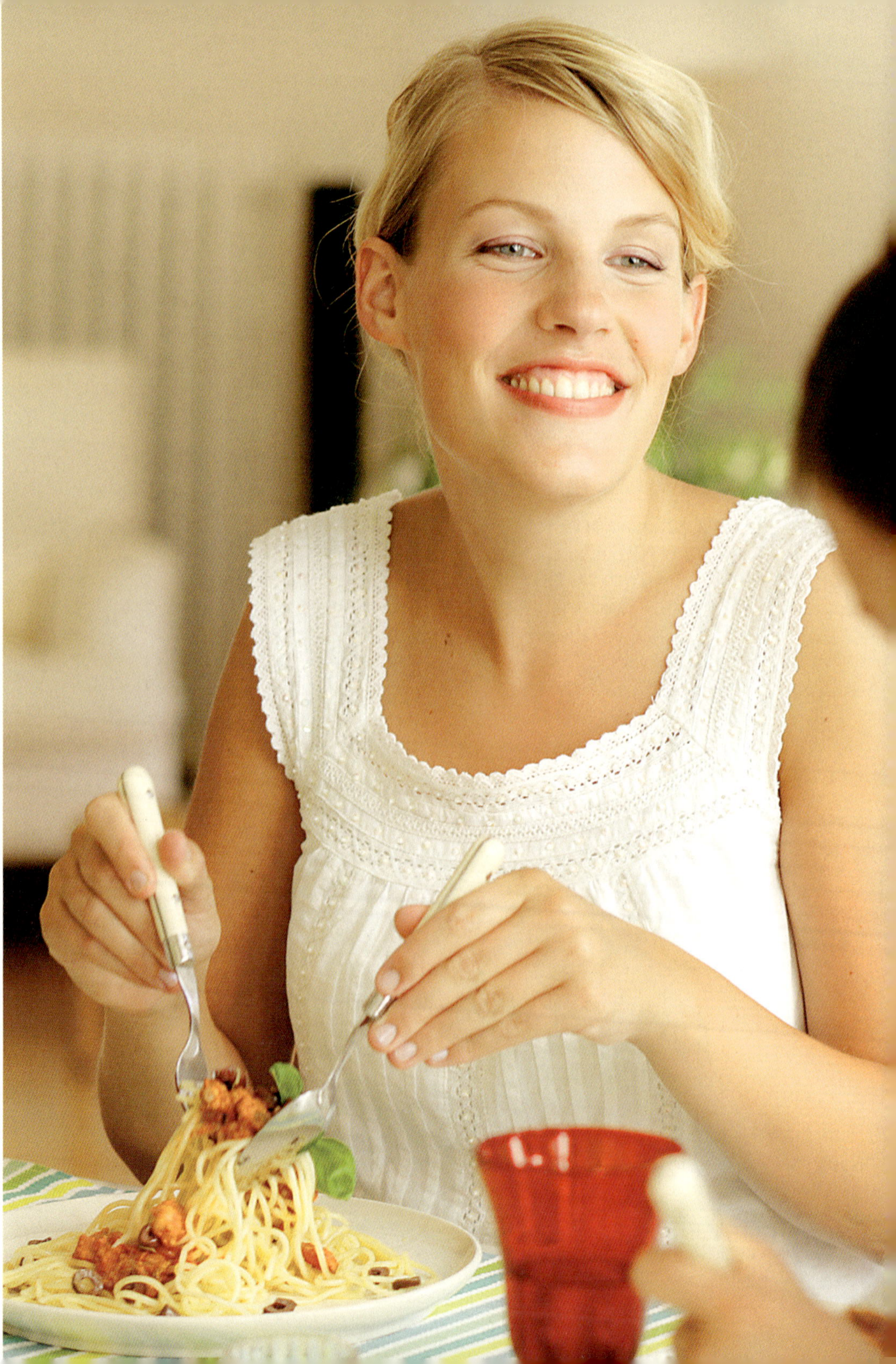

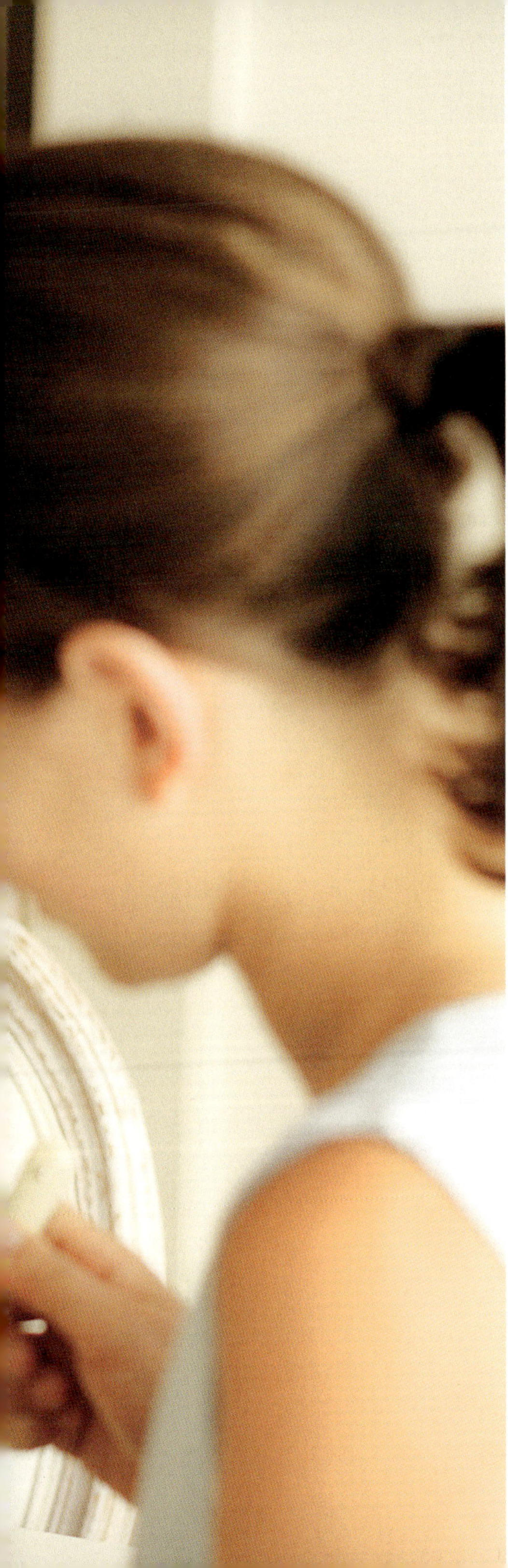

Teil 6

Essen aus purer Lust?

Essen kann mit Wohlgefühl gekoppelt sein, wenn wir es in Gesellschaft genießen oder es uns allein gemütlich machen. Nur gilt es auch hier, das richtige Maß zu finden.

Kreuzen Sie alles an, was häufig auf Sie zutrifft.

- [x] Am liebsten esse ich in Gesellschaft
- [ ] Ich koche gern.
- [x] Ich gehe oft in mein Lieblingsrestaurant.
- [x] Ich decke mir den Tisch schön, auch wenn ich allein bin.
- [x] Auf eine gute Mahlzeit freue ich mich richtig.
- [ ] Ich treffe mich oft mit Freunden zum Essen.
- [x] Ich habe eine kleine Leidenschaft, z. B. eine bestimmte Schokolade.
- [x] Ich mache es mir gern mit etwas Leckerem gemütlich.
- [ ] Ich lese gern Rezepte in Zeitschriften.
- [ ] Wenn mir etwas gelungen ist, belohne ich mich mit einer Leckerei.
- [x] Wenn Besuch kommt, biete ich meist etwas zu essen an.
- [x] Ich gehe oft aus.
- [ ] Ich bin eine Feinschmeckerin.
- [ ] Ich bin glücklich, wenn es meinen Lieben schmeckt.
- [ ] Als Kind wurde ich häufig mit Süßigkeiten belohnt.
- [ ] Mit meiner Familie und Freunden sitze ich oft in der Küche.
- [ ] Essen ist für mich eines der größten Vergnügen im Alltag.

Auswertung

Für jede angekreuzte Aussage gibt es einen Punkt. Zählen Sie Ihre Punkte zusammen. Die Auflösung finden Sie unter Ihrer Punktzahl.

■ **0–5 Punkte: Warum so streng?**
Was die Lust am Essen angeht, verhalten Sie sich fast puritanisch. Möglicherweise haben Sie das von zu Hause übernommen. Wenn Mahlzeiten früher wenig zelebriert wurden, fällt es später meist schwer, ihnen besonderen Reiz abzugewinnen. Für Ihre Figur ist das zwar kein Nachteil, aber für Ihr Wohlgefühl. Ein bisschen mehr Vergnügen beim Essen dürfen Sie gern entwickeln.

▲ **6–11 Punkte: Maßvoller Genuss**
Für Sie zählt Essen zu den angenehmen Dingen des Lebens. Dabei schätzen Sie eine stilvolle Umgebung ebenso wie Qualität bei der Zubereitung. Sie wissen: Immer nur auf die Portionsgröße oder den Kaloriengehalt zu achten macht wenig Spaß. Deshalb darf es in guter Gesellschaft dann gern auch mal ein bisschen mehr sein. Dagegen ist im Prinzip nichts einzuwenden – solange Sie das Zuviel bei der nächsten Mahlzeit oder am nächsten Tag wieder ausgleichen. Wenn Sie hier die Balance halten, sind Sie auf dem besten Weg.

● **12–17 Punkte: Zu viel des Guten**
Man kann fast neidisch werden, wie lustvoll Sie Geselligkeit und Essen miteinander verquicken. Der Wermutstropfen ist nur, dass das wahrscheinlich nicht ohne Folgen für die Figur bleibt. Es sei denn, Sie sorgen immer wieder für Ausgleich oder treiben viel Sport. Oder Sie halten es wie die Franzosen: Die genießen ihre Drei- bis Fünf-Gänge-Menüs – und sind trotzdem nicht zwangsläufig dick. Ihr Geheimnis: Sie essen nur kleine Portionen und lassen sich Zeit.

Die besten Strategien

So kommen Sie voll auf Ihren Genuss

Wo hört Genuss auf, wo fängt Völlerei an? Genießen mit Augenmaß – das ist der richtige Weg.

Genießen ohne Reue

Die Lust am Essen sollten Sie sich auf jeden Fall bewahren. Lernen Sie aber zu unterscheiden: Ist es Heißhunger, der Sie wahllos alles verschlingen lässt? Sind bestimmte Ereignisse bei Ihnen untrennbar mit Essen verbunden? Dann blättern Sie noch mal zurück in diesem Test. Eventuell liegen Ihre Essfallen eher im Bereich »Essgewohnheiten«, »Stress« oder »Frust«. Geht es Ihnen aber wirklich um den Genuss, dann ist Qualität und nicht Masse entscheidend, um das Geschmackserlebnis auszukosten. Für Sie ideal:

die Kochrezepte der BRIGITTE-Diät. Da stimmt alles, Genuss, Raffinesse – und satt werden Sie auch noch. Außerdem gibt es blitzschnelle Lösungen, wenn Sie mal wenig Zeit haben.

Schnüffeln Sie sich satt

Ein toller Trick, um nicht jedem Appetit nachzugeben: Düfte. Das haben US-Wissenschaftler um den Neurologen Dr. Alan Hirsch herausgefunden. Eine Studie mit 3200 Versuchspersonen ergab, dass der Geruch von grünen Äpfeln, Pfefferminz und Banane Heißhunger dämpft. Das können Sie selbst ausprobieren (außer Sie leiden an Asthma oder Migräne). Besorgen Sie sich ein Fläschchen mit natürlichem Aroma-Öl in einer der drei Duftnoten. Sobald Sie Appetit überkommt, zücken Sie Ihr Fläschchen und riechen daran – drei Atemzüge pro Nasenloch, empfiehlt Hirsch.

Entkoppeln Sie Genüsse

Beim Stadtbummel landen Sie regelmäßig im Coffeeshop, ins Kino nehmen Sie eine XXL-Tüte Popcorn mit, und den Feierabend verbringen Sie gern bei Ihrem Lieblingsitaliener. Sie haben gelernt, bestimmte Situationen mit Essen oder Trinken zu verbinden. Ganz ähnlich ist das mit der Zigarette nach dem Frühstück. Was man gelernt hat, kann man auch wieder verlernen, sagt die Verhaltenspsychologie. Überlegen Sie, was Sie am ehesten streichen können. Tröstlich: Der Verzicht fällt Ihnen nur am Anfang schwer, dann hat Ihr Gehirn umgelernt.

Laden Sie zu sich ein

Sie sind gesellig und sitzen gern mit anderen beim Essen zusammen. Sind Sie eingeladen, haben Sie keinen Einfluss darauf, wie fett oder kalorienreich das Essen ist. Bitten Sie deshalb so oft wie möglich selbst zu Tisch. Es gibt jede Menge Feinschmeckerrezepte, die ohne kalorienreiche Zutaten auskommen, preiswert und unkompliziert sind – auch in der BRIGITTE-Diät.

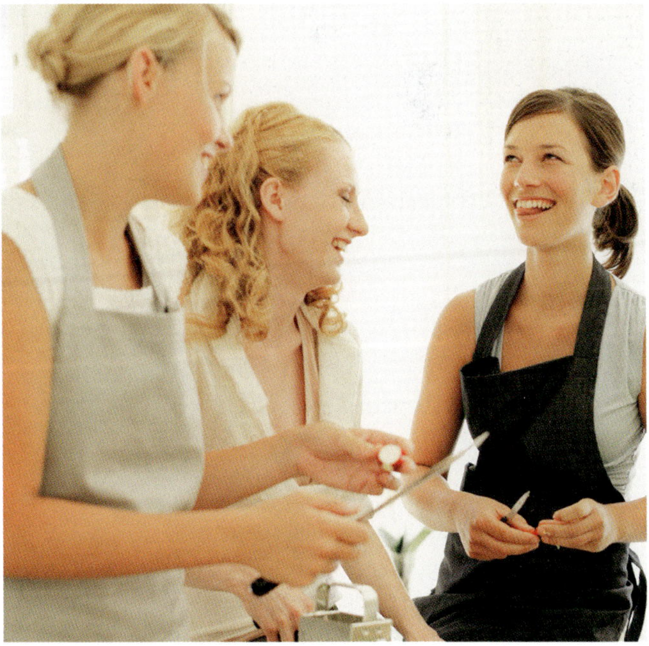

Test-Gesamtauswertung

Sie futtern gegen Ihren Stress an? Oder Ihr Alltag macht es Ihnen schwer, regelmäßig und nicht zu viel zu essen? In unserer Gesamtauswertung erfahren Sie, wo Sie ansetzen können, um aus Ihren persönlichen Essfallen herauszukommen.

Vor jeder Ihrer insgesamt sechs Auflösungen (Punktwerte) steht ein Symbol. Geben Sie sich

- **für ein Viereck 1 Punkt**
- **für ein Dreieck 2 Punkte,**
- **für einen Kreis 3 Punkte.**

Zählen Sie dann Ihre Punkte zusammen. Die Gesamtauflösung finden Sie unter Ihrer Punktzahl.

6 – 9 Punkte:
Sie haben eine super Basis

Bewundernswert: Sie kommen locker mit Essfallen klar, über die viele Frauen stolpern. Ihre Voraussetzungen sind gut, Ihnen fällt es leicht, Ihr Gewicht zu halten. Sei es, dass Ihre Lebensumstände günstig sind, sei es, dass Ihnen Ihr Naturell hilft, mit schwierigen Situationen fertig zu werden. Natürlich sind auch Sie nicht völlig gegen süße und herzhafte Versuchungen gefeit, doch solange Sie ansonsten bewusst gesund essen, wirkt sich das kaum aus.

10 – 14 Punkte:
Bleiben Sie aufmerksam

Sie können zufrieden sein: Was das Essen betrifft, schlagen Sie sich mit den täglichen Herausforderungen recht ordentlich. Doch es gibt einige Schwachpunkte, die Sie immer wieder in die Essfalle tappen lassen. Interessant für Sie ist, wo diese Schwachpunkte liegen: Haben Sie nur in bestimmten Situationen ungünstige Essgewohnheiten, z. B. immer dann, wenn Sie frustriert oder im Stress sind? Oder fällt es Ihnen phasenweise schwer, geregelt zu essen? Schauen Sie sich noch einmal an, was Sie im Detail angekreuzt haben und notieren Sie sich, worauf Sie besonders achten müssen, z. B. »Ich koche regelmäßig für meine Familie«, oder »Ich mache wenig Sport«. Genau an diesen Punkten lohnt es sich, gezielt zu arbeiten – je nach Bedarf mit dem passenden Psycho- oder Ernährungstipp.

15 – 18 Punkte:
Ihr Wissen ist Macht

Erst einmal herzlichen Glückwunsch zu Ihrer Ehrlichkeit. Sie reden sich die Situation nicht einfach schön, sondern schauen den Tatsachen mutig ins Auge, auch in punkto Essgewohnheiten. Das ist die beste Voraussetzung, um etwas zu ändern. Immerhin wissen Sie jetzt, wo Ihre Knackpunkte liegen. Um die wirkungsvoll anzugehen, machen Sie sich – am besten schriftlich – ein To-do-Programm. Stellen Sie sich dazu für jeden Bereich die Vorschläge und Tipps zusammen, die Sie besonders ansprechen. Günstig: Heften Sie diese Liste an Ihre Pinnwand oder an den Kühlschrank. So motivieren Sie sich täglich. Ganz wichtig: Haben Sie Geduld, setzen Sie sich nicht unter Druck. Sie müssen ja nicht alles auf einmal machen. Schritt für Schritt geht auch, Hauptsache, Sie bleiben am Ball.

Besser essen, schlanker werden – Ihr individuelles Erfolgsprogramm

Unser Test hat Sie so richtig motiviert, etwas für sich zu tun? Prima. Dann kommen wir jetzt zum Genuss-Teil. 180 köstliche Gerichte erwarten Sie auf den folgenden Seiten. Kombiniert mit den Erkenntnissen aus dem Test wird daraus Ihr persönliches Programm zum schlanker werden. Was Sie dafür wissen müssen:

Was gibt's zu essen?

Suchen Sie sich aus den Rezepten heraus, was Ihnen schmeckt. Planen Sie für jeden Tag drei Hauptmahlzeiten und bis zu zwei Snacks ein. Achten Sie beim Kombinieren der Rezepte auf die Kalorien- und Fettangaben. Pro Tag sollten Sie rund 1200 Kilokalorien und maximal 40 Gramm Fett zu sich nehmen. Wenn Sie viel Sport machen, nehmen Sie 1400 Kilokalorien zu sich.

Keine Zeit, Rezepte herauszusuchen? Blättern Sie mal auf Seite 160 ff. Dort finden Sie zwei Zwei-Wochen-Pläne, einer davon vegetarisch. Und dazu gibt's detaillierte Einkaufslisten.

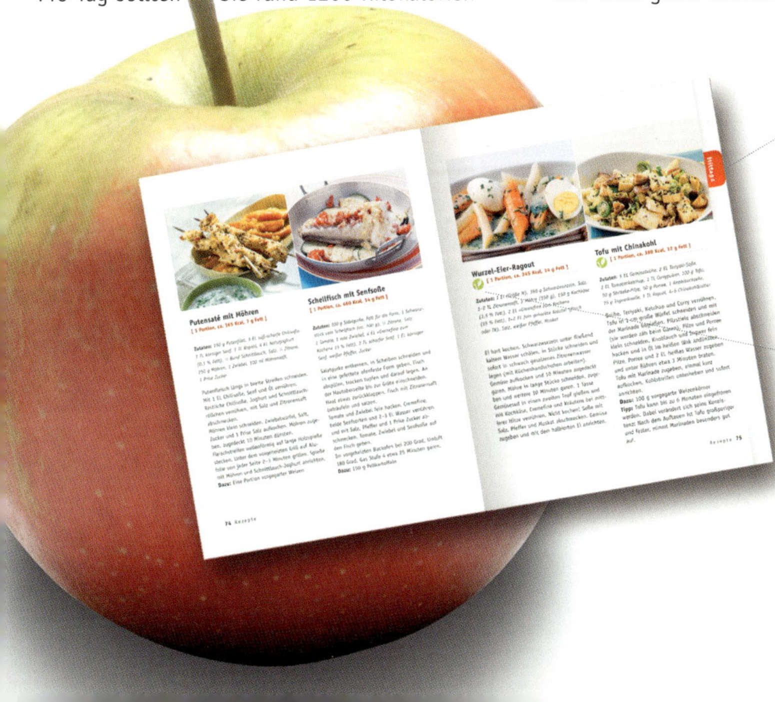

Überblick: Dank der Rubriken am Seitenrand finden Sie sich bei den Rezepten schnell zurecht

Durchblick: Vegetarische Gerichte (ohne Fleisch oder Fisch) sind mit diesem Symbol gekennzeichnet

Rezepte nach Maß

Hauptmahlzeiten finden Sie unter den Marken »Morgens«, »Mittags«, »Abends«. Ist wenig Zeit, sollen andere mitessen oder sind Sie unterwegs, dann finden Sie passende Hauptgerichte auch unter den Marken »Blitzrezepte« (in 15 Minuten fertig), »Familie« (Rezepte mit vier Portionen) und »Salate« (zum Mitnehmen). Wer mittags nicht kochen möchte oder kann, isst abends warm. »Snacks« essen Sie zwischendurch oder hängen sie an die Hauptmahlzeiten ran.

Zeit sparen

Die meisten Rezepte sind für eine Portion berechnet, Salate und Suppen aber in der Regel für zwei – einmal zubereiten, zweimal essen. Desserts und Familien-Rezepte haben vier Portionen – damit Sie auch Gäste bewirten können. Bitte beachten: Bei 1-Portion-Rezepten immer kleine Töpfe und Pfannen nehmen, sonst kocht die Flüssigkeit zu schnell ein, und das Gericht wird trocken oder setzt an.

All inclusive

Die Beilagen, die bei einigen Rezepten angegeben werden, sind in der Fett- und Kalorienberechnung berücksichtigt.

Viel trinken

Grünes Licht für kalorienfreie Durstlöscher. Trinken Sie während ihrer Diät mindestens zwei Liter am Tag. Auch Kaffee, grüner oder schwarzer Tee in Maßen tragen zur Flüssigkeitsmenge bei.

À la Saison

Spargel oder Erdbeeren im Winter? Keine gute Idee. Die Gerichte für Ihre Diät sollten in die Jahreszeit passen. Denn nur reif geerntet schmecken Obst und Gemüse richtig gut und liefern ein Optimum an Nährstoffen. Im Register haben wir die Rezepte daher zusätzlich nach ihren Hauptzutaten geordnet (S.186 f). Wenn es also im Juni frischen Spargel gibt, dann finden Sie im Register schnell die passenden Gerichte.

Ohne Kochen

Superpraktisch, wenn wenig Zeit ist: BRIGITTE-Diät-Gerichte aus der Tiefkühltruhe. Köstliche Fertigmahlzeiten für ein oder zwei Portionen vom Tiefkühl-Anbieter Frosta. Da ist für jeden Geschmack etwas dabei: Klassiker wie die »Gulaschpfanne« oder »Nasi Goreng«, Exotisches wie »Wok Mango Curry« oder »Gemüse-Couscous«. Schmeckt wie frisch gekocht. Denn Frosta arbeitet nach einem »Reinheitsgebot«: keine Zusätze von Aromen, Geschmacksverstärkern, Farb- oder Konservierungsstoffen. Den Geschmack liefern allein die Zutaten. Das macht auch besser satt. Künstliche Aromen täuschen Inhalte vor, die fehlen. Die Folge: Man hat schnell wieder Appetit. Bei Erscheinen dieses Buches waren 15 Mahlzeiten von Frosta mit dem BRIGITTE-Diät-Label auf dem Markt. Sie bekommen die Produkte in vielen Supermärkten. Falls Sie nicht wissen wo, hilft der »Foodfinder« unter www.frosta.de bei der Suche. Oder Sie bestellen bei www.heine-delikatessen.de.

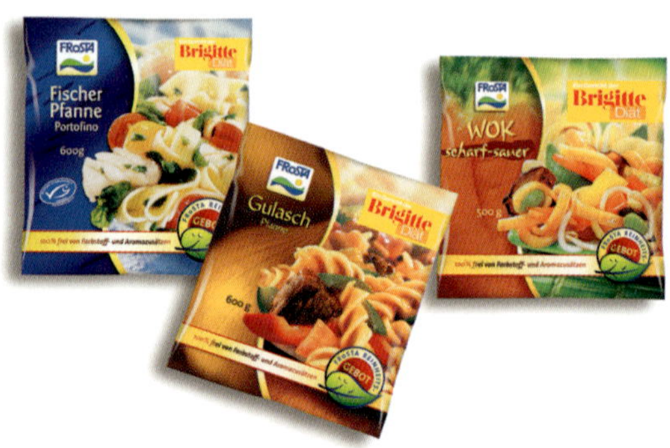

Wer abnimmt, hat Fragen

Eine Menge Tipps und Handwerkszeug hat Ihnen der Psychotest schon geliefert. Aber womöglich sind noch Fragen offen. Die folgenden tauchen immer wieder auf, werden unzulänglich oder widersprüchlich beantwortet. Hier ist der neueste Stand dazu.

Wie oft am Tag essen?

Da sind sich die Experten nicht einig. Das Argument der Drei-Mahlzeiten-Verfechter: Wer zwischen den Mahlzeiten längere Pausen lässt, hat bessere Chancen, Fett abzubauen. Stimmt. Außerdem berge häufiges Essen am Tag die Gefahr, zu viel zu essen. Mag sein. Das kann bei der BRIGITTE-Diät aber nicht passieren. Denn die Kalorienzahl pro Tag ist begrenzt. Dann wirken sich bis zu fünf Mahlzeiten über den Tag verteilt nämlich günstig auf den Stoffwechsel aus. Er läuft rund, und es kommt nicht zu Heißhungerattacken aufgrund starker Schwankungen im Blutzuckerspiegel. Und das sind ebenfalls gute Voraussetzungen, um Fett abzubauen. Unser Tipp: Zwingen Sie sich während der Diät zu nichts. Falls Sie kein Freund von Zwischenmahlzeiten sind, dann hängen Sie die Snacks an die Hauptgerichte ran. Wichtig ist nur, dass Sie nicht weniger als 1200 Kilokalorien am Tag essen.

Abends lieber fasten?

Das ist in der Regel nicht nötig. Denn entscheidend sind die über den ganzen Tag aufgenommenen Kalorien. Da die BRIGITTE-Diät eine kalorienreduzierte Kost ist, sollten Sie das Abendessen nicht weglassen. Etwas anderes ist es, wenn Sie keine Diät machen. Da kann es schon mal ratsam sein, abends kürzer zu treten. Zum Beispiel nach einem Mittagessen im XXL-Format. Das hält oft bis abends satt. Meldet sich der Appetit noch zu später Stunde, ist ein hartes Ei, etwas Rohkost oder ein kleines Stück Käse günstiger als kohlenhydratreiches Brot. Im Schlaf verbrennen wir Fett, und Kohlenhydrate zu später Stunde bremsen diesen Vorgang. Deshalb gilt: Nicht zu spät abends größere Mengen essen.

Low Carb statt Low Fat?

Die ewige Streitfrage. Nimmt man besser mit weniger Kohlenhydraten (Low Carb) oder mit weniger Fett (Low Fat) ab? Jetzt bringt eine Zwei-Jahres-Studie der Harvard School of Public Health Klarheit. Ergebnis: Kalorienreduziertes Essen lässt Pfunde schwinden - egal, ob mit weniger Kohlenhydraten (Brot, Nudeln, Kartoffeln) oder weniger Fett. Was damit nicht automatisch erledigt ist: aufkommender Hunger. Besonders gut sättigen wasserreiche Gemüse, ebenso eiweißreiche Lebensmittel (Fisch, mageres Fleisch, Hülsenfrüchte), die noch ein bisschen länger vorhalten.

Schneller schlank dank Glyx?

Offenbar nein, so die neuesten Erkenntnisse. Der Glykämische Index (kurz: Glyx) bewertet Kohlenhydrate nach ihrem Einfluss auf den Blutzuckerspiegel. Glyx-Diäten empfehlen, Lebensmittel wie Möhren, Kartoffeln oder Obst zu meiden, weil sie den Blutzuckerspiegel angeblich stark steigen lassen, dadurch viel Insulin ins Blut komme, und Fett gespeichert werde. Eine Fünf-Jahres-Studie der Universität von South Carolina zeigte jedoch keinen Zusammenhang zwischen dem Glyx und den Blutzuckerwerten. Dennoch waren die Menschen, die eine Glyx-Diät machten, gesundheitlich besser drauf. Die Forscher führen das darauf zurück, dass bei der Glyx-Diät viele Lebensmittel mit hohem Ballaststoffanteil gegessen werden. Bekanntlich beugen die Nahrungsfasern Herzerkrankungen, Diabetes und Übergewicht vor.

Für hilfreich beim Abnehmen halten Wissenschaftler die »Energiedichte« eines Lebensmittels (siehe dazu die Seiten 12 und 13). Denn eine Diät lässt sich nur über längere Zeit durchhalten, wenn man nicht ständig Hunger hat. Und da sind wenig energiedichte Lebensmittel wie Gemüse die erste Wahl. Sie füllen den Magen bei wenig Kalorien und lösen das Sättigungssignal aus. Dass man geschmacklich dabei voll auf seine Kosten kommt, beweisen die Rezepte auf den nächsten Seiten.

Täglich auf die Waage?

Jahrelang war es Allgemeinkonsens: Lassen Sie sich nicht von täglichen Schwankungen auf der Waage verrückt machen, wiegen Sie sich nur einmal pro Woche. Doch eine Studie der University of Minnesota mit 3000 Übergewichtigen zeigte: Wer täglich auf die Waage steigt, nimmt besser ab - und nicht so leicht wieder zu. Denn tägliche Kontrolle macht es einfacher, kleinen Gewichtszunahmen sofort zu begegnen. Zum Beispiel mit einer Extra-Runde beim Joggen. Schon eine frühere Untersuchung ergab, dass selbst bei schlanken Menschen das Gewicht nicht wie »in Stein gemeißelt« ist. Durch tägliches Wiegen kriegen sie kleine Ausreißer nach oben schnell wieder in den Griff. Dennoch gibt es Wissenschaftler, die davon abraten, sich täglich zu wiegen: Der Wasseranteil im Körper schwankt sehr stark und kann das Ergebnis verfälschen. Man sollte sich daher nicht gleich von einem Pfund mehr im Vergleich zum Vortag irritieren lassen. Wer da leicht nervös wird, wiegt sich am besten nur alle zwei bis drei Tage.

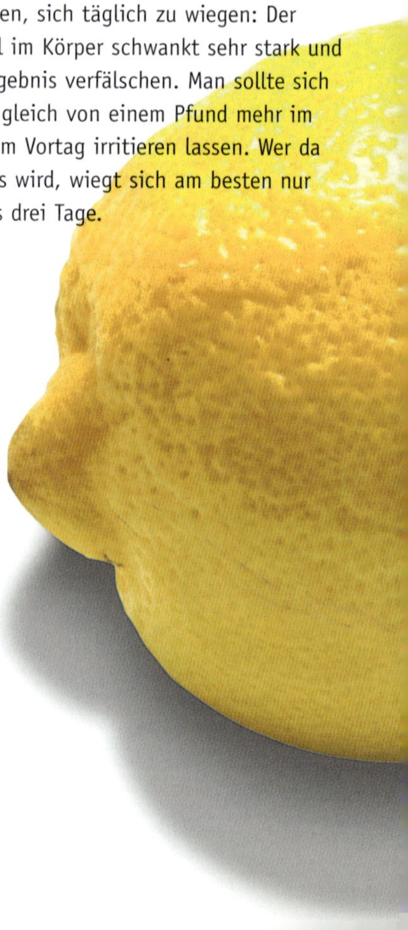

Gewicht halten, aber wie?

Nach dem Abnehmen nicht wieder zunehmen – das erst macht den Erfolg einer Diät aus. Der beste Weg: satt werden mit wenig Kalorien und sich regelmäßig bewegen. Mit den Rezepten, der Ernährungspyramide (Seite 168) und dem Fitness-Programm (Seite 176 ff) sind Sie dafür gerüstet. Zusätzlich können Sie Ihren ungefähren Kalorienbedarf berechnen. Er setzt sich zusammen aus dem Grundumsatz und dem Leistungsumsatz.

Der Grundumsatz gibt an, wie viele Kalorien Sie in völliger Ruhe verbrennen. Er ist für Frauen geringer als für Männer, weil sie weniger Muskeln haben. Auch sinkt der Grundumsatz im Laufe des Lebens. Ganz klar: Wenn Sie Ihre Muskeln trainieren, erhöhen Sie Ihren Grundumsatz – und haben mehr Spielraum beim Essen.

Ihr täglicher Kalorienbedarf

Der Leistungsumsatz bemisst sich danach, wie aktiv Sie sind. Sitzen Sie den ganzen Tag? Laufen Sie viel rum, müssen Sie körperlich arbeiten? Treiben Sie Sport? Der Leistungsumsatz wird als PAL bezeichnet: »physical activity level«. Die PAL-Werte sind von Experten festgelegt worden und liegen zwischen 1,2 (für schwer kranke oder gebrechliche Menschen, die ausschließlich sitzen oder liegen) und 2,4 (Leistungssportler). Büroangestellte, die überwiegend sitzen, erreichen einen PAL-Wert von 1,4 bis 1,5, Hausfrauen und Verkäuferinnen etwa 1,8 bis 1,9. Wer sich außerhalb des Jobs intensiv bewegt (vier- bis fünfmal pro Woche 30 bis 60 Minuten Sport, Spaziergänge, Radfahrt zur Arbeit), darf weitere 0,3 Einheiten addieren. Die supersportliche Büroangestellte hätte dann einen PAL-Wert von etwa 1,8. Der so ermittelte PAL-Wert wird mit dem Grundumsatz multipliziert. Das Ergebnis gibt den ungefähren täglichen Kalorienbedarf an. Die Tabelle unten zeigt Beispiele für bewegungsarme und sportliche Menschen.

Geschlecht/Alter	Grundumsatz*	PAL-Wert 1,4	PAL-Wert 1,8
Frauen			
19 bis unter 25 Jahre	1390 kcal	1950 kcal	2500 kcal
25 bis unter 51 Jahre	1340 kcal	1900 kcal	2400 kcal
51 bis unter 65 Jahre	1270 kcal	1800 kcal	2300 kcal
65 und älter	1170 kcal	1600 kcal	2100 kcal
Männer		2500 kcal	3300 kcal
19 bis unter 25 Jahre	1820 kcal	2400 kcal	3100 kcal
25 bis unter 51 Jahre	1740 kcal	2200 kcal	2800 kcal
51 bis unter 65 Jahre	1580 kcal	2000 kcal	2500 kcal
65 und älter	1410 kcal		

* alle Werte sind Durchschnittswerte und gelten für einen BMI von 22 (Frauen) und 24 (Männer); Quelle: Referenzwerte für die Nährstoffzufuhr, 1. Auflage, Umschau/Braus, 2000)

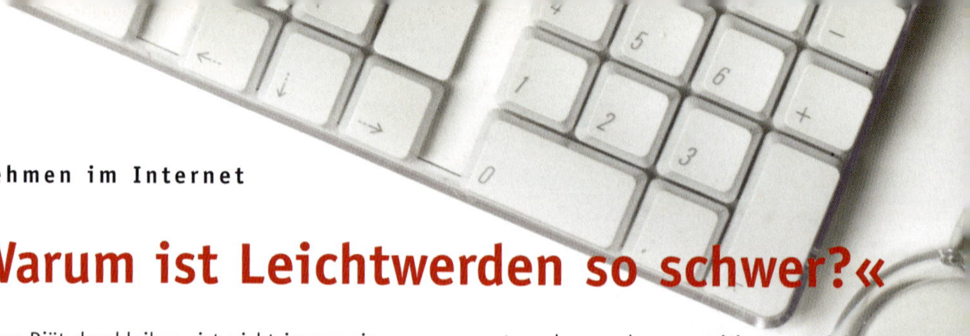

»Warum ist Leichtwerden so schwer?«

Bei einer Diät dranbleiben, ist nicht immer einfach. Unterstützung gibt's ganz unkompliziert zum Beispiel im Internet. Im Diät-Forum auf www.brigitte.de treffen sich Frauen, um sich auszutauschen und gegenseitig zu motivieren. So wie Julia, Katharina und Sonja. Viermal in diesem Buch können Sie lesen, wie es ihnen beim Kampf gegen zu viele Pfunde ergeht.

Sa, 15. April, 22:33	**Betreff: Diät-Duell**
Julia	Kennt jemand diese Spiegelkabinette auf dem Jahrmarkt, die die Körperkonturen verzerren und verschwimmen lassen wie Öl in einer Wasserpfütze? So sehe ich aus. Bin 35 Jahre alt, 1,66 Meter groß und wiege 84 Kilo. Könnte heulen, wenn ich an mir runterschaue. Vor meinen zwei Schwangerschaften habe ich 69 gewogen – wenn sich mein Körpergewicht auch nur annähernd wieder in diese Richtung bewegen würde, wäre ich schon zufrieden. Also: Wer macht mit beim Diät-Duell? Viele Grüße, Julia
So, 16. April, 10:33	**Betreff: Meine persönlichen 6 Kilo zu viel**
Katharina	Hallo, Julia! Bin dabei! Bisher hatte ich nie Probleme mit meinem Gewicht, aber jetzt gerate ich irgendwie langsam aus der Form. Bin 29 Jahre alt, Buchhändlerin, 1,72 Meter groß und fühle mich mit 74 Kilo einfach unwohl. Als wöchentlichen Wiegetag schlage ich Freitag vor. Gruß, Katharina
So, 16. April, 11:10	**Betreff: Habe ich richtig gelesen?**
Julia	Ach nee, Katharina, du willst mein Mitleid? Du bist sechs Zentimeter größer und zehn Kilo leichter als ich! Gib mir dein Gewicht, und man wird mich in diesem Forum nie wiedersehen. Im Ernst: Freitag ist okay und du kannst gern mitmachen. Es ist bitter, aber eigentlich gibt es für mich ja keine bessere Motivation als jemanden wie dich. Julia
Mo, 17. April, 18:36	**Betreff: Kann ich noch mitmachen?**
Sonja	Hallo! Habe gerade bei euch reingelesen und würde mich gern anschließen. Kurz meine Daten: Marketingleiterin, 49 Jahre, 1,68 Meter, 71 ziemlich schlecht verteilte Kilo – will heißen: absolute Pyramidenfigur. Sonja
Mo, 17. April, 20:13	**Betreff: Ägyptische Schönheit?**
Katharina	Sonja, schmale Schultern, breites Becken? Katharina

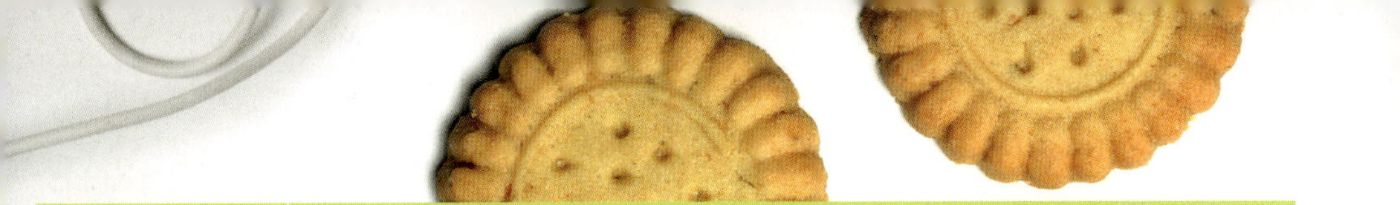

Di, 18. April, 16:16	**Betreff: Produktionsfehler!**
Sonja	Genau! Manchmal fühl ich mich, als hätte man bei mir zwei falsche Körperhälften zusammengeschraubt. Das rote Kleid (Gr. 42), das ich letzte Woche anprobiert habe, machte mir zwar ein Dekolleté wie bei Sophia Loren – schade nur, dass ich es beim besten Willen nicht über die Hüften gekriegt habe. Sonja
Di, 18. April, 21:55	**Betreff: Grüße aus Entenhausen**
Katharina	Sonja, du nimmst immer zuerst an den Oberarmen und am Bauch ab? Ich komme eher nach Daisy Duck: gepolsterter Oberbau auf Stelzen. Katharina
Di, 18. April, 23:01	**Betreff: Hoffnungsloser Fall?**
Sonja	Habe in den letzten Jahren von der Blutgruppen- bis zur Mayo-Diät so ziemlich alles ausprobiert, aber nie durchgehalten ... Sonja
Mi, 19. April, 8:55	**Betreff: Pommes mit Mayo?**
Julia	Was ist denn die Mayo-Diät? Gibt es die auch mit Ketchup? Julia
Mi, 19. April, 10:03	**Betreff: Peinlich!**
Sonja	Puuh, erinnere mich nicht daran. War irgend so was Neues aus einer Mayo-Klinik in den USA, da habe ich echt 25 Eier die Woche verspeist. Sonja
Mi, 19. April, 11:00	**Betreff: Alles eine Frage der Diziplin?**
Julia	Guten Morgen! Meine Problemzone liegt eher im Kopf. Wenn ich wieder eine ungezügelte Phase habe, hilft auch kein fettes Bikini-Foto von mir an der Kühlschranktür ... Julia
Mi, 19. April, 22:55	**Betreff: Die Wahrheit**
Sonja	Ihr Lieben, Gewichtsverlust und Genussverzicht gehören eben doch zusammen. Frage mich, ob ich nicht einfach wieder mit dem Rauchen anfange ... Sonja
Mi, 19. April, 23:51	**Betreff: Gegenvorschlag**
Katharina	Auf keinen Fall, Sonja! Dann schmeißen wir dich hier sofort raus. Du musst eben mehr darüber nachdenken, was du isst und wie du kochst. Katharina
Do, 20. April, 22:55	**Betreff: Neue Figur = neues Leben?**
Sonja	... wenn ich mal koche. Bin oft die ganze Woche unterwegs. Wollte eigentlich nicht mein ganzes Leben umkrempeln, sondern nur 6 Kilo abnehmen. Bin gespannt auf den ersten Wiegetag. Bis morgen, gute Nacht. Sonja

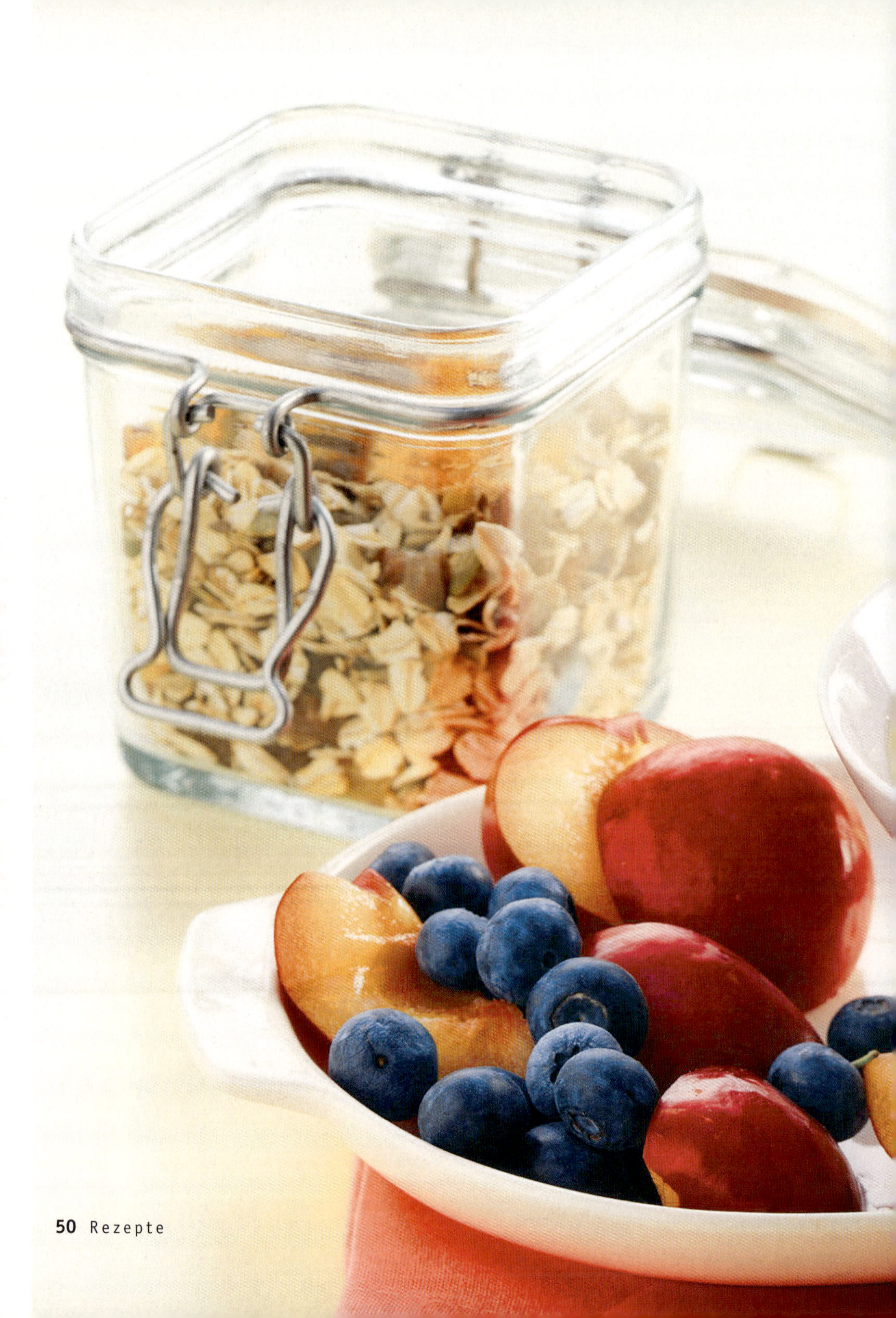

Guten Morgen!

Zum Frühstück ein fruchtiges Müsli? Oder ein knuspriges Käsebrötchen? Einen erfrischenden Milchmix? Vielleicht jeden Tag etwas anderes. Und das Beste: Alles schmeckt auch abends oder zwischendurch.

Müsli mit Früchten
Das Rezept finden Sie auf der nächsten Seite.

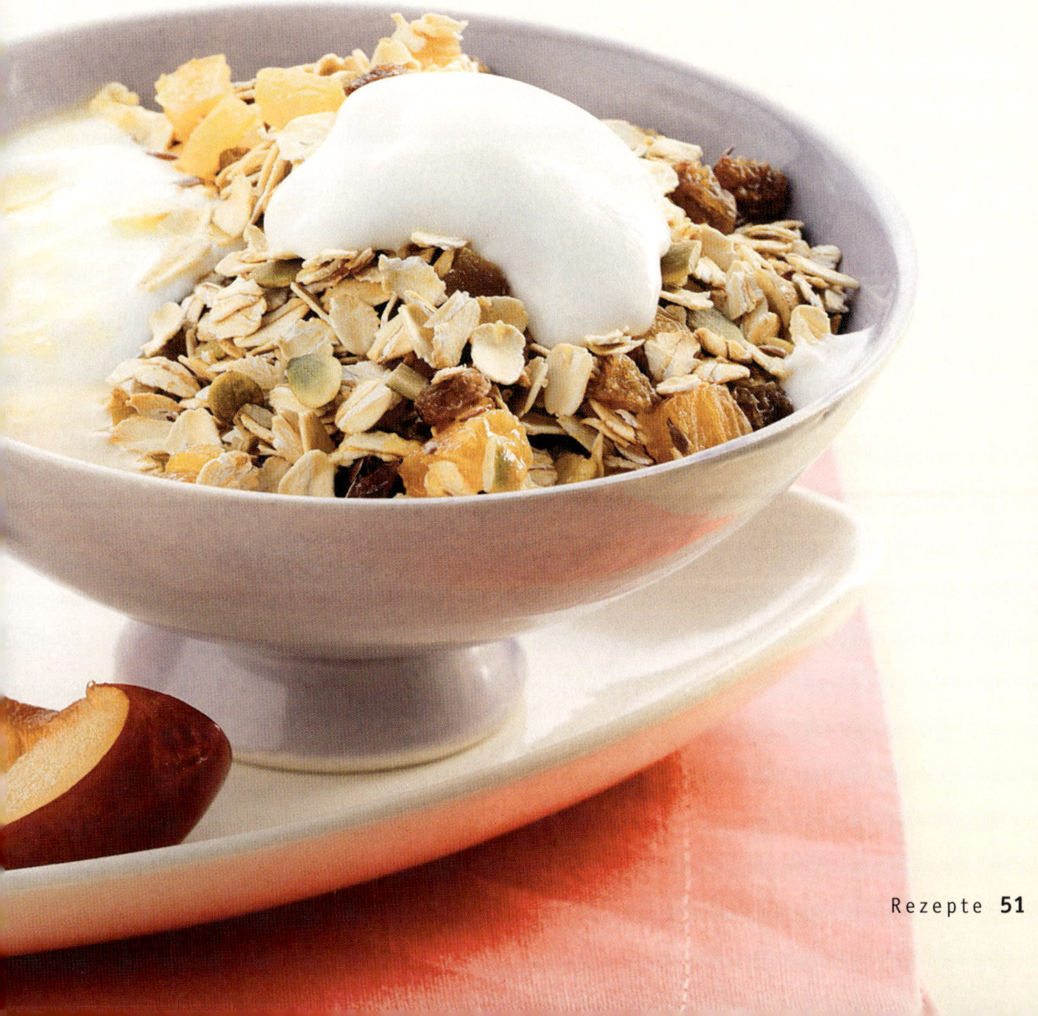

Müsli mit Früchten (Foto Seite 51)

[1 Portion, ca. 405 kcal, 8 g Fett, ED 1,0]

Zutaten: *2 EL kernige Haferflocken, ½ EL Kürbiskerne, ½ TL Roh-Rohrzucker, 1–2 EL Rosinen, 2 getrocknete Aprikosen, 1 TL Leinsamen; 100 g Naturjoghurt (0,1 % Fett), 1 Saftorange, 150 g Früchte der Saison (z. B. Pfirsiche, Birnen, Pflaumen)*

Haferflocken, gehackte Kürbiskerne und Zucker in einer Pfanne ohne Fett bei mittlerer Hitze unter Rühren knusprig rösten. Rosinen und Aprikosen fein hacken und mit Leinsamen und den Haferflocken vermischen. Joghurt und Orangensaft verrühren. Früchte abspülen, eventuell klein schneiden und mit Müsli und Joghurt anrichten.

Tipp: Bereiten Sie gleich mehrere Portionen Müsli (ohne frisches Obst und Joghurt) vor. Es hält sich gut verschlossen mindestens 10 Tage.

English Bircher Müsli (ohne Foto)

[1 Portion, ca. 450 kcal, 7 g Fett, ED 0,9]

Zutaten: *1 Saftorange, 100 ml Milch (1,5 % Fett), 150 g Naturjoghurt (0,1 % Fett), 1 kleiner Apfel, 1 EL Rosinen, 1 TL gehackte Haselnüsse, 1 EL Sanddornsirup mit Roh-Rohrzucker (Reformhaus), 2 Stück Weetabix (Vollkornweizenkeks)*

Orange auspressen. Die Hälfte des Safts mit Milch und Joghurt verrühren. Den Apfel in Stifte hobeln. Apfel, Rosinen, Haselnüsse, Sirup und Weetabix in eine Schüssel geben und mit der Joghurt-Milch begießen. Restlichen Orangensaft dazu trinken.

Birnen-Aprikosen-Müsli (ohne Foto)

[1 Portion, ca. 390 kcal, 5 g Fett, ED 0,8]

Zutaten: *1 Birne, 2 getrocknete Soft-Aprikosen, 1 EL Honig, 100 ml Apfelsaft, etwas Zitronensaft, 3 EL Haferflocken, ¼ l Molke, 1 TL Leinsamen*

Birnenachtel, klein geschnittene Aprikosen, Honig, Apfel- und Zitronensaft zugedeckt einmal aufkochen und 5 Minuten auf der ausgeschalteten Herdplatte stehen lassen. In einen Teller füllen, Haferflocken und etwas Molke zugeben. Leinsamen darüber streuen. Die restliche Molke zum Müsli trinken.

Tipp: Weiche Soft-Trockenfrüchte gibt es im Supermarkt, Reformhaus und Naturkosthandel.

Feinschmecker-Müsli (ohne Foto)

[1 Portion, ca. 450 kcal, 6 g Fett, ED 1,2]

Zutaten: *1 TL Pinienkerne, 150 g Naturjoghurt (0,1 % Fett), 2 EL Milch (1,5 % Fett), 1 EL Birnendicksaft (Reformhaus), ½ Zitrone, 100 g Ananasfruchtfleisch, 40 g Haferfleks (z. B. von Kölln), 1 EL getrocknete Cranberries (Reformhaus)*

Pinienkerne in einer Pfanne ohne Fett rösten. Joghurt, Milch, Dicksaft und Zitronensaft verrühren. Ananas schälen. Fruchtfleisch in mundgerechte Stücke schneiden. Joghurt, Ananas und Haferfleks in ein großes Glas geben und mit Pinienkernen und Cranberrys bestreuen.

Amaranth-Cranberry-Müsli

[14 Portionen, pro Port. ca. 320 kcal, 6 g Fett, ED 0,8]

Zutaten:
100 g Amaranth (Inkaweizen; Reformhaus), 2 EL geschroteter Leinsamen, 60 g Sonnenblumenkerne, 250 g Vierkornflocken, 125 g getrocknete Cranberries, 40 g Roh-Rohrzucker, 3 EL Orangensaft, 2 EL Honig

Backofen auf 120 Grad, Umluft 100 Grad, Gas Stufe 1 vorheizen. Alle Zutaten mischen und auf ein mit Backpapier ausgelegtes Backblech geben. Etwa 40–45 Minuten backen. Pro Portion 2–3 EL (ca. 50 g) Müslimischung mit 3 EL Joghurt (1,5 % Fett) und 60 ml Milch (1,5 % Fett) mischen. 200 g Bio-Erdbeeren und 60 g Bio-Banane in Scheiben zugeben.

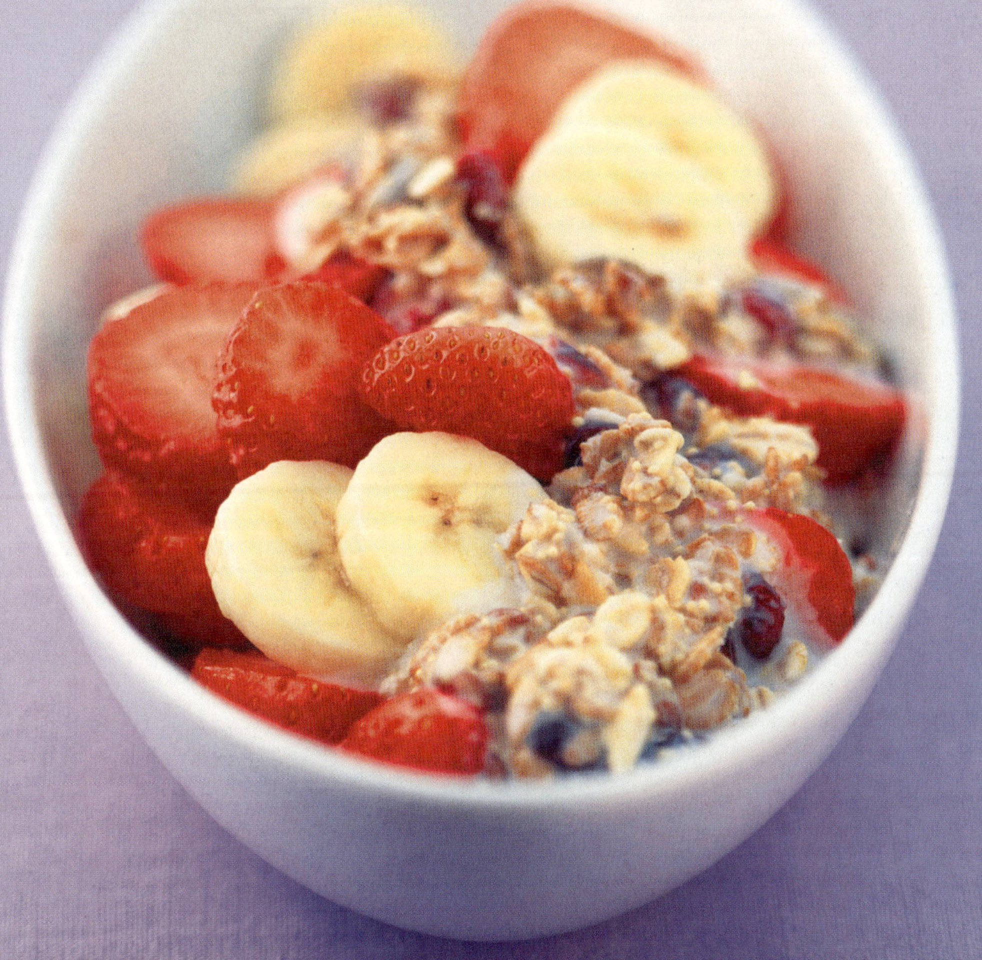

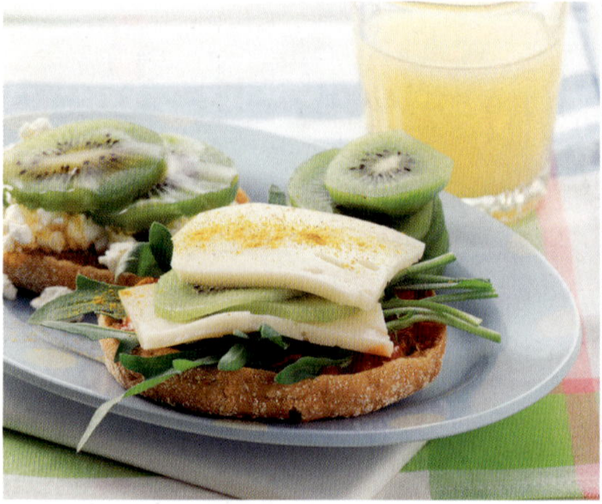

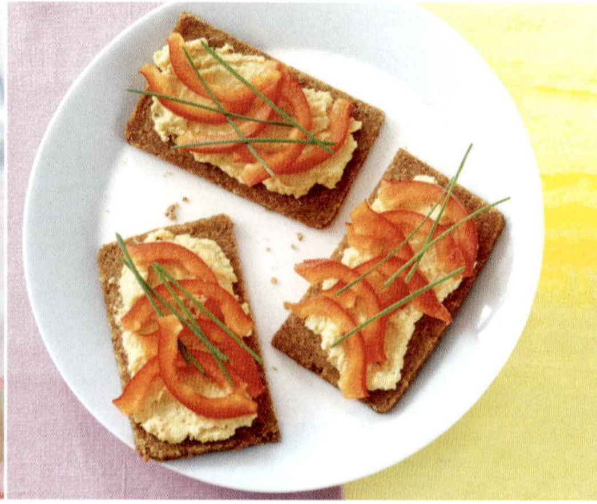

Käse-Frühstück

[1 Portion, ca. 440 kcal, 7 g Fett, ED 1,1]

Zutaten: *1 Mehrkorn-Toastbrötchen, 2 EL körniger Frischkäse (0,8 % Fett), 1 Kiwi, 1 TL Ahornsirup, 1 EL Tomatenketchup, etwas Rauke, 20 g dänischer Höhlenkäse, Limburger oder Romadur (20 % Fett i. Tr.), Currypulver*

Die Brötchenhälften toasten. Die eine Hälfte mit Frischkäse und ein paar Kiwischeiben belegen und mit Sirup beträufeln. Die andere Hälfte mit Ketchup bestreichen, mit Rauke, Käse- und Kiwischeiben belegen und mit Currypulver bestreuen. Restliche Kiwi dazu anrichten.
Dazu: 200 ml Fruchtmolke

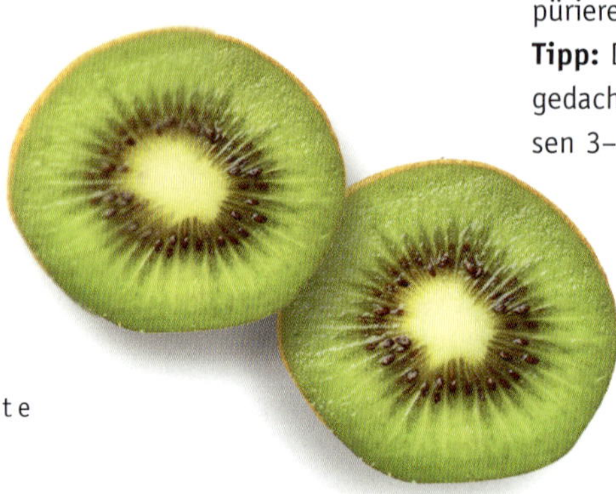

Paprikaschnitten mit Möhrensaft

[1 Portion, ca. 490 kcal, 8 g Fett, ED 0,9]

Zutaten: *180–200 g Kichererbsen (Dose), 10 g Sesamsaat, ½ Zitrone, 30 g Magerquark, 2 TL kaltgepresstes Olivenöl, Kräutersalz, Pfeffer, ½ TL Kumin (Kreuzkümmel), 1 ½ Scheiben Roggenvollkornbrot (90 g), ½ rote Paprikaschote, etwas Schnittlauch; 1 kleine Banane, 150 ml Möhrensaft, ½ Saftorange*

Kichererbsen abspülen und abtropfen lassen. Mit Sesam, Zitronensaft, Quark und Öl pürieren und mit Salz, Pfeffer und Kumin würzen. Ganze Brotscheibe halbieren. Alle drei Hälften mit einer Portion Kichererbsenmus bestreichen, mit Paprikastreifen und Schnittlauch belegen. Bananenscheiben, Möhren- und Orangensaft pürieren und dazu trinken.
Tipp: Das Kichererbsenmus ist für drei Portionen gedacht. Es hält sich im Schraubglas verschlossen 3–4 Tage im Kühlschrank.

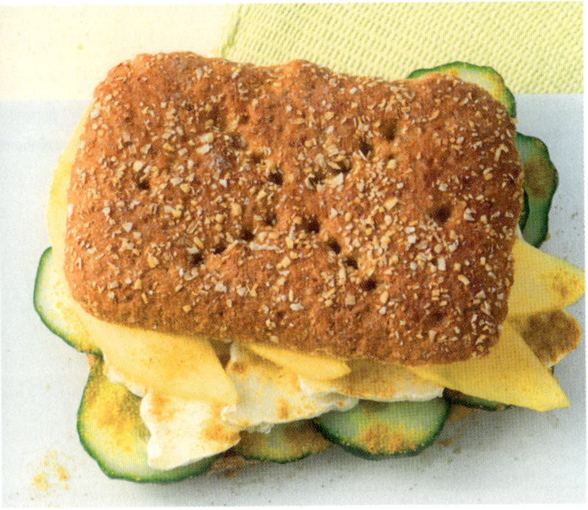

Brie-Mango-Panino

[1 Portion, ca. 330 kcal, 9 g Fett, ED 1,2]

Zutaten: *1 Mehrkorn-Toastbrötchen, 2 TL Diabetiker-Aprikosenkonfitüre oder Tomatenketchup, 60 g Weichkäse leicht (12 g Fett), ¼ Mango, 50 g Salatgurke, mildes Currypulver*

Brötchenhälften mit Aprikosenkonfitüre oder Ketchup bestreichen. Mit Käse, Mango- und einigen Gurkenscheiben belegen und mit Curry bestreuen. Hälften zusammenklappen und mit restlicher Gurke anrichten.

Italienisches Frühstück (ohne Foto)

[1 Portion, ca. 315 kcal, 12 g Fett, ED 1,1]

Zutaten: *1 Scheibe Roggenmischbrot (60 g), 75 g fettreduzierter Mozzarella-Käse (9 g Fett), 150 g Tomaten, grober bunter Pfeffer, 1 TL Olivenöl, 3–4 Basilikumstängel*

Brotscheiben toasten und mit Mozzarella- und Tomatenscheiben belegen. Pfeffern, mit Olivenöl beträufeln und mit Basilikumblättchen bestreuen.

Tipp: Mozzarella-Käse hat einen normalen Fettgehalt von 45 % Fett i. Tr., das sind ca. 21 g Fett in 100 g Käse. Mozzarella light mit 9 % Fett enthält nur 9 g Fett pro 100 g.
Dazu: 1 Tasse Espresso

Zweierlei Käse-Knäcke (ohne Foto)

[1 Portion, ca. 355 kcal, 10 g Fett, ED 0,9]

Zutaten: *2 Scheiben Knäckebrot, 2 TL Frischkäse (4 % Fett), evtl. 2–3 Salatblätter, 60 g fettreduzierter Weichkäse (12 g Fett), ¼ rote oder gelbe Paprikaschote, 1 TL Orangen-Senf-Soße oder Orangenmarmelade*

Knäckebrote mit Frischkäse bestreichen und mit Salatblättern und Käsescheiben belegen. Ein Knäckebrot mit Paprikaringen belegen, das andere mit Orangen-Senf-Soße bestreichen.
Dazu: 200 ml Tomatensaft

Bananenbrot mit Orangensaft (ohne Foto)

[1 Portion, ca. 470 kcal, 8 g Fett, ED 1,1]

Zutaten: *1 EL Frischkäse (16 % Fett), 1 EL Magerquark, 1 TL Orangenmarmelade, 1 Scheibe Sonnenblumen-Vollkornbrot, 1 Banane, 1 EL Kresseblättchen, 2 Saftorangen, 1 EL Sanddornsirup mit Roh-Rohrzucker (Reformhaus), ½ TL Weizenkeimöl*

Frischkäse, Quark und Marmelade verrühren und auf das Vollkornbrot streichen. Mit Bananenscheiben belegen und mit Kresse bestreuen. Orangensaft, Sanddornsirup und Öl verrühren und dazu trinken.

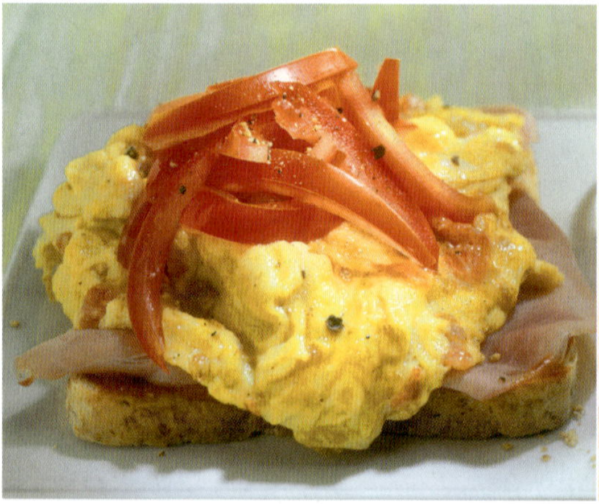

Schinken-Rührei mit Möhrensaft

[1 Portion, ca. 295 kcal, 9 g Fett, ED 0,6]

Zutaten: *1 große Tomate, 1 Ei (Größe M), 1 EL Milch (1,5 % Fett), Salz, Pfeffer, Öl zum Einfetten, 1 Scheibe Vollkorntoast, 1–2 EL Tomatenketchup, 30 g hauchdünner Schinkenaufschnitt, ½ TL Agavensirup, 1 Saftorange, 150 ml Möhrensaft*

Tomate vierteln und entkernen. Kerne fein hacken. Fruchtfleisch in Streifen schneiden.
Ei, Milch, Tomatenkerne, Salz und Pfeffer verquirlen. Pfanne mit Öl einsprühen oder dünn einpinseln und erhitzen. Ei zugeben und ein Rührei braten. Toastbrot rösten, mit Ketchup bestreichen und mit Schinken, Rührei und Tomatenstreifen belegen. Pfeffern. Sirup, Orangen- und Möhrensaft verrühren und dazu trinken.

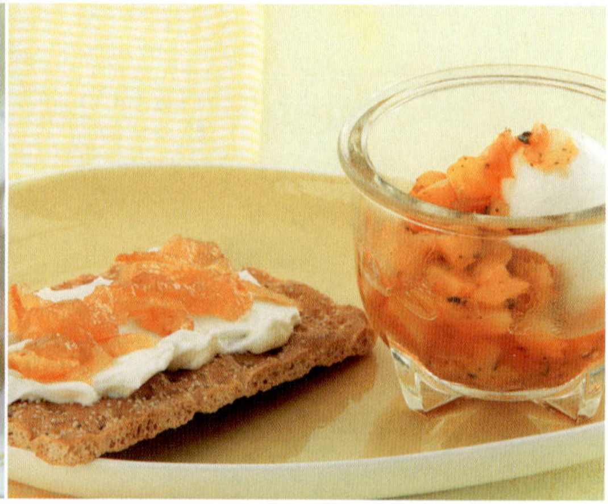

Französisches Frühstück

[1 Portion, ca. 275 kcal, 11 g Fett, ED 1,2]

Zutaten: *1 gelbe Paprikaschote (200 g), 1 rote Zwiebel, 2 TL Olivenöl, 2 EL Tomatenketchup, 1 TL Kräuter der Provence, 2 EL milder Rotweinessig, 1–2 TL Honig, 1 Saftorange, 1 Ei (Größe M), 1 Scheibe Knäckebrot, 1 EL »Brunch mit Joghurt« (8 % Fett), 1 EL Orangenfruchtaufstrich*

Paprika und Zwiebel fein würfeln und in Olivenöl in einem kleinen Topf andünsten. Tomatenketchup, Kräutermischung, Essig, Honig und Orangensaft zugeben und 5–8 Minuten offen einkochen. Das Confit ist für 3 Portionen berechnet, deshalb eine Portion abnehmen, restliches Confit in ein Schraubglas füllen, verschließen und kalt stellen. Das Ei nach Geschmack hart oder weich kochen. Ei und Confit in ein Glas geben. Knäckebrot mit Brunch und Orangenfruchtaufstrich bestreichen.

Tipp: Das Paprikaconfit hält sich im Schraubglas etwa 6 Tage im Kühlschrank.

Frühstück mit Ei

[1 Portion, ca. 415 kcal, 9 g Fett, ED 0,9]

Zutaten:
1 Ei (Größe M), 1 Scheibe Vollkornbrot (40 g), 3–4 EL Magerquark, Kräutersalz, 1 Tomate, 1 EL Schnittlauchröllchen, 1 Scheibe Knäckebrot, 2 TL Fruchtaufstrich mit Fruchtzucker, ½ Kiwi, 2–3 Saftorangen

Das Ei hart oder weich kochen. Vollkornbrot mit der Hälfte des Quarks bestreichen und mit Kräutersalz bestreuen. Tomatenscheiben drauflegen und mit Schnittlauchröllchen bestreuen. Knäckebrot mit restlichem Quark und Fruchtaufstrich bestreichen und mit Kiwischeiben belegen. Frisch gepressten Orangensaft dazu trinken.

Tipp: Eine große Auswahl an Fruchtaufstrichen mit Fruchtzucker gibt es im Reformhaus.

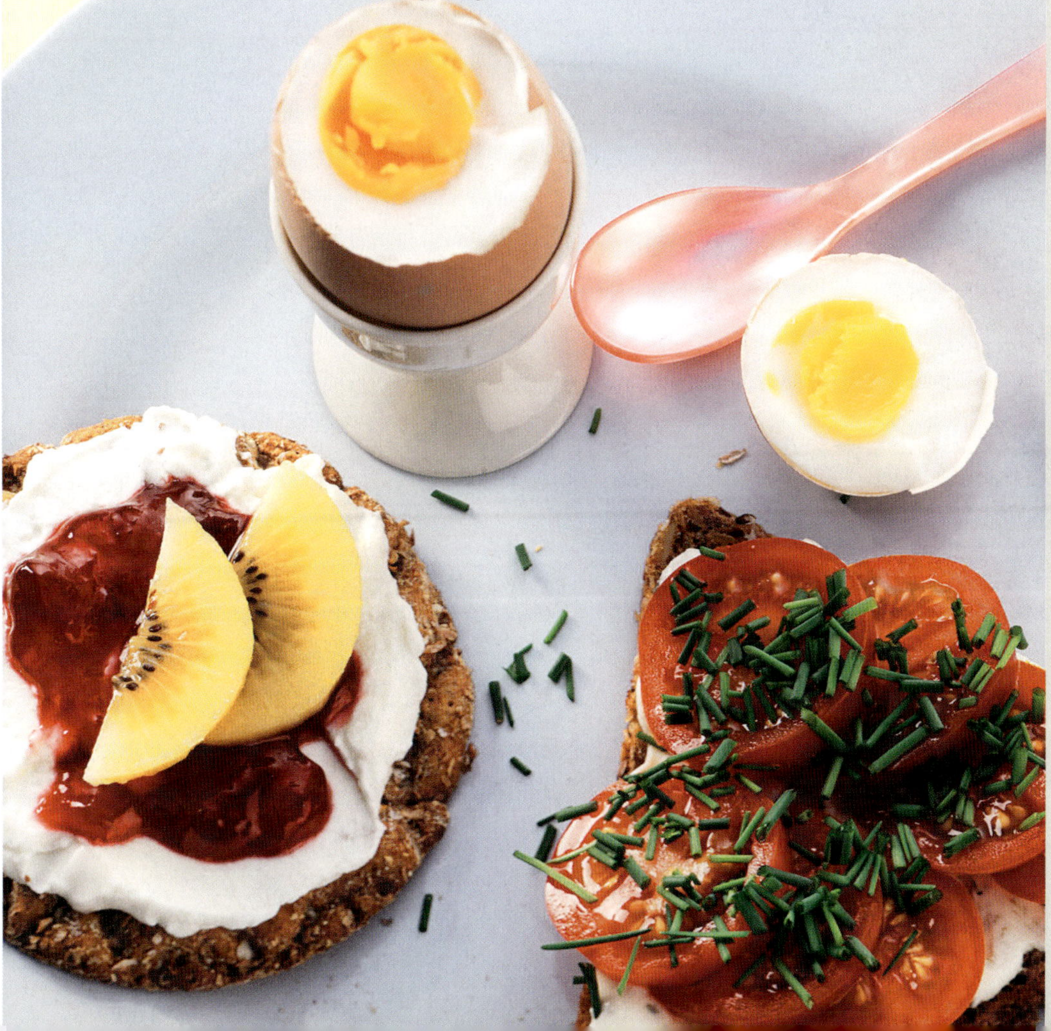

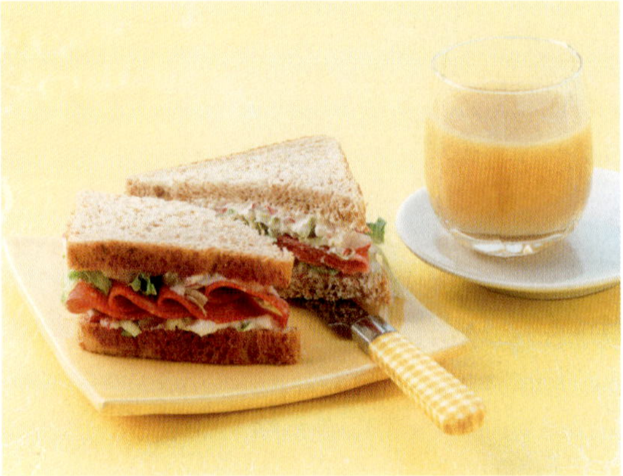

Salami-Sandwich

[1 Portion, ca. 370 kcal, 12 g Fett, ED 1,1]

Zutaten: *2 Radieschen oder ¼ Apfel, 2 TL geriebener Meerrettich (Glas), 40 g Frischkäse (4 % Fett), Salz, Pfeffer, 2 Scheiben Vollkorntoast, ½ Hand voll Salatstreifen, 35 g fettreduzierte Salami (19 g Fett), 100 ml Ananas-Bananen-Saft*

Radieschen fein hacken, mit Meerrettich und Frischkäse verrühren, mit Salz und Pfeffer abschmecken. Toast damit bestreichen. Eine Brotscheibe mit Salat und Salami belegen und mit dem zweiten Toast bedecken. Leicht zusammendrücken, diagonal halbieren. Saft dazu trinken. **Tipp:** Den Toast vor dem Belegen leicht rösten.

Wurst-Paprika-Brötchen (ohne Foto)

[1 Portion, ca. 295 kcal, 8 g Fett, ED 1,2]

Zutaten: *1 TL scharfer Senf, 2 TL Salatcreme (16 % Fett), 1 Vollkorn-Roggenbrötchen, ½ gelbe Paprikaschote, 1 Gewürzgurke, 3 Scheiben Joghurt- oder Geflügelwurst, 1 Clementine*

Senf und Salatcreme verrühren, Brötchenhälften damit bestreichen und mit Paprikastreifen, Gurken- und Wurstscheiben belegen. Clementine dazu essen.

Schinken-Gurken-Sandwich (ohne Foto)

[1 Portion, ca. 335 kcal, 3 g Fett, ED 0,7]

Zutaten: *2–3 EL körniger Frischkäse (0,8 % Fett), 1–2 TL Senf, 1 TL gehackte Kräuter, Kräutersalz, Pfeffer, 1 Scheibe Weizenvollkornbrot (60 g), 40 g Salatgurke, 30 g hauchdünner Grill- oder Farmerschinken, 250 g Kefir (1,5 % Fett), 2–3 EL TK-Beeren, 1 TL Ahornsirup*

Frischkäse, Senf und Kräuter verrühren. Mit Kräutersalz und Pfeffer pikant abschmecken. Brot rösten. Mit Frischkäse bestreichen und mit Gurken- und Schinkenscheiben belegen. Kefir, TK-Beeren und Ahornsirup pürieren und dazu trinken.

Griechisches Frühstück (ohne Foto)

[1 Portion, ca. 300 kcal, 8 g Fett, ED 0,8]

Zutaten: *3 Aprikosen, 200 ml Kefir (1,5 % Fett), ½ TL Raps- oder Olivenöl, 2 TL flüssiger Honig, evtl. Thymianblättchen, 1 Scheibe Knäckebrot, 1 EL »Brunch mit Joghurt« (8 % Fett), 3–5 Haselnusskerne*

Aprikosen entsteinen. 4 Hälften klein schneiden, mit Kefir, Öl, 1 TL Honig und eventuell ein paar Thymianblättchen pürieren. Knäckebrot mit Brunch und restlichem Honig bestreichen und mit gehackten Nüssen und Thymianblättchen bestreuen. Mit restlichen Aprikosen anrichten.

Früchte-Bowl mit Flakes

[1 Portion, ca. 370 kcal, 5 g Fett, ED 0,7]

Zutaten:
*1 Clementine, 1 Kiwi,
50 g kernlose Weintrauben,
100 g frische
Ananasstücke,
1 Saftorange,
150 ml Kefir (1,5 % Fett),
30 g ballaststoffreiche
Cornflakes*

Clementine und Kiwi schälen und in mundgerechte Stücke schneiden. Weintrauben heiß abspülen, Orange auspressen. Alle Früchte mit Orangensaft und Kefir mischen und mit den Cornflakes bestreuen.

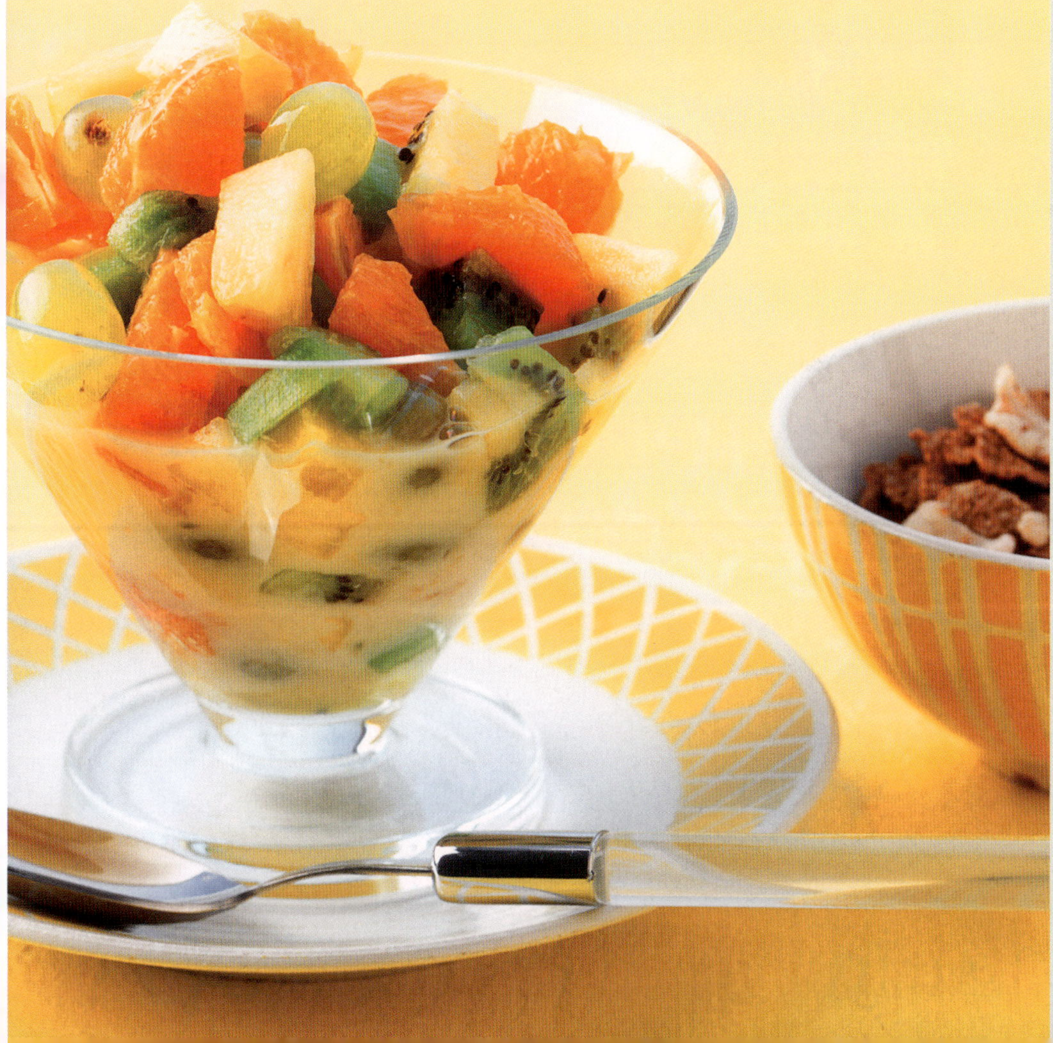

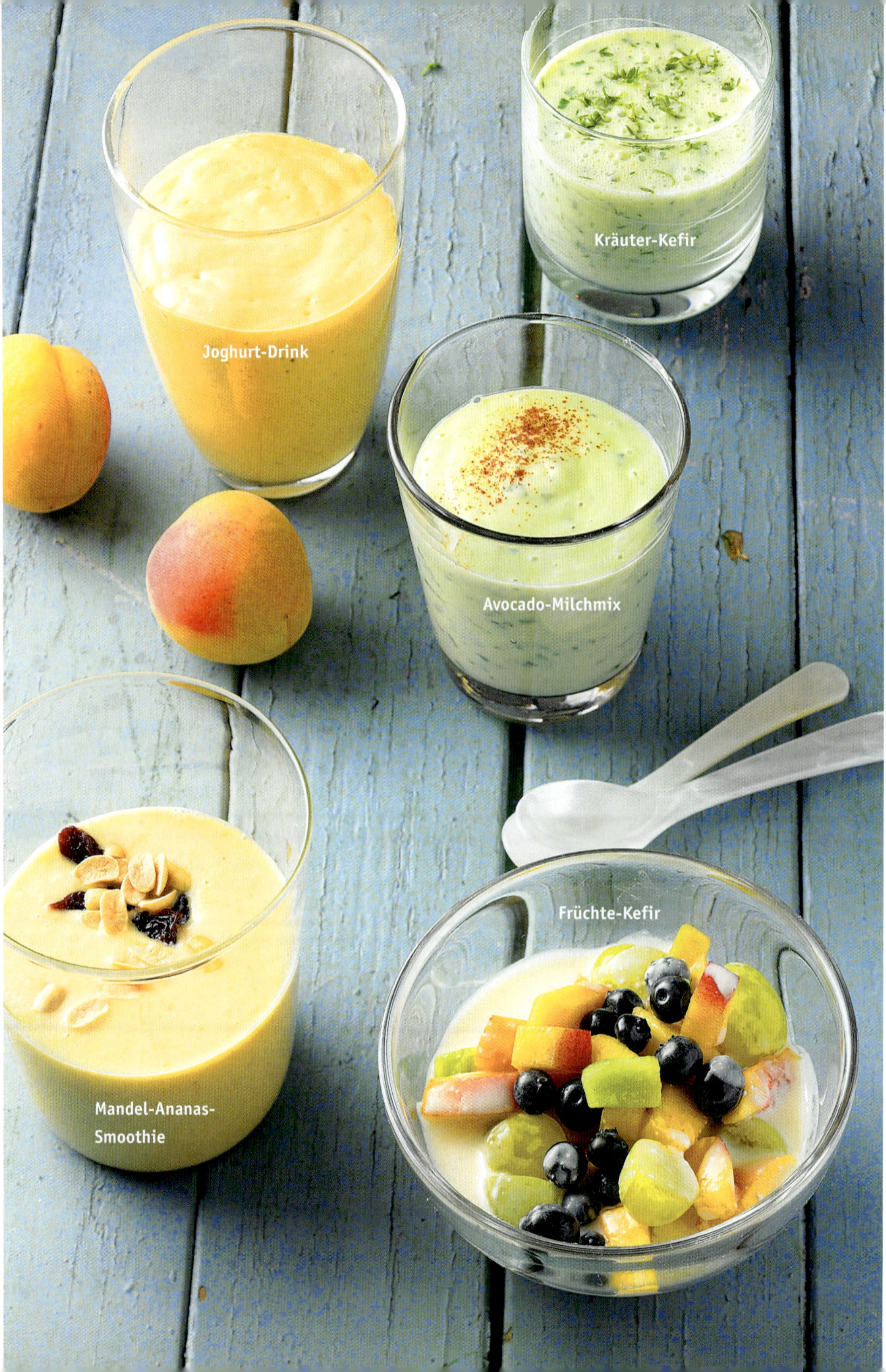
Kräuter-Kefir
Joghurt-Drink
Avocado-Milchmix
Früchte-Kefir
Mandel-Ananas-
Smoothie

Kräuter-Kefir

[1 Portion, ca. 105 kcal, 1 g Fett, ED 0,3]

Zutaten: *100 g Salatgurke, 2–3 EL gehackte Kräuter (Kresse, Dill, Zitronenminze, glatte Petersilie oder TK-Kräuter), 200 ml Kefir (1,5 % Fett), 1–2 Spritzer Angostura oder Worcestersoße, Kräutersalz*

Die Hälfte der Salatgurke in Stücke schneiden und mit Kräutern und Kefir pürieren. Mit Angostura und Kräutersalz abschmecken. Restliche Gurke dazu anrichten.

Früchte-Kefir

[1 Portion, ca. 155 kcal, 1 g Fett, ED 0,5]

Zutaten: *200 g Früchte der Saison (z. B. Weintrauben, Heidelbeeren, Pfirsich, Kiwi), 100 ml Kefir (1,5 % Fett), 1 TL Agavensirup oder Honig*

Früchte klein schneiden. Kefir und Agavensirup verrühren und über die Früchte gießen.

Mandel-Ananas-Smoothie

[1 Portion, ca. 420 kcal, 7 g Fett, ED 0,8]

Zutaten: *150 g frische Ananas, 1 Saftorange, 1 Banane, 2 TL Mandelcreme, 150 g Naturjoghurt (0,1 % Fett), 2 getrocknete Aprikosen, 1 TL Rosinen, ½ TL geröstete Sojakerne*

Ananasstücke, Orangensaft, Banane, Mandelcreme und Joghurt mit dem Schneidstab des Handrührers oder im Mixer pürieren. Mit Aprikosen, Rosinen und Sojakernen anrichten.
Tipp: Die Trockenfrüchte und Sojakerne sind mit 60 kcal und 1 g Fett jederzeit ein guter Snack.

Avocado-Milchmix

[1 Portion, ca. 305 kcal, 18 g Fett, ED 0,7]

Zutaten: *½ Avocado, ¼ l Buttermilch, 1 Saftorange, 1–2 EL fein geschnittenes Basilikum (frisch oder TK), Salz, Cayennepfeffer*

Avocado-Fruchtfleisch, Buttermilch, Orangensaft und Basilikum pürieren. Mit Salz abschmecken und mit Cayennepfeffer bestreuen.
Dazu: 1 Aprikose
Tipp: Avocados sind mit einem Fettgehalt von 24 g/100 g Fruchtfleisch ziemlich fett, aber reich an ungesättigten Fettsäuren, Kalium, Vitamin E und B-Vitaminen und deshalb so gesund.

Joghurt-Drink

[1 Portion, ca. 365 kcal, 6 g Fett, 0,8]

Zutaten: *1 kleine Banane, 150 g Mango, 100 g Joghurt (1,5 % Fett), 100 ml Milch (1,5 % Fett), 1 TL Roh-Rohrzucker, 1–2 Spritzer Zitronensaft; 1 Handvoll geröstete Sojakerne (ca. 10 g)*

Banane und Mango schälen und klein schneiden. Joghurt, Milch, Früchte und Zucker im Mixer oder mit dem Schneidstab pürieren. Den Drink mit Zitronensaft abschmecken. Die Sojakerne dazu knabbern.
Tipp: Wer es gern pikant mag, streut etwas Curry auf den Drink.

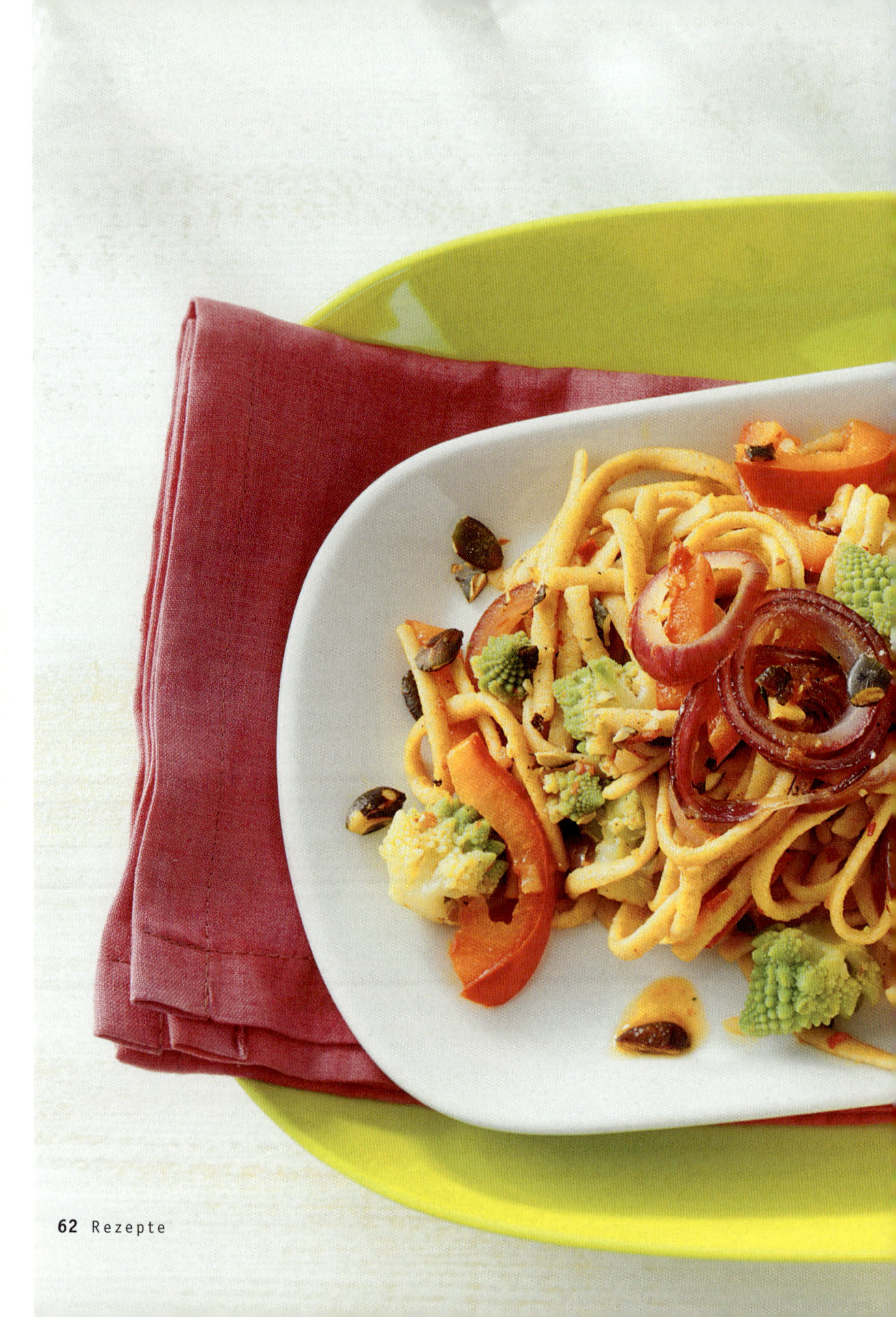

Wann ist endlich Mittag?

Die Gemüsespätzle warten schon. Und morgen gibt es ein ordentliches Stück Fleisch. Und übermorgen vielleicht Pasta ...

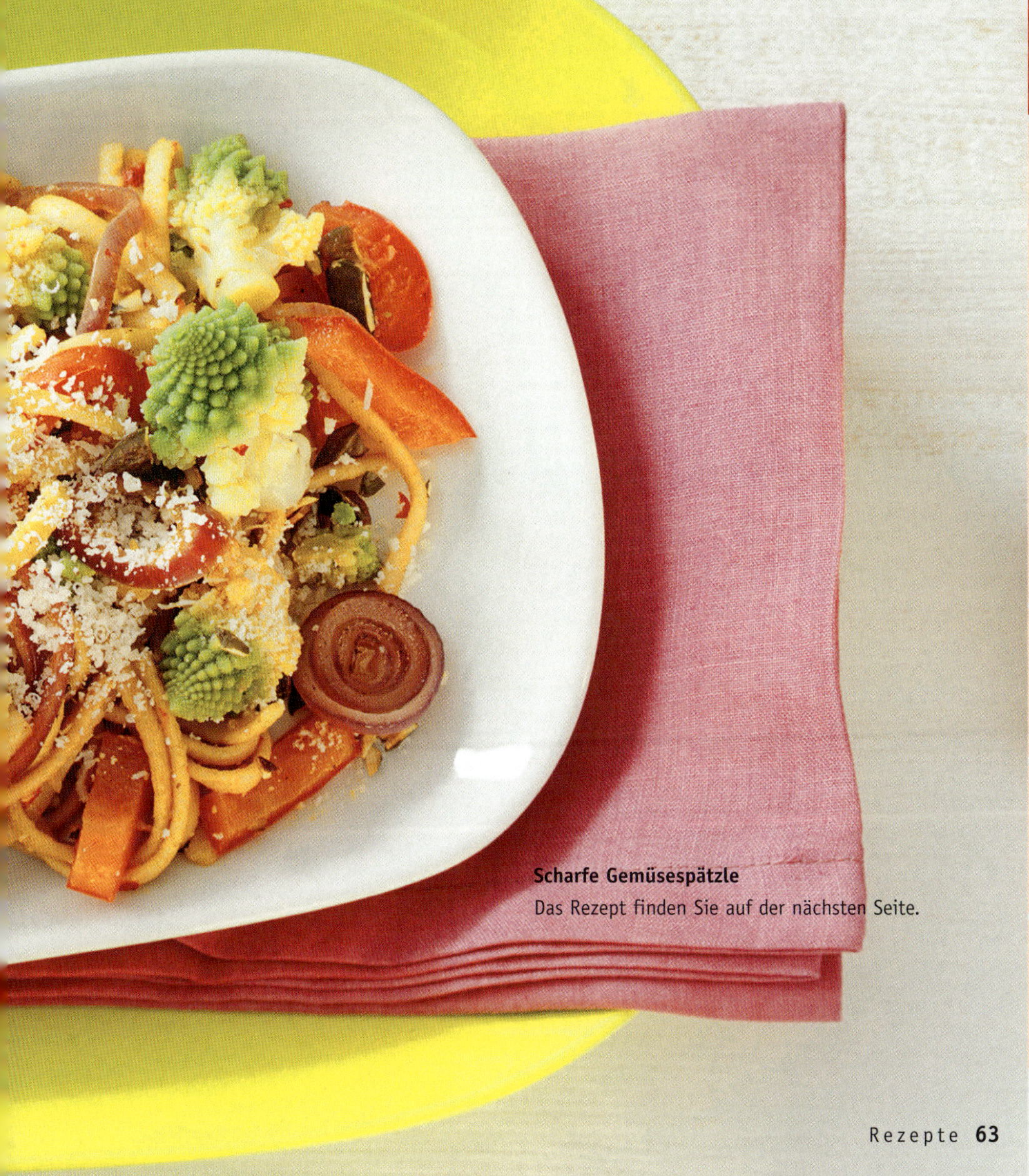

Scharfe Gemüsespätzle
Das Rezept finden Sie auf der nächsten Seite.

Scharfe Gemüsespätzle (Foto S. 62/63)

[1 Portion, ca. 400 kcal, 11 g Fett, ED 0,7]

Zutaten: *½ Chilischote, 1 Knoblauchzehe, 1–2 TL Kürbiskerne, 1 kleine rote Zwiebel, ½ rote Paprikaschote, 1 TL Olivenöl, 100 ml Gemüsebrühe, 2 TL Ajvar (Paprikapaste), 75 g Vollkornspätzle, Salz, 100 g Romanesco- oder Blumenkohlröschen, 1 EL geriebener Parmesankäse*

Chili (Küchenhandschuhe!) und Knoblauch fein hacken, mit grob gehackten Kürbiskernen, Zwiebelringen und Paprikastreifen in Öl andünsten. Brühe und Ajvar zugeben, das Gemüse etwa 3 Minuten offen garen. Nudeln nach Packungsanweisung in Salzwasser kochen. Kleine Kohlröschen die letzten 4–5 Minuten mitkochen. Abgießen, mit dem Paprikagemüse vermischen und pikant abschmecken. Mit Parmesankäse bestreuen.

Tipp: Restlichen Romanesco in Röschen teilen, blanchieren, kalt abspülen und portionsweise einfrieren.

Löffelmaße in Gramm

	EL	TL
Öl	12	4
Wasser, Milch, Sahne, Brühe	15	5
Quark, Frischkäse	20–25	10–15
Joghurt	15	10
Mehl, Speisestärke	10	3
Parmesankäse, gerieben	6–8	3–4
Zitronensaft	12	4
Ketchup, Chilisoße	15	5
Sojakerne, geröstet	6	2

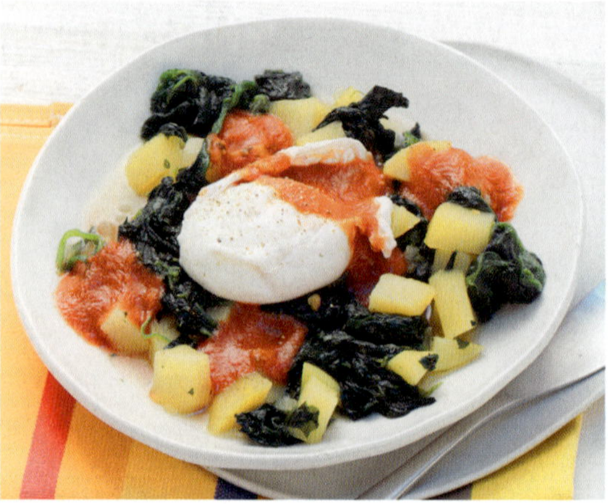

Pochiertes Ei mit Spinat

[1 Portion, ca. 415 kcal, 16 g Fett, ED 0,6]

Zutaten: *200 g Kartoffeln, 1 Zwiebel, 125 g TK-Blattspinat, 1 Knoblauchzehe, 200 ml Gemüsebrühe, 1 TL Olivenöl, 2 EL geriebener Parmesankäse, 2–3 EL Tomatenmark, 2 EL weißer Balsamessig, Salz, Pfeffer, Muskat, 1 Ei (Größe M)*

Kartoffeln und Zwiebel würfeln. Mit Spinat, zerdrücktem Knoblauch, Brühe und Öl etwa 10 Minuten bei kleiner Hitze zugedeckt garen. 100 ml Kochsud abgießen und mit Käse, Tomatenmark und 1 TL Essig in einem Topf erhitzen. Soße mit Salz und Pfeffer abschmecken. Gemüse mit Salz, Pfeffer und geriebenem Muskat abschmecken. ½ l Wasser und restlichen Essig aufkochen. Ei in einer Suppenkelle aufschlagen und ins Kochwasser gleiten lassen. Mit 2 Löffeln das Eiweiß um den Dotter ziehen. Nach 2–3 Minuten das Ei wenden und weitere 3 Minuten garen. Mit Spinatgemüse und Tomatensoße anrichten und mit etwas Pfeffer würzen.

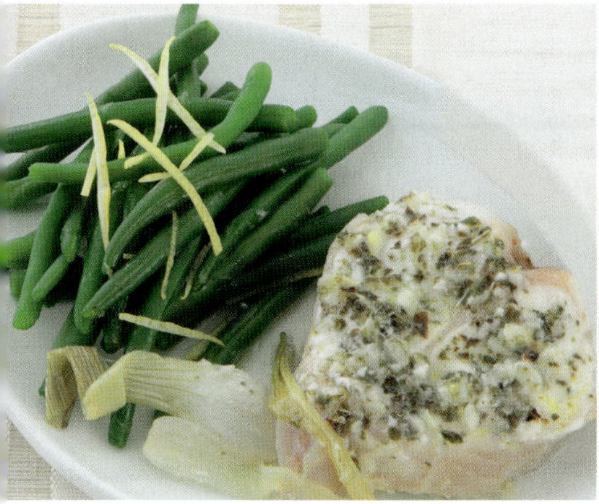

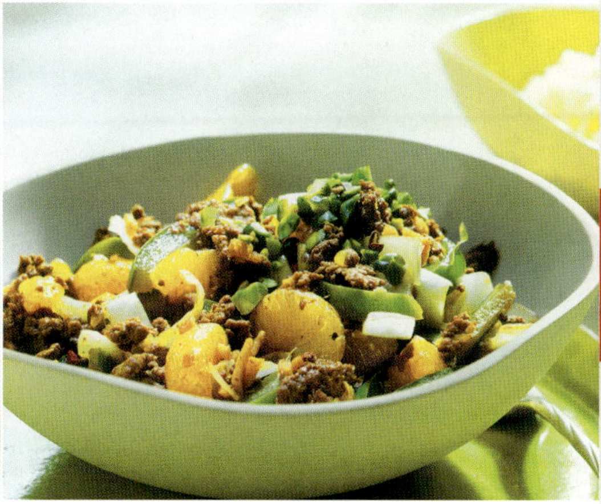

Steinbeißer mit Bohnen

[1 Portion, ca. 470 kcal, 15 g Fett, ED 0,9]

Zutaten: *1–2 Knoblauchzehen, 3 TL Olivenöl, ½ Bio-Zitrone, ½ TL gerebelter Oregano, 1 Steinbeißer-Karbonade à 170 g, 40 g Instant-Couscous, 150 g grüne Bohnen (frisch oder TK), Salz, 2 Lauchzwiebeln, Pfeffer*

Zerdrückten Knoblauch mit 1 TL Olivenöl, 1 EL Zitronensaft und Oregano verrühren und die Fischkarbonade damit bestreichen. Couscous mit 60 ml siedendem Wasser übergießen. Bohnen in Salzwasser bissfest garen. Fisch und halbierte Zwiebeln auf Alufolie legen und im Backofen unter dem vorgeheizten Grill oder in dem auf höchster Stufe vorgeheizten Backofen 6–8 Minuten grillen. Bohnen, feine Zitronenschalenstreifen und restliches Öl mischen und mit Couscous, Fisch und Zwiebeln anrichten. Kräftig pfeffern.

Tipp: Der Steinbeißer hat viele Namen, u. a. auch Katfisch oder Seewolf. In Frankreich heißt er Loup de Mer, in Italien Lupo di Mare.

China-Pfanne mit Ingwer

[1 Portion, ca. 255 kcal, 9 g Fett, ED 0,7]

Zutaten: *20 g Ingwerknolle, 1 Knoblauchzehe, ½ Paprikaschote, 1 Chicorée, 100 g Beefsteakhack (Tatar), ½ TL Szechuanpfeffer, 2 EL Sojasoße, 1 EL Zitronensaft, 1 TL Chinagewürz, 3–4 EL Mandarinen (Dose) oder ½ Banane (60 g), Salz, 1 TL gehackte Pistazien*

Ingwer und Knoblauch fein hacken. Paprika und Chicorée klein schneiden. Hackfleisch mit Ingwer und Knoblauch in Wok oder Pfanne krümelig braun braten. Eventuell etwas Wasser beim Pfannenrühren zufügen. Paprika, Pfeffer und 2 EL heißes Wasser zugeben, weitere 4 Minuten braten. Sojasoße, Zitronensaft und China-Gewürz verrühren. Zugeben und einmal kurz aufkochen. Mandarinen und Chicorée untermischen, mit Salz würzen und mit Pistazien bestreuen.

Dazu: 1 kleine Portion Parboiled-Reis

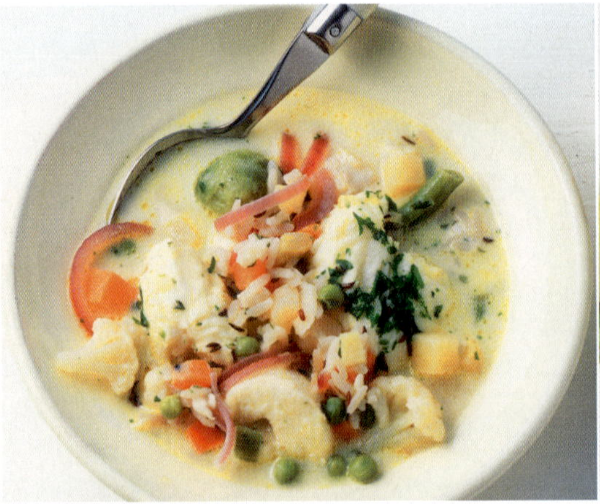

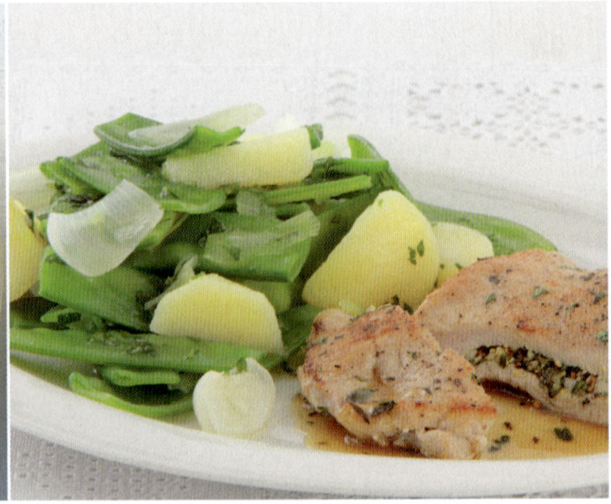

Fischers Gemüsesuppe

[2 Portionen, pro Port. ca. 380 kcal, 14 g Fett, ED 0,6]

Zutaten: *250 g festes Fischfilet (z. B. Lengfisch, Pangasius oder Zander), 2 Saftorangen, 20 g Ingwerknolle, 1 rote Zwiebel, 2 EL Parboiled-Reis, 1 ½ EL Rapsöl, 1 Paket TK-Suppengemüse (300 g), 400 ml Fischfond, 1 TL Kümmel, 3 EL »Cremefine zum Kochen« (15 % Fett), 1 EL TK-8-Kräuter, Salz, Pfeffer*

Fischfilet in große Würfel schneiden und mit Orangensaft beträufeln. Fein gehackten Ingwer, Zwiebelringe und Reis in Öl andünsten. Suppengemüse, Fischfond und Kümmel zugeben und alles 10–15 Minuten bei mittlerer Hitze zugedeckt kochen. Fisch mit Orangensaft und Cremefine zugeben und weitere 5 Minuten bei kleiner Hitze garen. Kräuter zufügen und mit Salz und Pfeffer abschmecken.

Gefülltes Schweinesteak

[1 Portion, ca. 460 kcal, 15 g Fett, ED 0,7]

Zutaten: *2 Knoblauchzehen, 4 Petersilienstängel, ⅛ TL Anissamen, 1 TL Senf, Pfeffer, 2 Schweinesteaks à 50 g, 2 Kartoffeln (100 g), 2 Lauchzwiebeln, 200 ml Hühnerbouillon, 150 g Zuckerschoten oder TK-Erbsen, Salz, Weizenmehl zum Bestäuben, 2 TL Olivenöl, 2–3 EL alkoholfreier Weißwein (Reformhaus)*

Knoblauch und Petersilie fein hacken. Mit Anis, Senf und Pfeffer verrühren. Anispaste auf ein Steak streichen, das andere drauflegen und mit 2 Holzspießen fixieren. Kartoffel- und Lauchzwiebelstücke in der Brühe in einem kleinen Topf aufkochen. Halbierte Zuckerschoten zugeben und bei mittlerer Hitze etwa 3–4 Minuten zugedeckt garen. Steaks etwas salzen, pfeffern, mit etwas Mehl bestäuben und in Olivenöl von beiden Seiten knapp 2 Minuten braten. Auf einen Teller geben. Bratensatz mit Weißwein loskochen und über das Steak träufeln. Gemüse dazu anrichten.

Ingwer-Seelachs-Spieße

[1 Portion, ca. 505 kcal, 10 g Fett, ED 0,8]

Zutaten:
20 g frische Ingwerknolle,
4 EL Traubensaft,
2 TL Zitronensaft,
2 EL Sojasoße,
1 EL Ahornsirup,
150 g Seelachsfilet,
120 g TK-Rosenkohl,
Öl für die Grillpfanne,
1 TL geröstetes Sesamöl

Ingwer fein hacken und mit Traubensaft, Zitronensaft, Sojasoße und Ahornsirup verrühren. Fischfilet in Würfel schneiden, auf 2 Holzspieße stecken und 10 Minuten in der Soße marinieren. Wasser in einem Dämpftopf aufkochen. Rosenkohl im Dämpfeinsatz zugeben, einmal aufkochen und 4–5 Minuten garen. Fischspieße abtropfen, Marinade aufheben. Heiße Grillpfanne dünn mit Öl einpinseln und die Spieße bei mittlerer Hitze pro Seite 2 Minuten grillen. Rosenkohl, restliche Marinade und Sesamöl vermischen und mit den Fischspießen anrichten.

Dazu: 125 g vorgegarter Reis

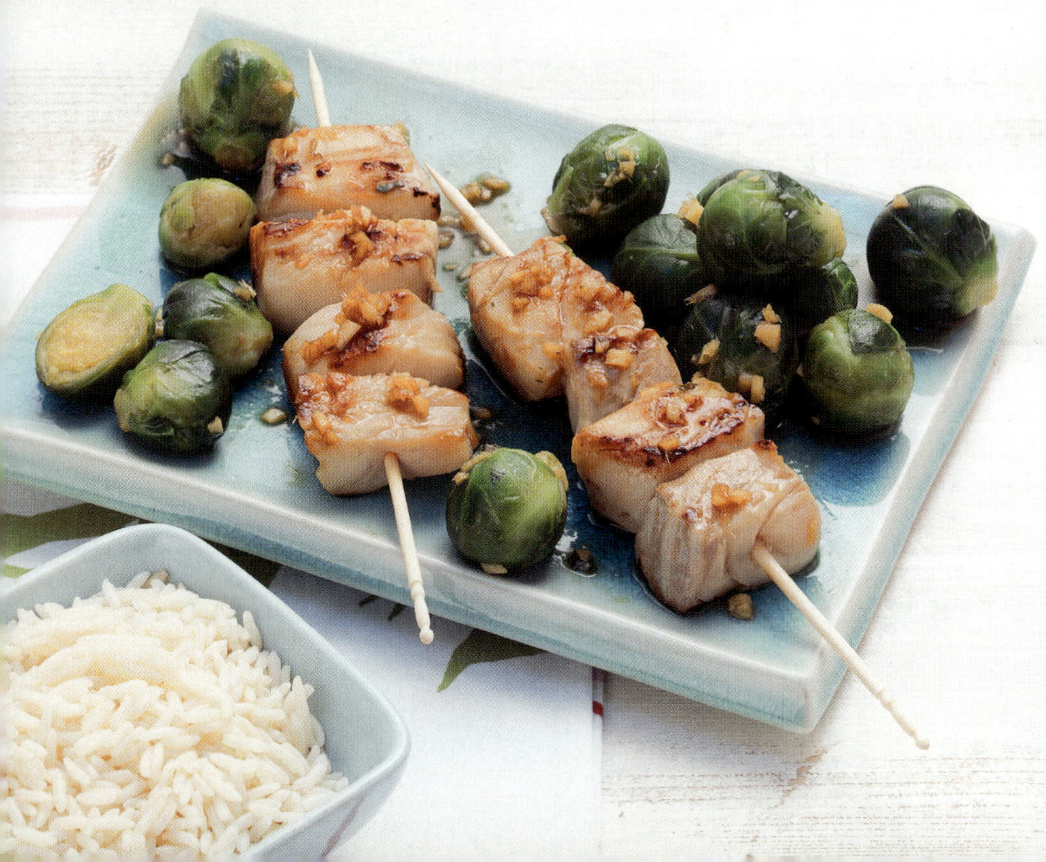

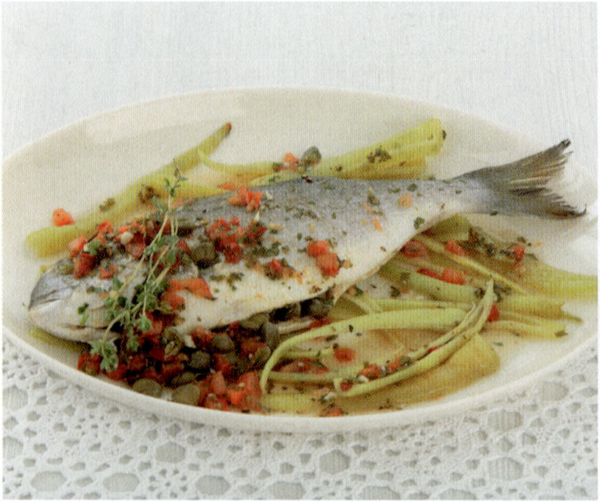

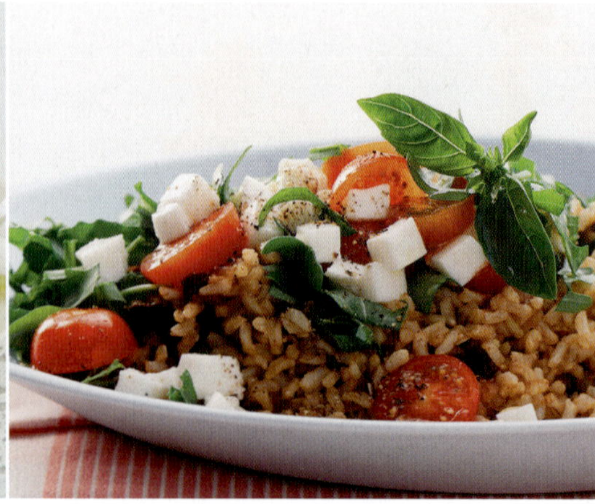

Dorade mit Kapern

[1 Portion, ca. 425 kcal, 15 g Fett, ED 0,6]

Zutaten: *Je 3–4 Petersilien- und Thymianstängel, 1 kleiner Rosmarinzweig, 150 g Tomaten, 2 Knoblauchzehen, ½ EL Olivenöl, 30 g Kapern, Meersalz, Pfeffer, 120 g Spitzpaprika, 1 küchenfertige Dorade à 250 g, ½ Zitrone, 100 ml alkoholfreier Weißwein (Reformhaus)*

Backofen auf 200 Grad, Umluft 180 Grad, Gas Stufe 4 vorheizen. Kräuter, Tomaten und Knoblauch fein hacken. Olivenöl und Kapern unterrühren, mit Salz und Pfeffer würzen. Paprika längs in Streifen schneiden. Fisch abspülen, trocken tupfen und innen etwas salzen und säuern. Paprika, Weißwein und Fisch in eine ofenfeste Form geben. Fisch mit Tomaten-Kapern-Soße bestreichen und im Backofen etwa 30–40 Minuten garen.
Dazu: 2 kleine Salzkartoffeln
Tipp: Orata ist der italienische Name für die Gold- oder Meerbrasse. Bei uns ist der Fisch unter dem französischen Namen Dorade bekannt.

Italienische Reispfanne

[1 Portion, ca. 325 kcal, ca. 11 g Fett, ED 0,7]

Zutaten: *1 Zwiebel, 1 Knoblauchzehe, 3 getrocknete Tomaten, 2–3 EL Mineralwasser, 2 TL Sojasoße, 1 Paket vorgegarter Naturreis (125 g), Salz, Pfeffer, 60 g Cocktailtomaten, ½ Bund Rauke, etwas Basilikum, 50 g fettreduzierter Mozzarella-Käse (9 g Fett), 1 TL Olivenöl, ½ Limette*

Zwiebel, Knoblauch und getrocknete Tomaten fein hacken. Mit Mineralwasser und Sojasoße in einer heißen beschichteten Pfanne kurz anbraten. Reis zugeben und unter Rühren knusprig braten. Mit Salz und Pfeffer abschmecken. Mit halbierten Cocktailtomaten, gehackter Rauke, Basilikumstreifen und Käsewürfeln anrichten. Reis mit Öl und Limettensaft beträufeln.
Tipp: Natur- oder Vollkornreis enthält noch alle Vitamine und Mineralstoffe sowie den fett- und eiweißreichen Keimling. Alternativ für Fertigreis: Für 120 g gekochten Reis braucht man 40 g rohen Reis.

Rumpsteak mit Spinat

[1 Portion, ca. 435 kcal, 16 g Fett, ED 0,7]

Zutaten:
200 g Tomaten, 1 Knoblauchzehe, 1 Zwiebel, 2 EL Balsamessig, 2 EL Tomatenketchup, 1–2 TL Sardellenpaste, Pfeffer, 2 TL Olivenöl, 1 Rumpsteak ohne Fettrand (150 g), Meersalz, Pfeffer, 30 g Kapernäpfel, 50 g Spinatblätter oder Blattsalat

Tomaten vierteln oder achteln und aushöhlen. Tomatenkerne, Knoblauch und Zwiebel fein hacken und mit Essig, Ketchup, Sardellenpaste und Pfeffer verrühren. Olivenöl in einer kleinen Pfanne erhitzen. Steak salzen, pfeffern und von beiden Seiten jeweils 2 Minuten braten. Herausnehmen und warm stellen. Vorbereitete Tomatensoße und 2–3 EL Wasser in die Pfanne geben und etwa 2 Minuten zugedeckt erhitzen. Tomatenstücke zufügen. Fleischstreifen, Soße und Kapernäpfel auf den Spinatblättern anrichten.

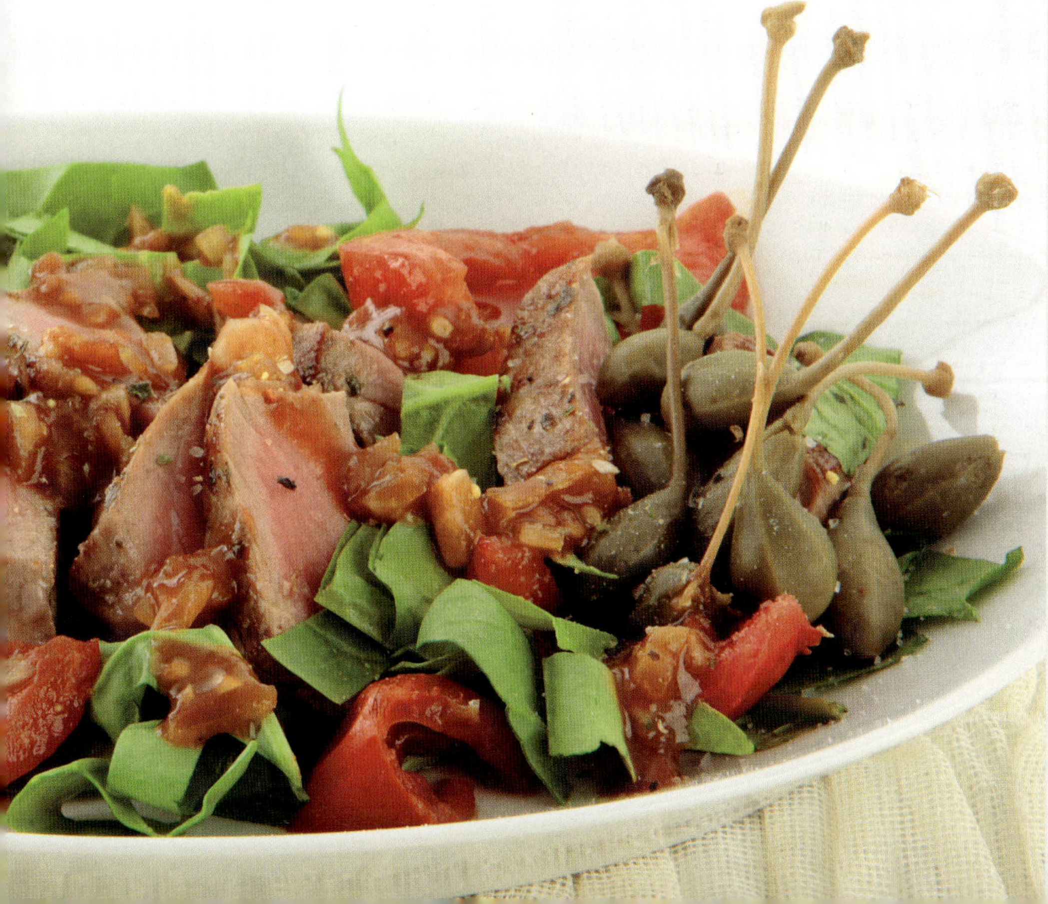

Hähnchen in Dampf (ohne Foto)

[1 Portion, ca. 415 kcal, 11 g Fett, ED 0,6]

Zutaten: *2 TL Sojasoße, 1 TL Ahornsirup, Salz, Pfeffer, 150 g Hähnchenbrustfilet ohne Haut, 2 rote Zwiebeln, ¼ l Hühnerfond oder Brühe, ½ EL Olivenöl, 3–4 Thymianstängel, 60 g vorgegarte Weizenkörner (Ebly), 125 g TK-Blattspinat, etwas Zitronensaft*

Sojasoße, Ahornsirup, Salz und Pfeffer verrühren und das Hähnchenfleisch damit bestreichen. Zwiebelringe, Hühnerfond, Öl und Thymianblättchen im Dämpftopf aufkochen. Hähnchenfilet, Weizen und Spinat in den Dämpfeinsatz geben und über dem Zwiebelsud zugedeckt 8–10 Minuten garen. Zwiebelsoße etwas salzen. Weizen und Spinat mit Gewürzen und Zitronensaft vermischen und abschmecken. Hähnchen mit Zwiebelsoße, Spinat und Weizen anrichten.

Tagliatelle mit Basilikum (ohne Foto)

[1 Portion, ca. 365 kcal, 9 g Fett, ED 0,5]

Zutaten: *80 g Hartweizen-Tagliatelle (dünne Bandnudeln), Salz, 1 Zwiebel, 200 ml Hühnerbrühe, 80 g TK-Erbsen, 50 g Champignons, 3 EL Kaffeesahne (4 % Fett), weißer Pfeffer, 50 g Eismeer-Garnelen, 3 TL geriebener Parmesankäse, ½ Bund Basilikum*

Nudeln nach Packungsanweisung in Salzwasser kochen. Fein gewürfelte Zwiebel in Brühe in einer Pfanne zugedeckt 2 Minuten garen. Erbsen und klein geschnittene Pilze zugeben und zugedeckt 3 Minuten kochen. Kaffeesahne zufügen und etwa 2–3 Minuten offen einkochen lassen. Die Soße mit Pfeffer würzen. Nudeln, Garnelen, Gemüsesoße, Parmesan und Basilikumstreifen vermischen und anrichten.

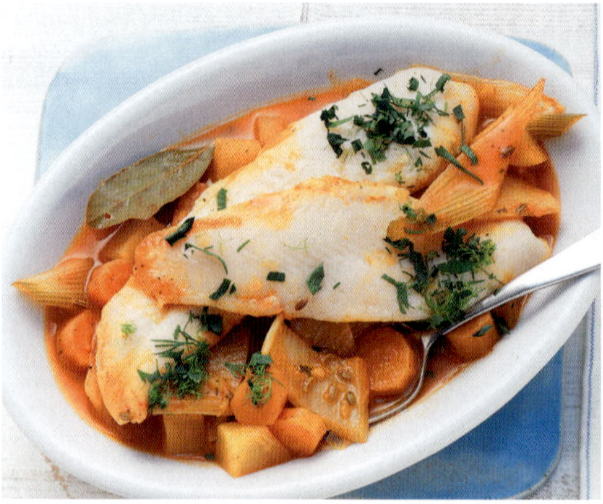

Wels auf Fenchel

[1 Portion, ca. 465 kcal, 15 g Fett, ED 0,6]

Zutaten: *1 Fenchelknolle (100 g), 1 Möhre, 1 Kartoffel (100 g), ¼ l Möhrensaft, 1 TL Honig, ½ TL Fenchelsamen, 1–2 Lorbeerblätter, grober Pfeffer, 120 g Pangasiusfilet (vietnamesischer Wels), Salz, 1 Saftorange, 2 TL Naturjoghurt (0,1 % Fett), 1–2 TL Sherryessig, 1 EL gehackte Kräuter*

Fenchel putzen, Möhre und Kartoffel schälen und alles in gleich große Stücke schneiden. Möhrensaft, Honig und Gewürze aufkochen. Gemüse zugeben und 15 Minuten zugedeckt garen. Fisch salzen und mit Orangensaft beträufeln. Fisch und Saft zum Gemüse geben und weitere 4–5 Minuten garen. Fisch herausnehmen. Joghurt unter das Gemüse rühren und mit Salz, Pfeffer und Sherryessig abschmecken. Fischfilet mit Kräutern bestreuen und dazu anrichten.

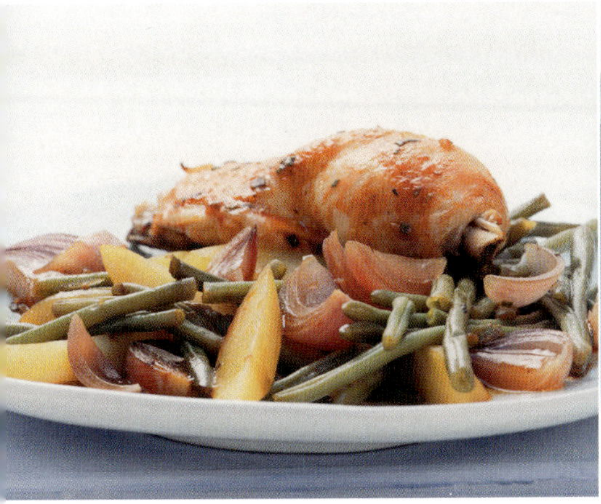

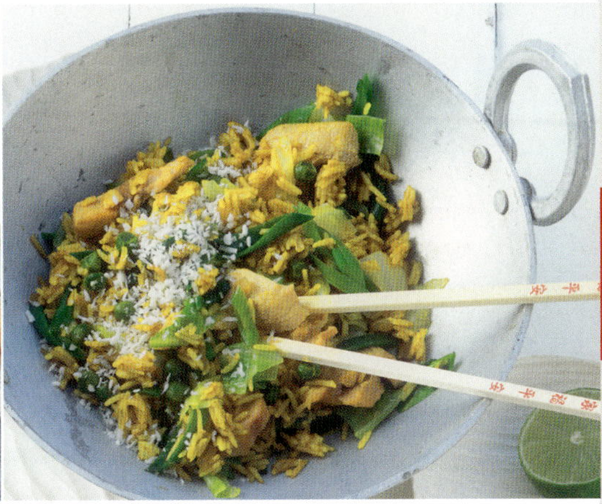

Mittags

Barbecue-Chicken

[1 Portion, ca. 485 kcal, 7 g Fett, ED 1,0]

Zutaten: *1 TL weißer Balsamessig, 1–2 TL flüssiger Honig, 2 EL Tomatenketchup oder Steaksoße, ¼ TL gehackter Rosmarin, grober Pfeffer, 1 Hähnchenschenkel (220 g), Salz, 2 rote Zwiebeln, 2 Kartoffeln (100 g), 100 g TK-Grüne Bohnen*

Essig, Honig, Tomatenketchup, Rosmarin und Pfeffer verrühren. Hähnchenschenkel abspülen, trocken tupfen, salzen und mit der Marinade bestreichen. Zwiebeln abziehen, Kartoffeln schälen. Beides vierteln oder achteln.
Zuerst TK-Bohnen, Kartoffeln und Zwiebeln, dann die Hähnchenschenkel in einen Bratbeutel geben. 2–3 EL Wasser zugießen. Bratbeutel verschließen, einschneiden und im vorgeheizten Backofen bei 180 Grad, Umluft 160 Grad, Gas Stufe 3 etwa 25–30 Minuten braten.

Reis-Hähnchen-Pfanne

[1 Portion, ca. 495 kcal, 14 g Fett, ED 0,8]

Zutaten: *1 Knoblauchzehe, 1 Zwiebel, 150 ml Gemüsebrühe, 2 EL Sojasoße, 100 g Puten- oder Hähnchenbrustfilet, 2 EL TK-Erbsen, 50 g Porree, 100 g Spitz- oder Wirsingkohl, 2 TL Rapsöl, 1 Paket vorgegarter Basmati-Reis (125 g), 1 TL mildes Currypulver, Salz, Cayennepfeffer, ½ Limette, evtl. ¼ TL Kokosflocken*

Knoblauch und Zwiebel fein hacken. Mit Brühe und Sojasoße aufkochen. Fleischwürfel und Erbsen zugeben und 6 Minuten bei kleiner Hitze zugedeckt garen. Porreeringe und Kohlstreifen in Öl unter Rühren andünsten. Reis und Curry unter das Gemüse rühren. Fleisch und Soße zufügen, mit Salz, Pfeffer und Limettensaft abschmecken und eventuell mit Kokosflocken bestreuen.

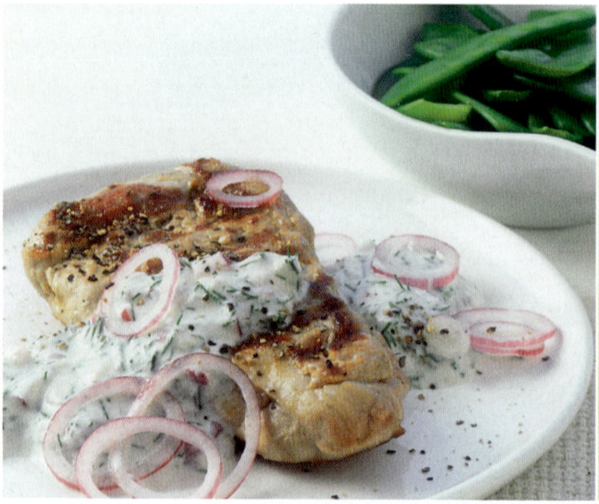

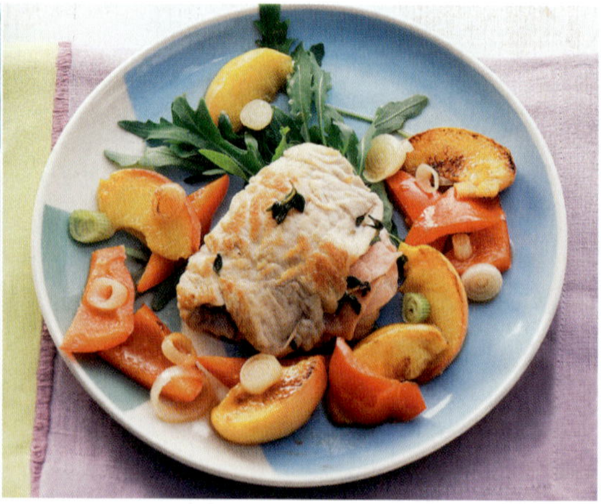

Schweinefilet mit Zuckerschoten

[1 Portion, ca. 410 kcal, 12 g Fett, ED 0,9]

Zutaten: *4 EL Naturjoghurt (1,5 % Fett), 2 TL Meerrettich (Glas), ein paar Dillstängel, Salz, grober Pfeffer, 1 Prise Zucker, 1 rote Zwiebel, 75 g Zuckerschoten oder TK-Erbsen, 2 Pellkartoffeln (100 g), 2 TL Sesam- oder Olivenöl, 150 g Schweinefilet*

Joghurt, Meerrettich und gehackten Dill verrühren und mit Salz, Pfeffer und Zucker abschmecken. Kalt stellen. Zwiebel in feine Ringe schneiden. Zuckerschoten in siedendem Salzwasser 1–2 Minuten garen. Kalt abspülen. Kartoffeln pellen und halbieren. Eine heiße Grillpfanne einfetten. Schweinefilet salzen, pfeffern und mit Kartoffelhälften von jeder Seite etwa 2 Minuten braten. Mit Zuckerschoten, Dill-Joghurt und Zwiebelringen anrichten.
Tipp: Zwiebel in dicken Ringen mitbraten und eventuell mit 2 EL Wasser weich dünsten.

Putenfilet Melba

[1 Portion, ca. 420 kcal, 10 g Fett, ED 0,8]

Zutaten: *100 g Putensteak, Salz, Pfeffer, 1 TL Senf, 30 g Grill- oder Farmerschinken, einige Thymianblättchen, 1 frischer Pfirsich oder ½ Mango, ½ rote Paprikaschote, 2 Lauchzwiebeln, ½ EL Olivenöl, 2 EL Brühe oder Wasser, 1 Saftorange, ½ Bund Rauke*

Putensteak flach klopfen. Salzen, pfeffern und mit Senf bestreichen. Mit Schinken und Thymian belegen, zusammenklappen und mit einem Holzspieß verschließen. Den Pfirsich halbieren, entsteinen und in Stücke schneiden. Paprika und Lauchzwiebeln klein schneiden. Das Fleisch in Öl auf einer Seite anbraten. Wenden, Pfirsichstücke, Gemüse und Brühe zugeben und zugedeckt 2–3 Minuten weitergaren. Mit Orangensaft beträufeln und auf der Rauke anrichten.
Dazu: 1 Portion gekochte Kritharaki (Reisnudeln; 30 g Rohgewicht)

Lammragout mit Dill

[1 Portion, ca. 450 kcal, 14 g Fett, ED 0,6]

Zutaten:
150 g Lammrückenfilet, Meersalz, Edelsüß- und Rosenpaprika, Kumin, ½ Bio-Zitrone, 1 Zwiebel, 2–3 Möhren (200 g), ½ EL Olivenöl, ¼ l klare Hühnerbouillon, 1 TL Tomatenmark, 30 g Kritharaki (Reisnudeln oder Gabelspaghetti), 2–3 EL gehackter Dill, 60 g Cocktailtomaten

Fleisch in grobe Würfel schneiden. In eine Marinade aus Meersalz, Gewürzen, abgeriebener Zitronenschale und -saft legen. Dicke Zwiebel- und Möhrenscheiben in Olivenöl andünsten. Heiße Bouillon, Tomatenmark, Nudeln, Fleischwürfel und Marinade zugeben und 10–15 Minuten zugedeckt garen. Dill hacken. Die Hälfte Dill und Tomaten zufügen und weitere 3–5 Minuten garen. Mit restlichem Dill bestreuen und eventuell mit Meersalz abschmecken.

Dazu: 2 EL Naturjoghurt (0,1 % Fett)

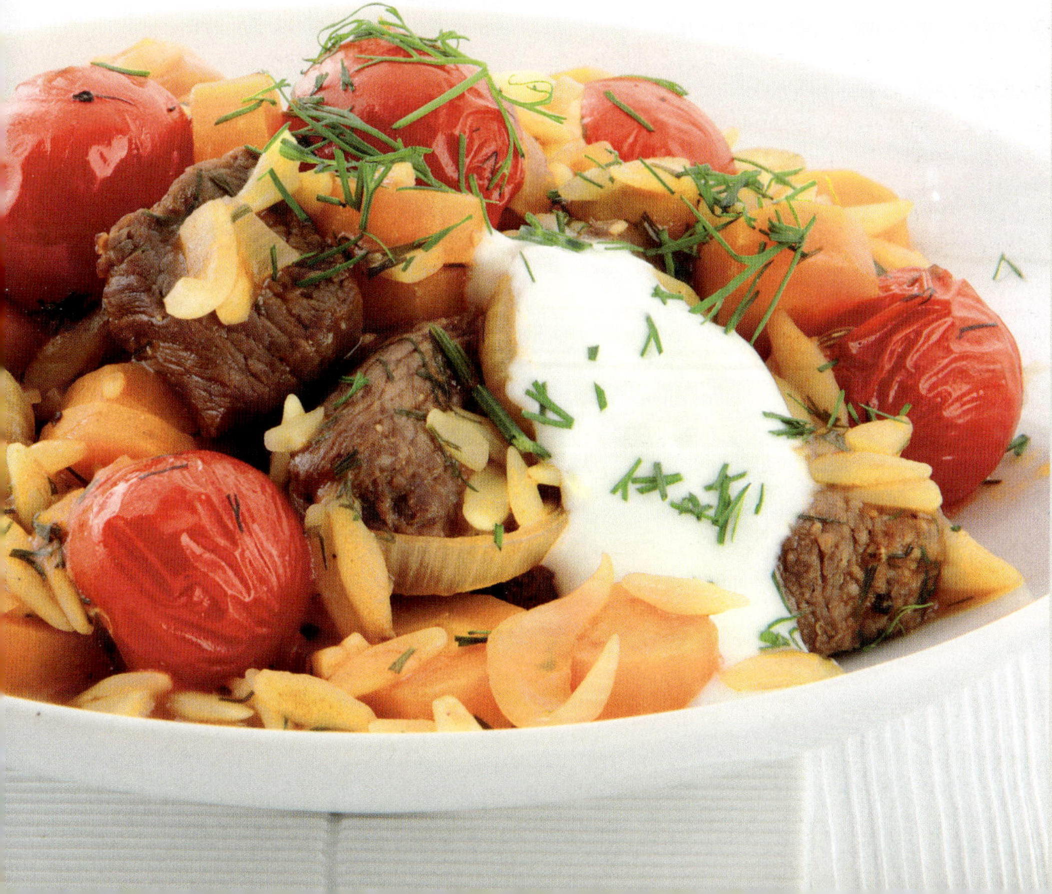

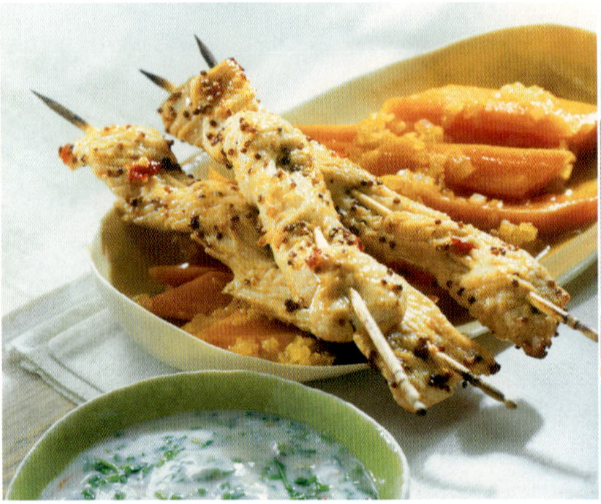

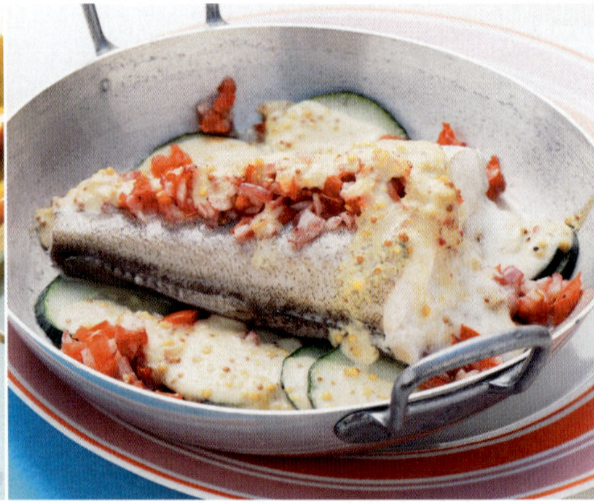

Putensaté mit Möhren

[1 Portion, ca. 365 kcal, 7 g Fett, ED 0,6]

Zutaten: *150 g Putenbrustfilet, 3 EL süß-scharfe Chilisoße, 1 TL körniger Senf, 1 TL Rapsöl, 4 EL Naturjoghurt (0,1 % Fett), ½ Bund Schnittlauch, Salz, ½ Zitrone, 250 g Möhren, 1 Zwiebel, 100 ml Möhrensaft, 1 Prise Zucker*

Putenfleisch längs in breite Streifen schneiden. Mit 1 EL Chilisoße, Senf und Öl verrühren. Restliche Chilisoße, Joghurt und Schnittlauchröllchen verrühren, mit Salz und Zitronensaft abschmecken. Möhren klein schneiden. Zwiebelwürfel, Saft, Zucker und 1 Prise Salz aufkochen. Möhren zugeben, zugedeckt 10 Minuten dünsten. Fleischstreifen wellenförmig auf lange Holzspieße stecken. Unter dem vorgeheizten Grill auf Alufolie von jeder Seite 2–3 Minuten grillen. Spieße mit Möhren und Schnittlauch-Joghurt anrichten.
Dazu: 50 g vorgegarte Weizenkörner

Schellfisch mit Senfsoße

[1 Portion, ca. 460 kcal, 14 g Fett, ED 0,7]

Zutaten: *100 g Salatgurke, Fett für die Form, 1 Schwanzstück vom Schellfisch (ca. 200 g), ½ Zitrone, Salz, 1 Tomate, 1 rote Zwiebel, 4 EL »Cremefine zum Kochen« (15 % Fett), 2 TL scharfer Senf, 1 EL körniger Senf, weißer Pfeffer, Zucker*

Salatgurke entkernen, in Scheiben schneiden und in eine gefettete ofenfeste Form geben. Fisch abspülen, trocken tupfen und darauf legen. An der Hautoberseite bis zur Gräte einschneiden. Haut etwas zurückklappen. Fisch mit Zitronensaft beträufeln und salzen. Tomate und Zwiebel fein hacken. Cremefine, beide Senfsorten und 2–3 EL Wasser verrühren und mit Salz, Pfeffer und 1 Prise Zucker abschmecken. Tomate, Zwiebel und Senfsoße auf den Fisch geben. Im vorgeheizten Backofen bei 200 Grad, Umluft 180 Grad, Gas Stufe 4 etwa 25 Minuten garen.
Dazu: 150 g Pellkartoffeln

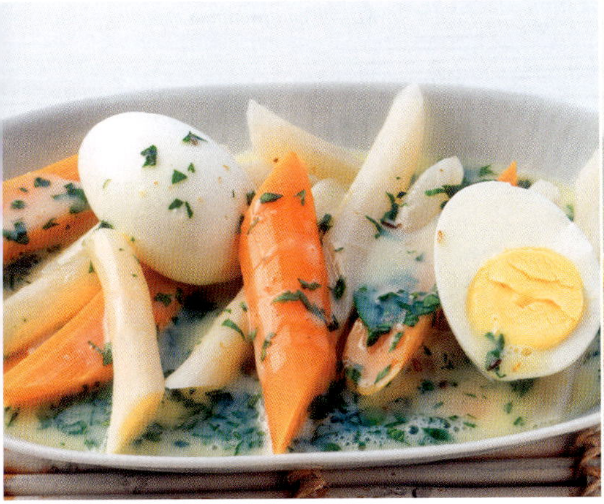

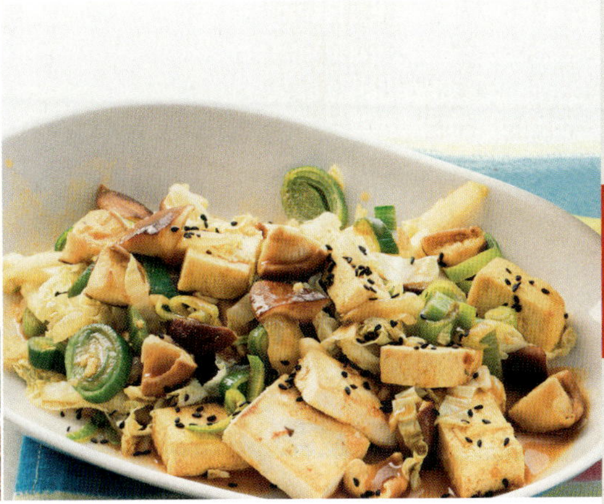

Wurzel-Eier-Ragout

[1 Portion, ca. 345 kcal, 14 g Fett, ED 0,5]

Zutaten: *1 Ei (Größe M), 350 g Schwarzwurzeln, Salz, 1–2 TL Zitronensaft, 1 Möhre (150 g), 150 g Kochkäse (1,5 % Fett), 2 EL »Cremefine zum Kochen« (15 % Fett), 1–2 EL fein gehackte Kräuter (frisch oder TK), Salz, weißer Pfeffer, Muskat*

Ei hart kochen. Schwarzwurzeln unter fließend kaltem Wasser schälen, in Stücke schneiden und sofort in schwach gesalzenes Zitronenwasser legen (mit Küchenhandschuhen arbeiten). Schwarzwurzeln aufkochen und 10 Minuten zugedeckt garen. Möhre in lange Stücke schneiden, zugeben und weitere 10 Minuten garen. 1 Tasse Gemüsesud in einen zweiten Topf gießen und mit Kochkäse, Cremefine und Kräutern bei mittlerer Hitze verrühren. Nicht kochen! Soße mit Salz, Pfeffer und frisch geriebener Muskatnuss abschmecken. Gemüse zugeben und mit dem halbierten Ei anrichten.

Tofu mit Chinakohl

[1 Portion, ca. 390 kcal, 12 g Fett, ED 0,7]

Zutaten: *5 EL Gemüsebrühe, 2 EL Teriyaki-Soße, 2 EL Tomatenketchup, 1 TL Currypulver, 100 g Tofu, 50 g Shiitake-Pilze, 50 g Porree, 1 Knoblauchzehe, 15 g Ingwerknolle, 1 TL Rapsöl, 4–5 Chinakohlblätter*

Brühe, Teriyaki, Ketchup und Curry verrühren. Tofu in 1 cm große Würfel schneiden und mit der Marinade begießen. Pilzstiele abschneiden (sie werden zäh beim Garen). Pilze und Porree klein schneiden. Knoblauch und Ingwer fein hacken und in Öl im heißen Wok andünsten. Pilze, Porree und 2 EL heißes Wasser zugeben und unter Rühren etwa 3 Minuten braten. Tofu mit Marinade zugeben, einmal kurz aufkochen. Kohlstreifen unterheben und sofort anrichten.

Dazu: 100 g vorgegarte Weizenkörner

Tipp: Tofu kann bis zu 6 Monaten eingefroren werden. Beim Tiefkühlen verändert sich seine Konsistenz: Nach dem Auftauen ist Tofu großporiger und fester und nimmt Marinaden besonders gut auf.

Kräutercrêpes mit Tomaten

[1 Portion, ca. 370 kcal, 14 g Fett, ED 0,9]

Zutaten:
5 EL Magerquark,
7 EL Mineralwasser, Salz,
1 Ei (Größe M),
30 g Weizenmehl
(Typ 1050), 75 g körniger
Frischkäse (0,8 % Fett),
1 TL Kürbiskerne,
Kräutersalz, Pfeffer,
Öl zum Braten,
½ Beet Kresse,
6–8 Cocktailtomaten

2 EL Quark, Mineralwasser, Salz und Ei verquirlen. Mehl unterrühren und 10 Minuten stehen lassen. Restlichen Quark, Frischkäse und gehackte Kerne verrühren und mit Gewürzen abschmecken.
Eine beschichtete Pfanne mit Öl aussprühen (Öl-Pumpsprayer) oder dünn mit Öl einpinseln und aus dem Teig nacheinander 2 Pfannkuchen backen. Mit Käsecreme bestreichen, mit Kresse bestreuen und aufrollen. Cocktailtomaten im Ganzen in der Pfanne kurz anbraten und dazu anrichten.

Tipp: Den Pumpsprayer mit einer 1:7-Mischung aus Öl und Wasser füllen. Eignet sich besonders gut für beschichtete Pfannen und Formen.

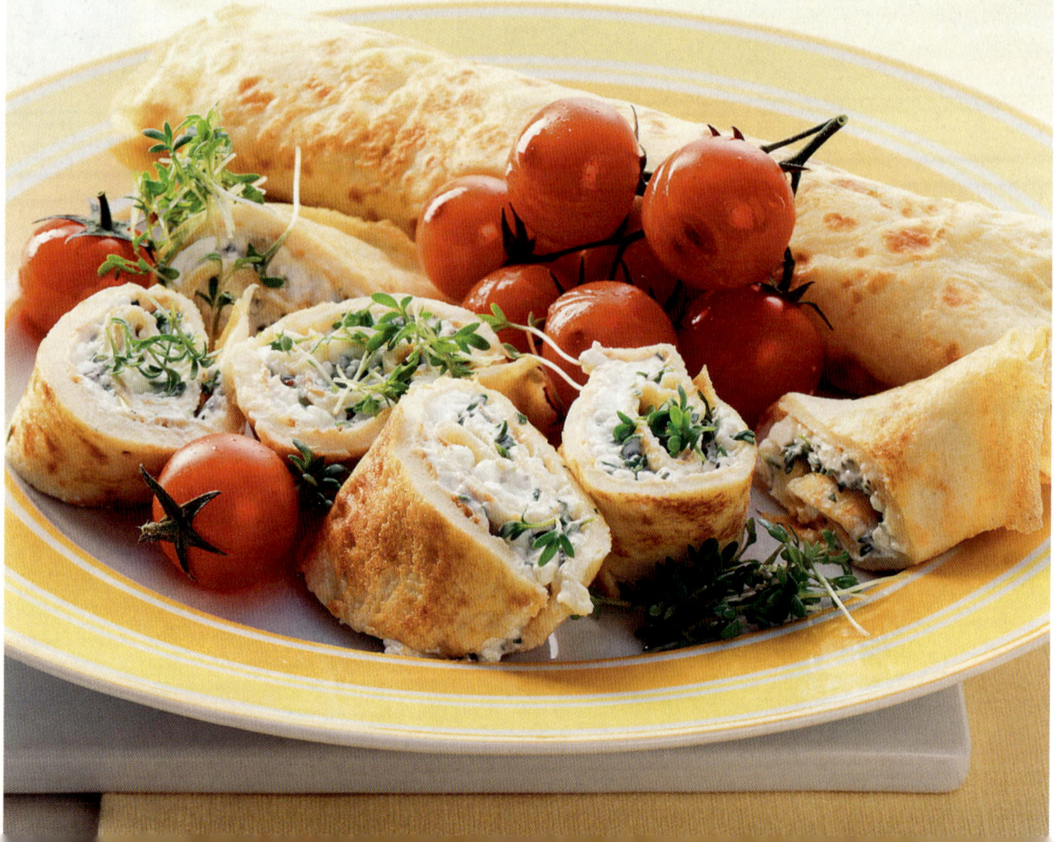

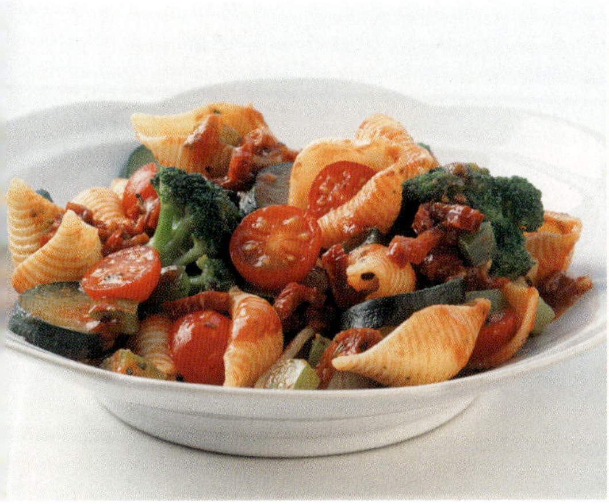

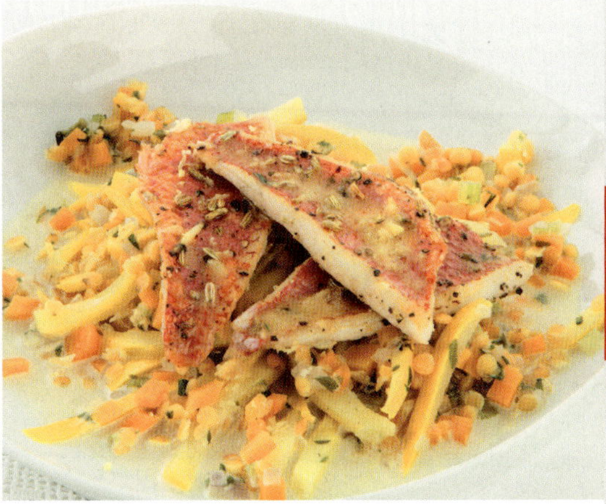

Mittags

Pasta Pesto Rosso

[1 Portion, ca. 445 kcal, 18 g Fett, ED 0,6]

Zutaten: *25 g getrocknete Tomaten, ½ Paprikaschote, 1 Zucchini (120 g), 50 g Hartweizen-Muschelnudeln (Conchigliette), Salz, 100 g TK-Brokkoli, 1–2 Knoblauchzehen, 4 TL Olivenöl, 1 EL Tomatenmark, Rosmarin, Cayennepfeffer, ½ TL Zucker, Pfeffer, 50 g Cocktailtomaten*

Getrocknete Tomaten in feine Streifen, Paprika in Stücke, Zucchini in dicke Scheiben schneiden. Nudeln in siedendem Salzwasser 4 Minuten garen. Paprika, Zucchini und Brokkoli zugeben und weitere 4 Minuten garen. In einem kleinen Topf getrocknete Tomaten, zerdrückten Knoblauch, 100 ml Nudelwasser, Öl, Tomatenmark und Gewürze 5–8 Minuten bei mittlerer Hitze zugedeckt garen. Mit Salz und Pfeffer würzen und mit Nudeln, Gemüse und Tomatenhälften mischen.
Tipp: Dieses Gericht gibt es auch als TK-Produkt »Frosta Pasta Pesto Rosso«.

Rotbarbe mit Zitronenöl

[1 Portion, ca. 500 kcal, 14 g Fett, ED 0,9]

Zutaten: *1 rote Zwiebel, 1 Möhre, 1 Selleriestange, 3 TL Olivenöl, 60 g rote Linsen, 150 ml Gemüsebrühe, 1 TL Akazienhonig, 3–4 Thymianstängel, 1 kleine gelbe Zucchini, Salz, Pfeffer, 100 g Rotbarbenfilets (frisch oder TK), ½ TL Fenchelsamen, ½ Zitrone*

Zwiebel-, Möhren- und Selleriewürfel in 1 TL Olivenöl kurz andünsten. Linsen, Brühe, Honig und Thymianblättchen zugeben, aufkochen und bei kleiner Hitze 6 Minuten garen. Zucchinistreifen zugeben und weitere 2–4 Minuten garen. Mit Salz und Pfeffer abschmecken. Topf von der Kochplatte nehmen und zugedeckt stehen lassen. Fischfilets salzen, pfeffern und mit grob gehackten Fenchelsamen in restlichem Olivenöl auf der Hautseite 3–4 Minuten bei mittlerer Hitze garen. Herausnehmen und auf dem Linsengemüse anrichten. 1–2 EL Zitronensaft und abgeriebene Zitronenschale mit dem Bratensatz verrühren und über den Fisch träufeln.

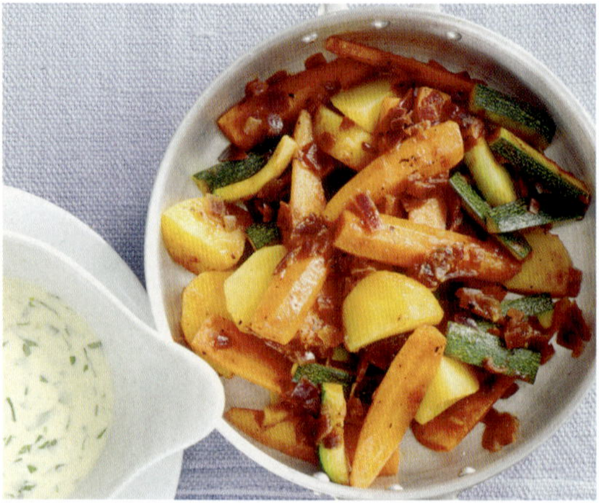

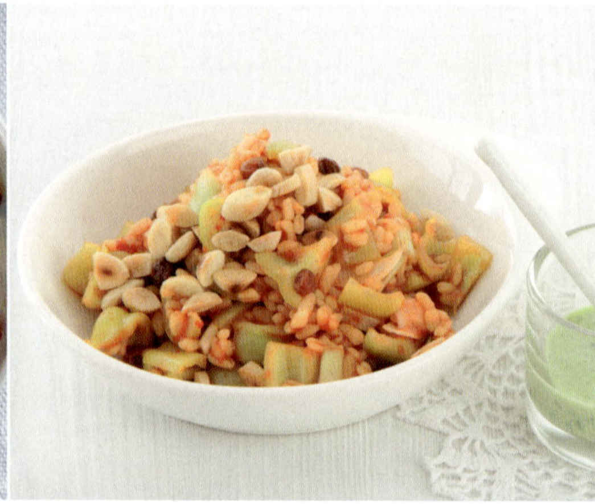

Kartoffelpfanne mit Senfsoße

[1 Portion, ca. 335 kcal, 9 g Fett, ED 0,6]

Zutaten: *250 g Pellkartoffeln, 1 rote Zwiebel, 100 g Möhren, 50 g Zucchini, 2 TL Öl, 3–4 EL Tomaten- oder Gemüsesaft, 100 ml Gemüsebrühe, 2–3 EL Magerquark, 1–2 TL Senf, ½ Bund Schnittlauch, Salz, Pfeffer, ½ Zitrone*

Kartoffeln pellen und halbieren. Zwiebel grob hacken. Möhre und Zucchini in Stücke schneiden. Zwiebeln und Gemüse in Öl von allen Seiten anbraten. Tomatensaft und 2 EL Brühe zugeben und offen 5 Minuten garen. Eventuell noch etwas Tomatensaft zugießen. Kartoffeln untermischen und erhitzen. Für die Senfsoße restliche Brühe aufkochen, vom Herd nehmen, Quark und Senf zugeben und cremig rühren. Schnittlauchröllchen unterheben und die Soße mit Salz, Pfeffer und Zitronensaft abschmecken. Gemüse mit Senfsoße anrichten.

Tipp: Die Senfsoße schmeckt auch gut mit Dill, Thymian, Estragon oder Basilikum (auch TK) statt Schnittlauch.

Weizen-Paprika-Pilaw

[1 Portion, ca. 410 kcal, 17 g Fett, ED 1,1]

Zutaten: *2 Lauchzwiebeln, 120 g Spitzpaprika, ¼ l Gemüsebrühe, ½ TL Ras el Hanout oder andere orientalische Gewürzmischung, 2 EL Ajvar (Paprikapaste), 60 g vorgegarte Weizenkörner (Ebly), 1 EL Rosinen, Salz, 2 EL geschälte Mandelkerne, 2 TL Olivenöl, Cayennepfeffer, 3 EL Naturjoghurt (0,1 % Fett), 1 TL flüssiger Honig, ½ Bund Basilikum*

Das Weiße und das Grüne der Lauchzwiebeln getrennt klein schneiden, Paprika in Streifen schneiden. Brühe, Ras el Hanout und Ajvar aufkochen. Weizenkörner zugeben und ca. 5 Minuten zugedeckt garen. Paprika, weiße Lauchzwiebelstücke und Rosinen zugeben und weitere 5 Minuten garen. Pilaw mit Salz abschmecken. Grob gehackte Mandeln in Olivenöl goldgelb anrösten, mit Cayennepfeffer bestäuben und über den Pilaw streuen. Joghurt, Honig, restliches Zwiebelgrün und Basilikum pürieren und zum Pilaw anrichten.

Seelachs-Spinat-Gratin

[1 Portion, ca. 405 kcal, 14 g Fett, ED 0,7]

Zutaten:
125 g TK-Blattspinat,
150 g Pellkartoffeln,
4 EL »Cremefine zum Kochen«
(15 % Fett), Salz, Pfeffer, Muskat,
1 Knoblauchzehe, 1 Zwiebel,
150 g Seelachsfilet, ½ Zitrone,
50 g Cocktailtomaten,
Rapsöl für die Form,
2 TL frisch geriebener Parmesankäse,
½ TL Semmelbrösel

Spinat auftauen. Kartoffeln pellen und zerdrücken. Mit 2 EL Cremefine, Salz, Pfeffer und etwas frisch geriebener Muskatnuss verkneten und zu einer Rolle formen. Knoblauch und Zwiebel hacken, mit Spinat und restlicher Cremefine verrühren, salzen und pfeffern. Fisch mit Zitronensaft würzen, salzen. Fisch, Kartoffelrolle, Spinat und Tomatenhälften in eine gefettete ofenfeste Form geben. Mit Käse und Semmelbröseln bestreuen. Im vorgeheizten Backofen bei 200 Grad, Umluft 180 Grad, Gas Stufe 4 etwa 25–30 Minuten backen.

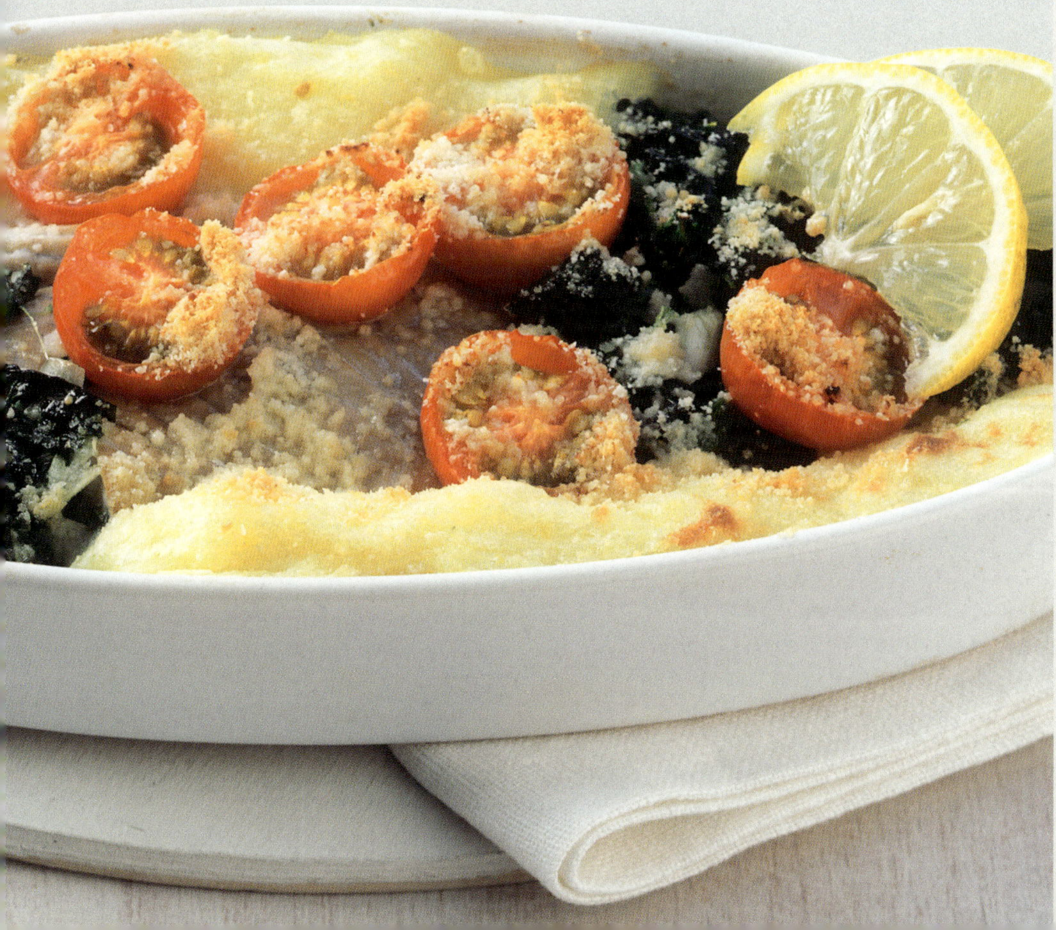

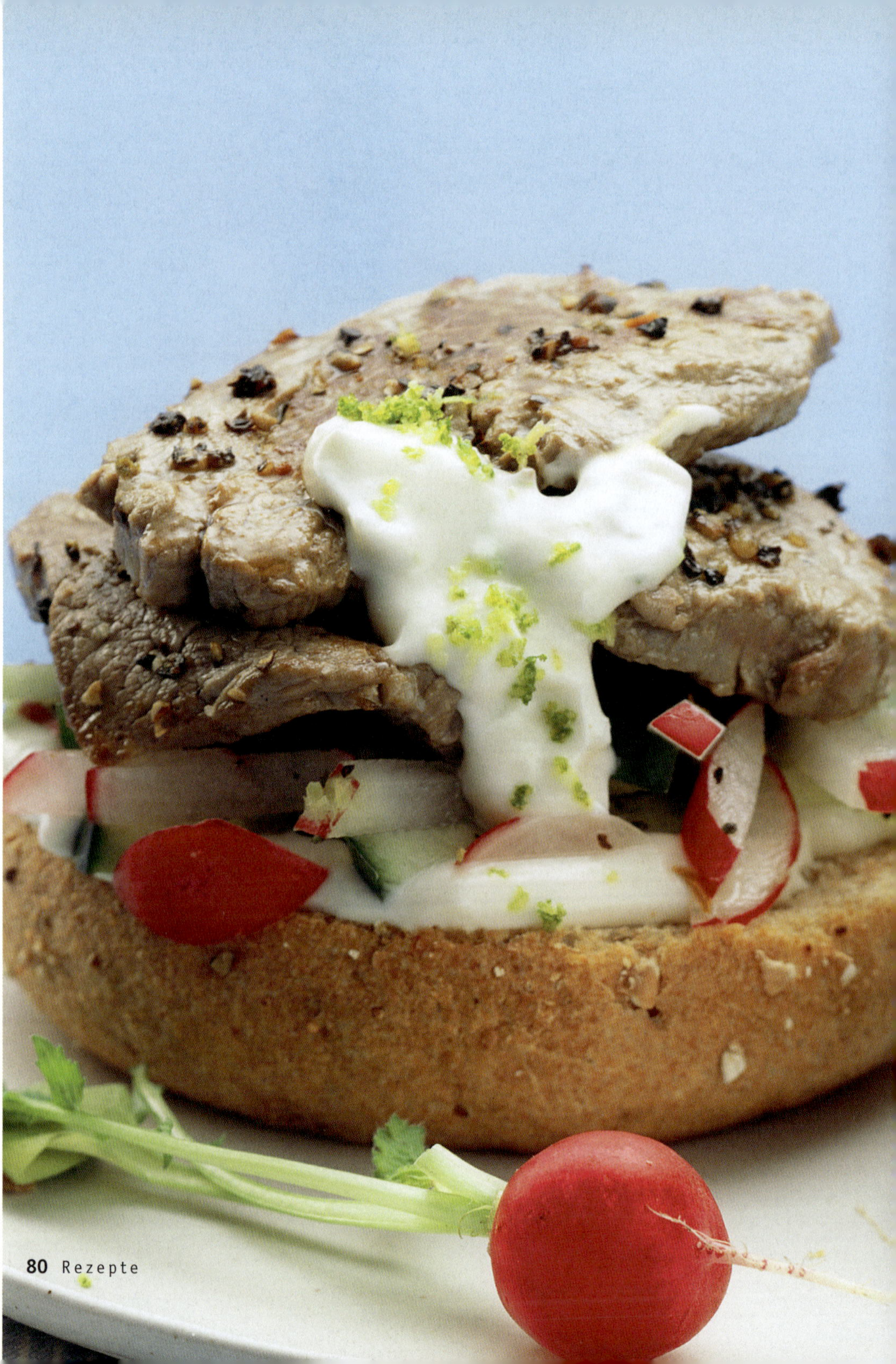

Auf die Schnelle

Hunger? Da helfen keine warmen Worte. Aber diese Blitzgerichte, die sind in spätestens 15 Minuten fertig.

Steakburger mit Limetten-Aioli

Das Rezept finden Sie auf der nächsten Seite.

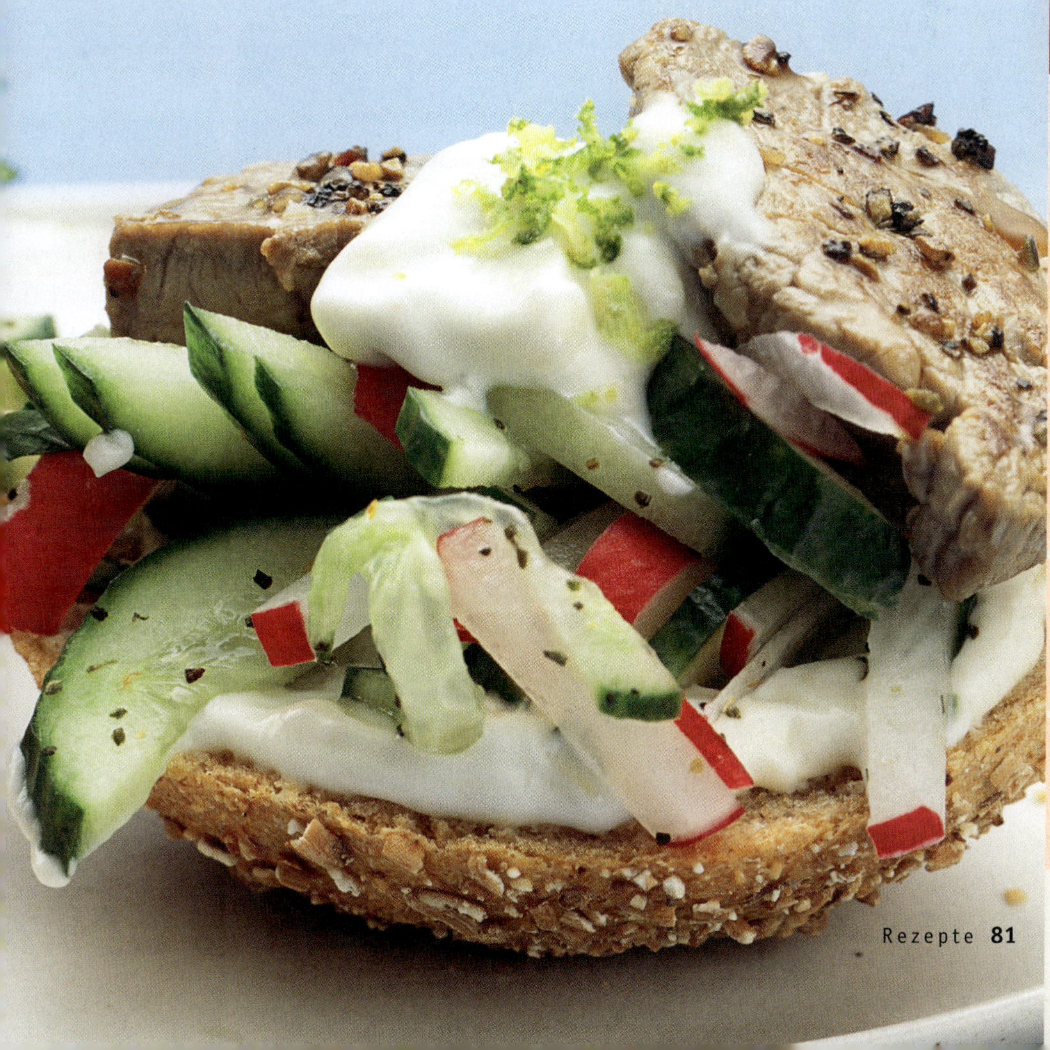

Steakburger mit Limetten-Aioli
(Foto Seite 80/81)

[1 Portion, ca. 380 kcal, 15 g Fett, ED 1,0]

Zutaten: *120 g Rinderfilet (aus der Filetspitze geschnitten), 2 EL Salatcreme (16 % Fett), 1 EL Magerquark, 1–2 Knoblauchzehen, ½ Limette, 1 Mini-Salatgurke, 4–5 Radieschen, Kräutersalz, 1 Roggenbrötchen, 1 TL Olivenöl, Steakpfeffer*

Filet in fingerdicke Scheiben schneiden. Salatcreme, Quark, zerdrückten Knoblauch, Limettenschale und -saft verrühren. Gurke und Radieschen in feine Stifte schneiden und mit Kräutersalz abschmecken. Etwas Aioli und Gurkensalat auf beide Brötchenhälften geben. Filets in Olivenöl von beiden Seiten 60–80 Sekunden braten. Herausnehmen und auf die Brötchen legen. Mit Bratensud beträufeln, mit Steakpfeffer bestreuen und restliches Aioli darauf geben.
Tipp: Preiswerter wird es mit Hüftsteak vom Rind.

Caponata mit Mozzarella (ohne Foto)

[1 Portion, ca. 375 kcal, 14 g Fett, ED 0,5]

Zutaten: *1 rote Zwiebel, ¼ l Tomatensaft, 1 EL Kapern, 1 EL Rosinen, 300 g TK-Italienische Gemüsemischung, Salz, Pfeffer, 1 Prise Zucker, 1–2 EL Rotweinessig, 50 g Mozzarellakäse (45 % Fett), 1 TL Pinienkerne, ein paar Basilikumblättchen*

Zwiebel klein schneiden. Tomatensaft, Zwiebel, Kapern und Rosinen verrühren und aufkochen. Gemüse zugeben und 5 Minuten bei mittlerer Hitze zugedeckt kochen. Caponata mit Gewürzen und Essig säuerlich abschmecken. Caponata und gepfefferte Mozzarellascheiben anrichten und mit Pinienkernen und Basilikumblättchen bestreuen.
Tipp: Schmeckt warm und kalt.

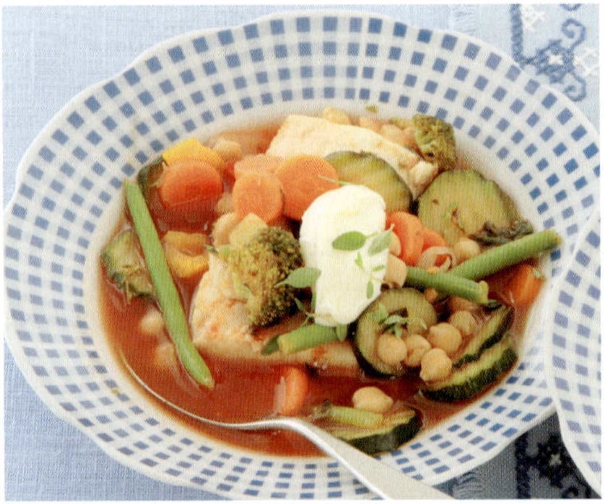

Marseiller Fischtopf

[2 Portionen, pro Port. ca. 430 kcal, 13 g Fett, ED 0,5]

Zutaten: *½ l Gemüsebrühe, ¼ l alkoholfreier Weißwein oder Gemüsebrühe, 1 TL Kräuter der Provence, 1–2 Prisen gemahlener Anis, 2 EL Tomatenmark, 1 Dose Kichererbsen (280 g), 250 g TK-Fischfilet, 250 g TK-Italienisches Gemüse, Salz, 1 EL Salatcreme (9 % Fett), 2 EL Naturjoghurt (0,1 % Fett), 3 Knoblauchzehen, 1 EL Olivenöl, ¼ Zitrone, ein paar frische Kräuter*

Heiße Gemüsebrühe, Wein, Gewürze,Tomatenmark und Kichererbsen aufkochen und 4–5 Minuten bei mittlerer Hitze garen. Fisch, Gemüse und Salz zugeben und weitere 5–7 Minuten kochen. Salatcreme, Joghurt, zerdrückten Knoblauch und Olivenöl verrühren und mit Zitronensaft und Salz abschmecken. Suppe und Knoblauchcreme anrichten und mit Kräutern bestreuen.
Tipp: Alkoholfreie Weine bieten Weinaroma ohne Prozente und mit wenig Kalorien. Gibt's im Reformhaus oder in Internet-Weinshops.

Radicchio-Risotto

[1 Portion, ca. 400 kcal, 16 g Fett, ED 0,9]

Zutaten:
1 Radicchio (100 g), 1 rote Zwiebel, 1 kleiner Rosmarinzweig, 30 g Parmaschinken, 1 TL Olivenöl, 50–80 ml alkoholfreier Rotwein oder Brühe, 2 Aprikosen oder 100 g Kürbis aus dem Glas, 1 Paket vorgegarter Naturreis (125 g), 2 EL »Brunch mit Joghurt« (8 % Fett), 1 EL geriebener Parmesankäse, Salz, Pfeffer

Radicchio in Streifen schneiden. Zwiebel, Rosmarinnadeln und Schinken fein hacken und in Olivenöl etwa 2 Minuten andünsten. Radicchio zugeben und weich werden lassen. Wein, Aprikosenhälften und Reis zugeben und zugedeckt 4 Minuten garen. Brunch und Käse unterrühren und mit Salz und Pfeffer abschmecken.

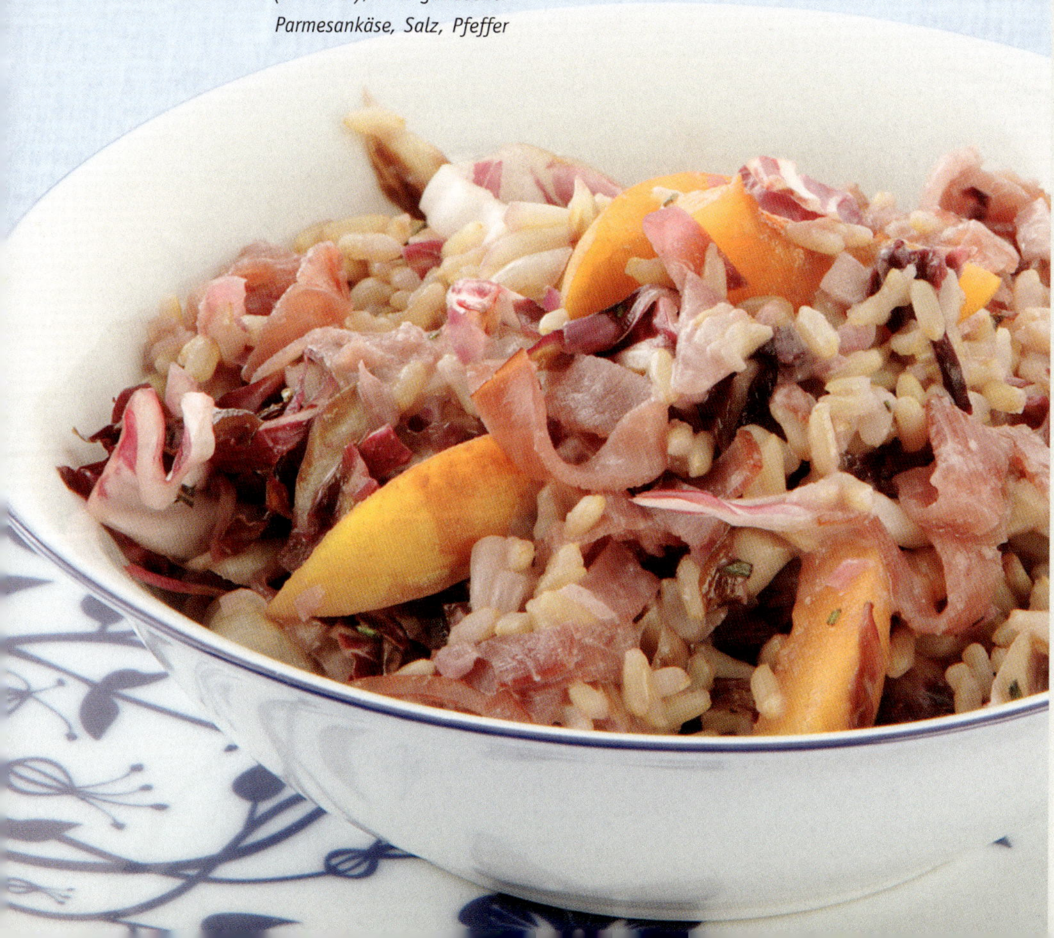

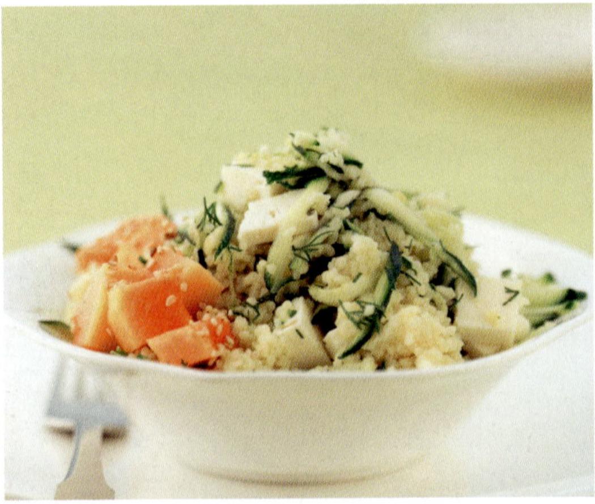

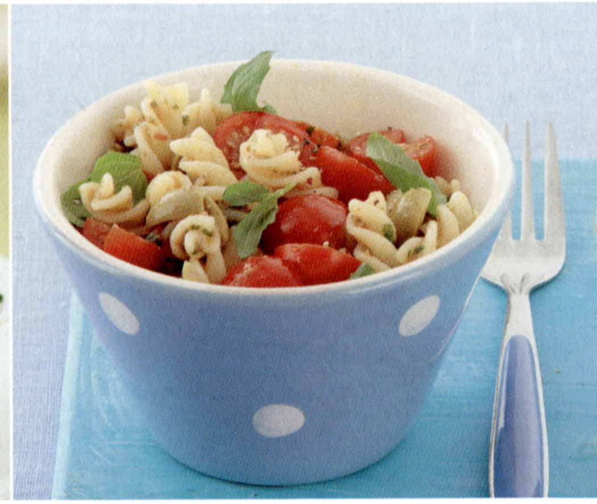

Zucchini-Couscous

[1 Portion, ca. 350 kcal, 12 g Fett, ED 0,6]

Zutaten: *50 g fettreduzierter Schafkäse (9,5 % Fett), Zitronenschale, 1 TL Oregano, 1 TL Olivenöl, 250 ml Gemüsebrühe, 50 g Instant-Couscous, 60 g Papayastücke, 120 g Zucchini, Salz, Pfeffer, Zitronensaft, 1 TL geröstete Sesamsaat*

Schafkäse würfeln und mit etwas gehackter Zitronenschale, Oregano und Olivenöl marinieren. Gemüsebrühe aufkochen. Instant-Couscous zugeben und bei kleiner Hitze 5 Minuten ausquellen lassen. Mit Papayastücken, geraspelter Zucchini und dem Käse vermischen, mit Salz, Pfeffer und Zitronensaft abschmecken. Couscous anrichten und mit gerösteter Sesamsaat bestreuen.

Tipp: Die Zucchini sollte klein, frisch und knackig sein. Nur dann hat sie den typisch nussigen Geschmack.

Fusilli Trapanese

[1 Portion, ca. 460 kcal, 16 g Fett, ED 0,9]

Zutaten: *80 g Hartweizen-Fusilli, Salz, 1 Fleischtomate (100 g), 2 Knoblauchzehen, ½ Bund Basilikum, 1 EL Olivenöl, grober Pfeffer, 5 grüne Oliven ohne Stein, 100 g Cocktailtomaten*

Nudeln nach Packungsangabe in Salzwasser garen. Fleischtomate, Knoblauch und Basilikum fein hacken, mit Olivenöl verrühren oder pürieren. Mit Salz und Pfeffer abschmecken. Fusilli abgießen, dabei 2 EL Nudelwasser auffangen. Nudeln, Nudelwasser, Tomatensoße, halbierte Oliven und Cocktailtomaten mischen und mit Basilikumblättchen anrichten.

Tipp: Damit das Nudelkochen schneller geht: heißes Wasser aus dem Wasserkocher nehmen und die kleine Nudelmenge in einem kleinen Topf kochen.

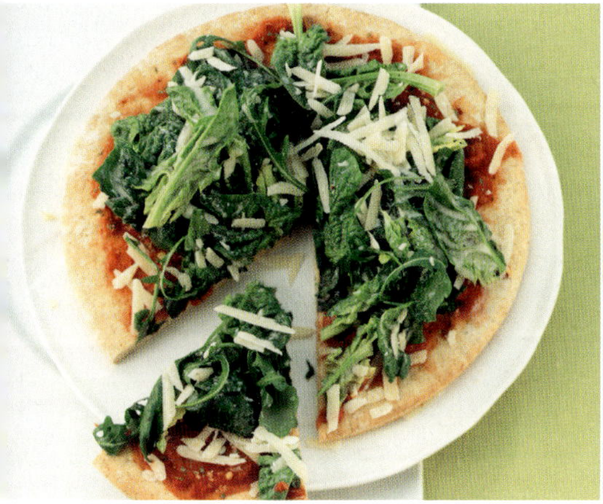

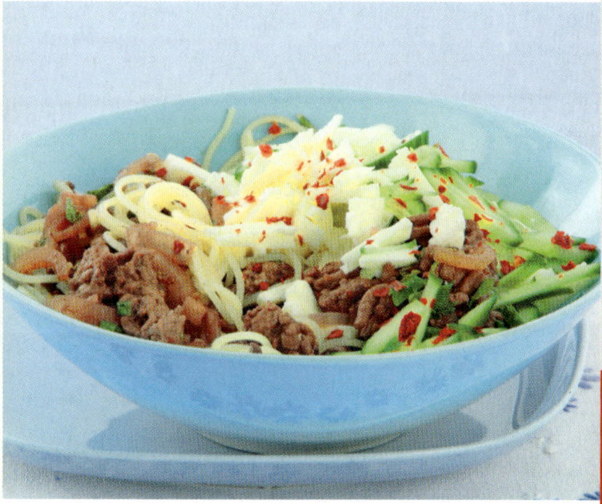

Spinat-Pizza

[1 Portion, ca. 495 kcal, 12 g Fett, ED 1,6]

Zutaten: *1 runder Vollkorn-Pizzaboden (150 g; Naturkostladen), 3–4 EL Tomatenstückchen (frisch oder Tetrapak), Salz, Pfeffer, ½ TL Oregano, 100 g junger Spinat, 1 EL Orangensaft, 2 TL Zitronensaft, 1 EL Naturjoghurt (1,5 % Fett), 1–2 Prisen Zucker, 1 TL Olivenöl, 2 EL gehobelter Parmesan*

Backofen auf 220 Grad, Umluft 200 Grad, Gas Stufe 4 vorheizen. Pizzaboden mit Tomatenstücken belegen. Salzen, pfeffern und mit Oregano bestreuen. Etwa 8–10 Minuten im vorgeheizten Backofen backen. Spinat putzen. Orangensaft, Zitronensaft, Joghurt, Zucker, Olivenöl, Salz und Pfeffer verrühren und mit dem Spinat vermengen. Spinat auf die heiße Pizza geben und mit Parmesankäse bestreuen.

Capellini mit Minze-Hack

[1 Portion, ca. 490 kcal, 14 g Fett, ED 1,0]

Zutaten: *60 g Hartweizen-Capellini, Salz, 100 g Beefsteakhack (Tatar), ¼ TL Ras el Hanout oder andere orientalische Gewürzmischung, 1 Zwiebel, Salz, 2–3 EL alkoholfreier Rot- oder Weißwein oder Brühe, 50 g fettreduzierter Schafkäse (9,5 % Fett), 1 Minigurke (60 g), 2–3 Minzestängel, 1 TL Olivenöl, ¼ TL Pulbiber (türkisches Paprika-Chili-Gewürz oder Rosenpaprika)*

Nudeln nach Packungsangabe in Salzwasser kochen. Hackfleisch, Gewürzmischung und Zwiebelwürfel etwa 4 Minuten in einer kleinen beschichteten Pfanne krümelig braun braten. Salzen. Wein zugießen und 2–4 Minuten einkochen lassen. Schafkäse und Gurke auf dem Gemüsehobel grob raspeln und mit gehackter Minze, Nudeln und Olivenöl unter das Hackfleisch mischen. Mit Pulbiber bestreuen und sofort anrichten.

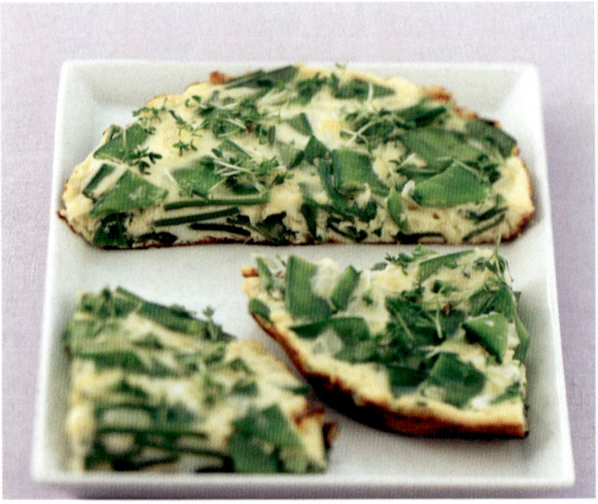

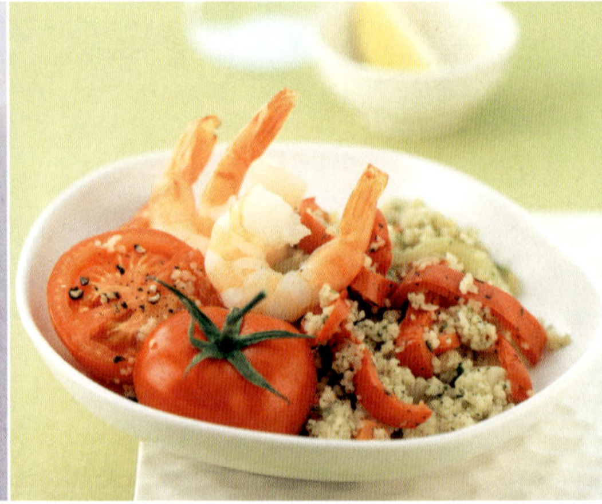

Zuckerschoten-Frittata

[1 Portion, ca. 355 kcal, 14 g Fett, ED 0,7]

Zutaten: *100 g Zuckerschoten, 1 EL fein gehackte Zwiebel, 2 EL Hühnerbouillon, 2 Eier (Größe M), 2 EL Milch (1,5 % Fett), 2 EL Kresseblättchen, 100 g reife Tomaten, 1 TL Tomatenketchup, 50 g gekochter Schinken oder Grillschinken*

Zuckerschoten in Stücke schneiden. Mit Zwiebel in einer kleinen beschichteten Pfanne in der Hühnerbrühe 3–5 Minuten zugedeckt dünsten. Deckel abnehmen. Eier, Milch und Kresse verquirlen und in die Pfanne gießen. Umrühren und etwa 5–7 Minuten bei kleiner Hitze garen. Abdecken und weitere 2–3 Minuten garen. Tomaten hacken, mit Tomatenketchup verrühren. Frittata mit Tomatensoße und Schinken anrichten.

Paprika-Couscous mit Garnelen

[1 Portion, ca. 390 kcal, 14 g Fett, ED 0,7]

Zutaten: *1 Päckchen TK-Suppengrün (25 g), ½ TL grob gemörster Kumin (Kreuzkümmel), 150 g Spitzpaprika, 2 TL Olivenöl, 125 ml Gemüsebrühe, ½ TL Oregano, 50 g Instant-Couscous, 1 Fleischtomate, Salz, Pfeffer, 3 gekochte Tiefsee-Garnelen ohne Schale (60 g)*

TK-Suppengrün, Kumin und in Stücke geschnittene Spitzpaprika in Olivenöl andünsten. Gemüsebrühe und Oregano zugeben und aufkochen. Instant-Couscous unterrühren, zugedeckt 3 Minuten bei kleiner Hitze garen. Halbierte Fleischtomate zugeben, weitere 2 Minuten garen. Couscous mit Salz und Pfeffer abschmecken und mit Garnelen anrichten.

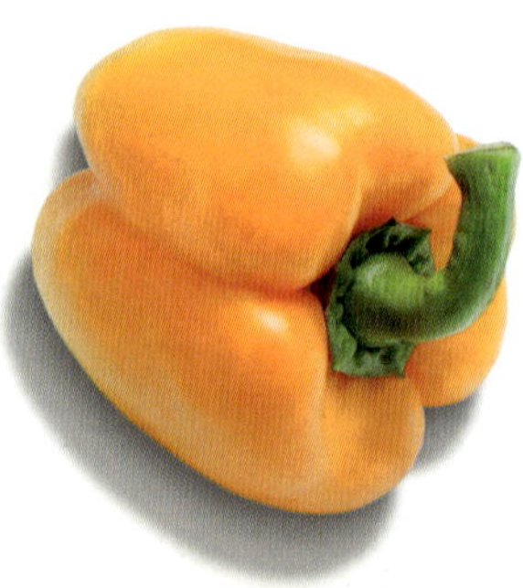

Spaghetti mit Kaviar

[1 Portion, ca. 445 kcal, 7 g Fett, ED 0,8]

Zutaten:
90 g Vollkorn-Spaghetti, Salz, 100 g grüner Spargel, 1 Knoblauchzehe, 2 dünne Zitronenscheiben, 150 ml Hühnerbouillon, 2 EL »Cremefine zum Kochen« (15 % Fett), 1–2 El fein geschnittene Dillspitzen, Pfeffer, 50 g Forellen-Kaviar

Vollkorn-Spaghetti nach Packungsanweisung in Salzwasser kochen. Grünen Spargel in 2–3 cm lange Stücke schneiden und die letzten 3 Minuten mitgaren. Zerdrückte Knoblauchzehe, Zitronenscheiben und Hühnerbouillon etwa 2–3 Minuten bei starker Hitze auf die Hälfte einkochen. »Cremefine zum Kochen«, Dillspitzen, abgetropfte Nudeln und Spargel zugeben. Mit Salz und Pfeffer abschmecken und mit Forellen-Kaviar anrichten.

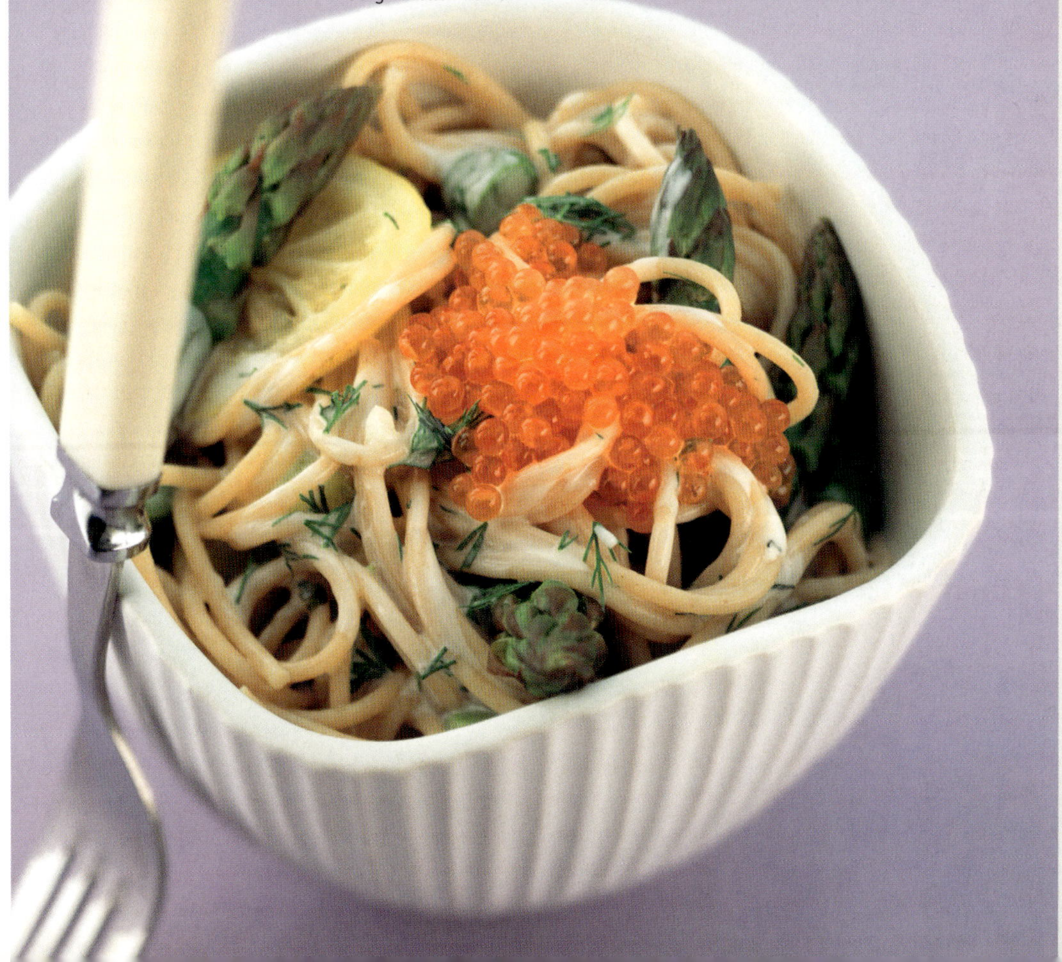

Geflügelleber-Toasties

[1 Portion, ca. 485 kcal, 12 g Fett, ED 1,1]

Zutaten:

1 EL Magerquark,
Kräutersalz,
1 Handvoll Rauke,
1 kleiner Apfel,
1 Zwiebel,
100 g Geflügelleber,
1 TL Rapsöl,
½ TL gerebelter Majoran,
Salz, Pfeffer,
2 TL Orangen-Senf-Soße,
1 Vollkorn-Toastbrötchen (56 g)

Quark und Kräutersalz verrühren. Rauke grob hacken. Apfel in Stücke, Zwiebel in Ringe schneiden. Leber putzen, abspülen und trocken tupfen. In Öl anbraten. Majoran, Apfel und Zwiebel zugeben und weitere 3–4 Minuten unter Rühren und Schwenken braten. Salzen und pfeffern. 3–4 EL Wasser und Orangen-Senf-Soße unterrühren. Brötchen toasten, mit Quark bestreichen und mit Rauke bestreuen. Leber, Apfel und Zwiebel auf die Brothälften verteilen und mit der Bratensoße beträufeln.

Tipp: Original Tessiner Orangen-Senf-Soße im Glas gibt es im Lebensmittelhandel; ersatzweise: 2 TL Orangenmarmelade und 1 TL scharfer Senf.

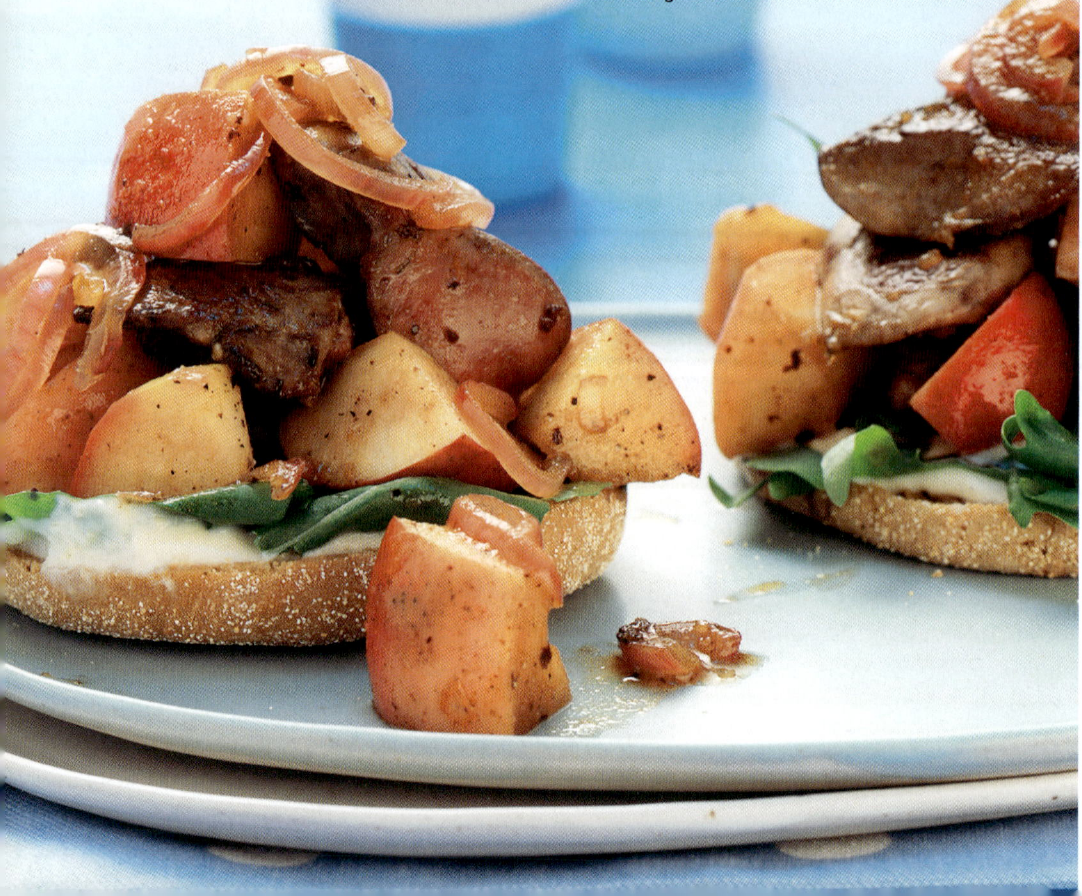

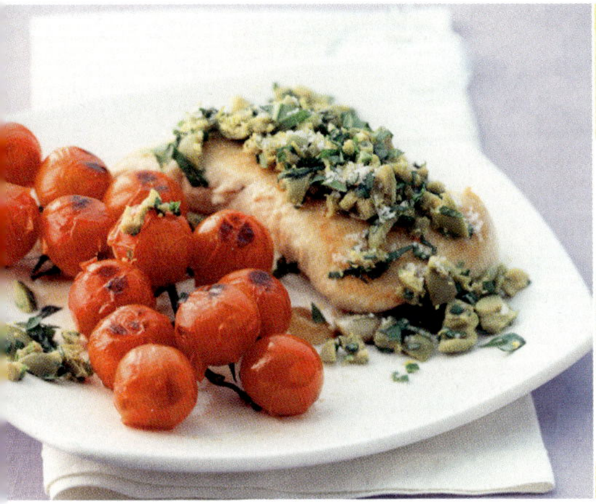

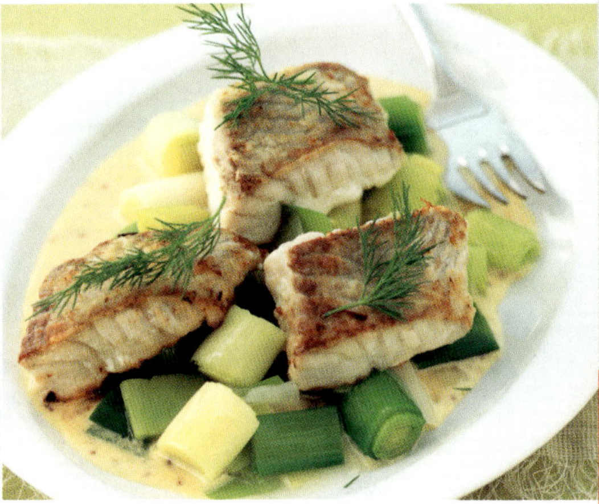

Putenfilet mit Oliven

[1 Portion, ca. 450 kcal, 15 g Fett, ED 1,0]

Zutaten: *40 g Kritharaki (Reisnudeln), Salz, 40 g grüne Oliven, 1/2 Bio-Zitrone, 1 EL Basilikum, 150 g Bio-Putenbrustfilets, 2 TL Olivenöl, Meersalz, grober Pfeffer, 150 g Cocktailtomaten*

Kritharaki in Salzwasser kochen. Oliven hacken, mit etwas abgeriebener Bio-Zitronenschale und fein geschnittenem Basilikum vermengen. Putenbrustfilet in Olivenöl 2–3 Minuten braten. Mit Meersalz und grobem Pfeffer würzen, herausnehmen. Cocktailtomaten in die Pfanne geben und 1–2 Minuten unter Rühren braten. Herausnehmen. Bratensatz mit 2–3 EL Wasser oder Brühe lösen, Oliven unterrühren und über das Steak geben. Mit Reisnudeln und Tomaten anrichten.

Tipp: Reisnudeln gibt's im Supermarkt.

Seelachs mit Orangenporree

[1 Portion, ca. 365 kcal, 15 g Fett, ED 0,8]

Zutaten: *150 g Seelachsfilet, 1/2 Zitrone, Salz, 1 Porreestange (200 g), 1/2 EL Rapsöl, 100 ml Orangensaft, 2–3 EL »Cremefine zum Kochen« (15 % Fett), 2 TL körniger Senf, 1 Prise Zucker, Cayennepfeffer, ein paar Dillstängel*

Seelachsfilet mit Zitronensaft beträufeln und salzen. Porreestange in 2 cm dicke Ringe schneiden. Fisch trocken tupfen. Eine heiße Pfanne mit Rapsöl bestreichen. Fisch und Porree etwa 4–5 Minuten bei mittlerer Hitze braten. Fisch herausnehmen, warm stellen. Orangensaft und »Cremefine zum Kochen« zugeben und aufkochen. Senf unterrühren. Mit Salz, Zucker und Cayennepfeffer abschmecken. Fisch mit Orangenporree anrichten und mit Dill bestreuen.

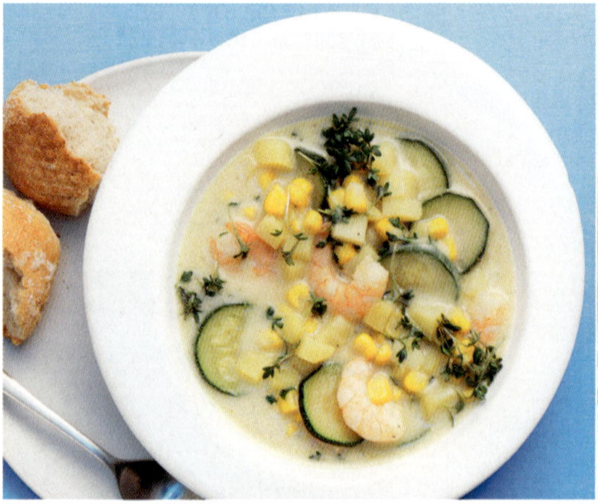

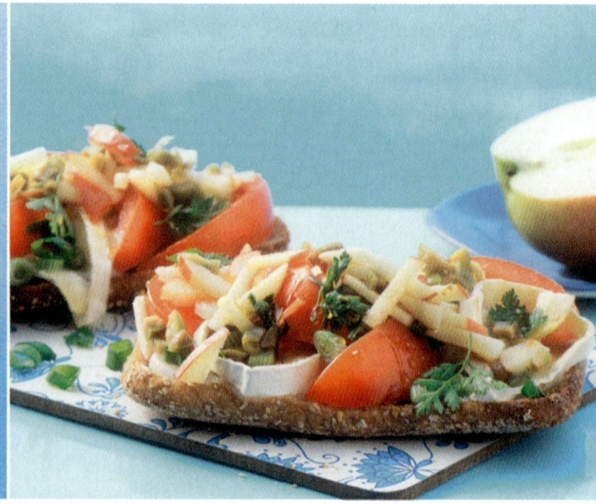

Shrimps-Maissuppe

[2 Portionen, pro Port. ca. 410 kcal, 13 g Fett, ED 0,7]

Zutaten: *2 Kartoffeln (150 g), 250 g Zucchini, 4 EL Maiskörner (Glas oder Dose), 2 TL Olivenöl, 400 ml Fischfond oder Gemüsebrühe, 4 EL Kartoffelpüreeflocken, 4 EL »Cremefine zum Kochen« (15 % Fett), 100 g Eismeer-Garnelen, Salz, Cayennepfeffer, 1 Beet Kresse*

Kartoffeln fein würfeln. Zucchini in Scheiben schneiden. Beides mit Mais, Olivenöl und Fischfond etwa 5 Minuten bei kleiner Hitze zugedeckt kochen. Suppe kurz aufkochen und mit Kartoffelflocken binden. Cremefine und Garnelen zugeben. Mit Salz und Cayennepfeffer abschmecken. Suppe mit Kresse bestreuen.
Dazu: 2 Mini-Vollkornbrötchen (à 30 g)

Ziegenkäse-Toast

[1 Portion, ca. 450 kcal, 17 g Fett, ED 1,2]

Zutaten: *1 Vollkorn-Toastbrötchen, 2 Tomaten (100 g), 50 g Ziegenweichkäse (45 % Fett i. Tr.), 1 Lauchzwiebel, ½ TL Olivenöl, 1 Apfel (100 g), 4 grüne Oliven, ein paar Kerbelstängel, 1 TL Wald- oder Tannenhonig, Pfeffer*

Brötchen toasten und mit Tomaten, Ziegenkäse und Zwiebelringen belegen. Käsebrot mit Öl beträufeln und unter dem vorgeheizten Grill 3–4 Minuten überbacken. ½ Apfel und Oliven fein würfeln und mit Kerbelblättchen auf den warmen Toast geben. Mit Honig und Pfeffer würzen. Restlichen Apfel dazu essen.

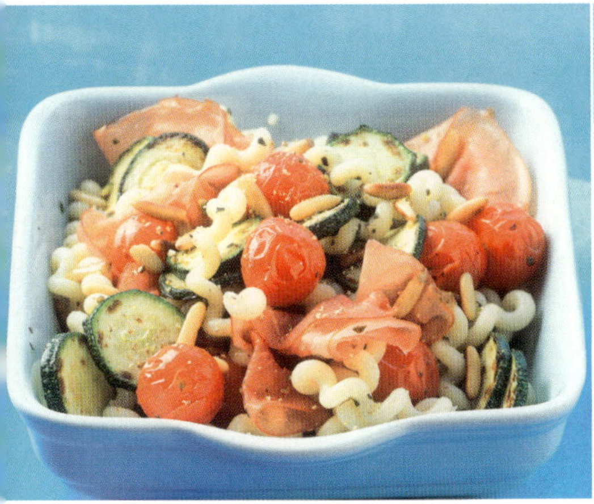

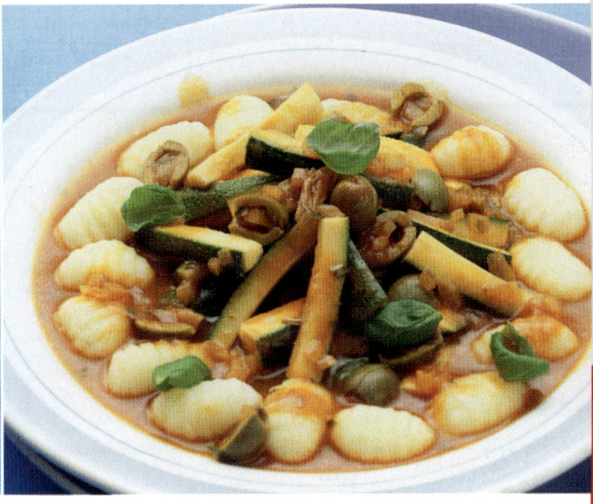

Blitzrezepte

Fusilli Carina

[1 Portion, ca. 410 kcal, 12 g Fett, ED 0,8]

Zutaten: *65 g Hartweizen-Fusilli oder andere Spiralnudeln, Salz, 1 Zucchini (100 g), 2 TL Pinienkerne, ½ EL Olivenöl, 80 g Cocktailtomaten, 3 EL Gemüsefond oder -brühe, ½ EL italienische Gewürzmischung, grober Pfeffer, 40 g hauchdünner roher Pfefferschinken, 1 EL frisch geriebener Parmesankäse*

Nudeln nach Packungsanweisung in Salzwasser kochen. Zucchini in dünne Scheiben schneiden und mit Pinienkernen in Öl etwa 3 Minuten unter Rühren braten. Tomaten, Gemüsefond und Würzmischung zugeben und weitere 2 Minuten garen. Gemüse salzen und pfeffern. Mit abgetropften Nudeln und Schinken vermischen und mit Käse bestreuen.

Tipp: Fertige Würzmischungen für verschiedene Nudelgerichte gibt es im Supermarkt.

Gnocchi mit Zucchini

[1 Portion, ca. 445 kcal, 15 g Fett, ED 0,7]

Zutaten: *150 g Gnocchi aus dem Kühlregal, Salz, 1 Zwiebel, ½ TL Kräuter der Provence, 2 TL Olivenöl, 200 ml Gemüse- oder Tomatensaft, 120 g Zucchini, 30 g grüne Oliven ohne Stein, 1 EL geriebener Parmesankäse, Basilikumblättchen*

Gnocchi nach Packungsanweisung in Salzwasser garen. Zwiebel würfeln und mit Kräutermischung, Olivenöl und Gemüsesaft in einem kleinen Topf zugedeckt 6–8 Minuten bei mittlerer Hitze kochen. Zucchinistifte und halbierte Oliven in die Tomatensoße geben und zugedeckt 4 Minuten garen. Gnocchi abgießen, mit Zucchini-Tomaten-Soße anrichten und mit Käse und Basilikum bestreuen.

Tipp: Restliche Gnocchi in einem Tupper- oder anderen Kunststoffbehälter aufbewahren. Hält sich im Kühlschrank 3–4 Tage.

Zitronenhähnchen

[1 Portion, ca. 445 kcal, 12 g Fett, ED 0,8]

Zutaten:
150 g Hähnchenbrustfilet ohne Haut, Salz, Pfeffer, Kumin, 2 Zwiebeln, 1 Knoblauchzehe, 1 TL Olivenöl, ½ Zitrone, 100 ml klare Hühnerbouillon, 1 große Tomate, 5 geschälte Mandelkerne, 3–4 Petersilienstängel

Hähnchenbrust längs halbieren und mit Salz, Pfeffer und Kumin einreiben. Zwiebeln vierteln. Knoblauch grob hacken. Das Fleisch in Öl von beiden Seiten in einer kleinen Pfanne anbraten. Zwiebeln, Knoblauch, 1 Zitronenscheibe, 2 EL Zitronensaft und Hühnerbouillon zugeben und zugedeckt 3–4 Minuten bei mittlerer Hitze garen. Tomatenhälften und grob gehackte Mandeln zugeben und weitere 2–3 Minuten garen. Mit grob gehackter Petersilie bestreuen und anrichten.

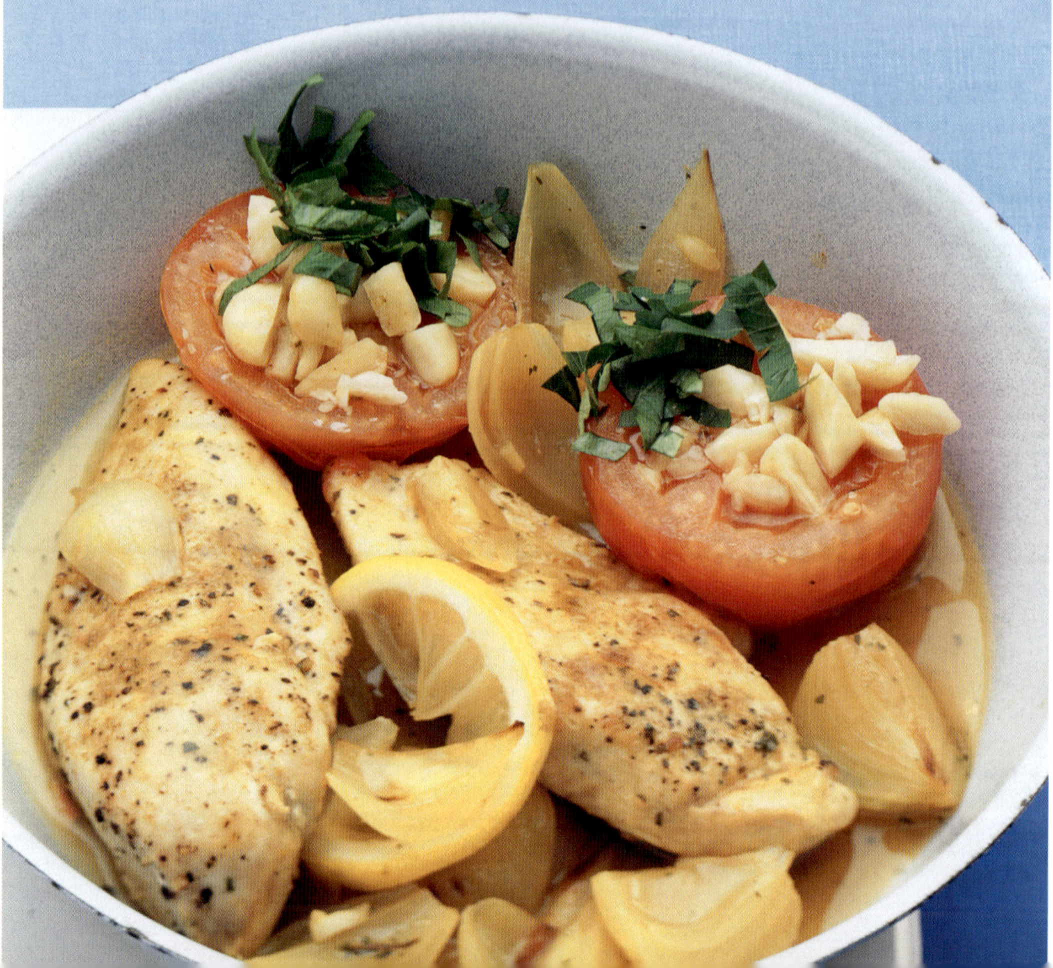

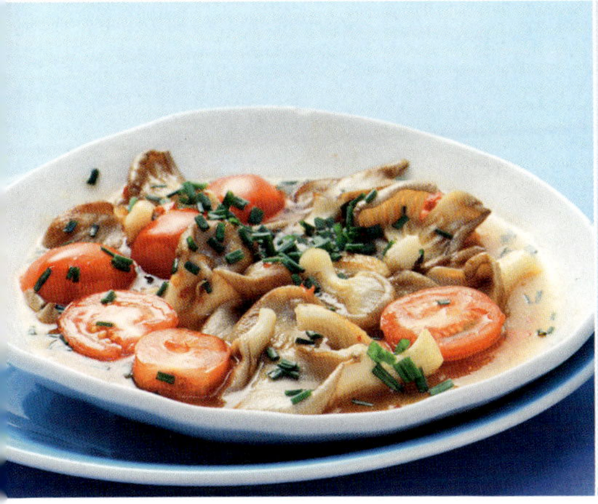

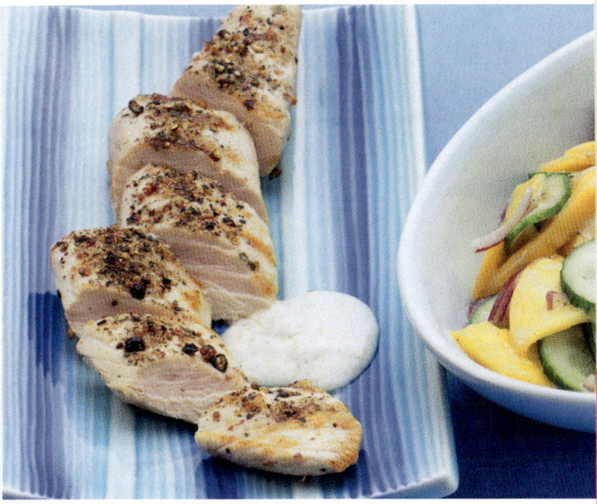

Süßsaure Pilzpfanne

[1 Portion, ca. 415 kcal, 14 g Fett, ED 0,7]

Zutaten: *3 EL Apfelsaft, 2 EL süße Chilisoße, 2–3 EL Weißweinessig, 1/2 TL Speisestärke, 150 g Austernpilze oder Champignons, 90 g Tomaten, 1 Knoblauchzehe, 3 TL Rapsöl, Salz, Pfeffer, 100 g vorgegarter Reis, 1 Möhre, 1/2 Zitrone, 1 EL Schnittlauchröllchen*

Apfelsaft, Chilisoße, Essig und Speisestärke verrühren. Pilze putzen, große Exemplare halbieren. Tomaten halbieren oder in Scheiben schneiden. Pilze und zerdrückten Knoblauch in Öl andünsten. Tomaten und Soße zugeben und zugedeckt einmal aufkochen. Mit Salz und Pfeffer abschmecken. Reis nach Packungsanweisung erhitzen. Fein geraspelte Möhre und Zitronensaft unterrühren, mit Salz abschmecken. Pilzpfanne mit Schnittlauch bestreuen und mit Möhrenreis anrichten.

Tipp: Statt roher Möhre grob geraspelte Möhre 2–3 Minuten im Salzwasser blanchieren und abgetropft unter den Reis mischen.

Gegrillte Pute mit Asia-Salat

[1 Portion, ca. 425 kcal, 9 g Fett, ED 0,7]

Zutaten: *1 Mini-Salatgurke, Salz, 1 TL geröstetes Sesamöl oder Rapsöl, 1 TL Apfelessig, 100 g Joghurt (0,1 % Fett), 2 EL süße Chilisoße, 1/2 Mango (125 g), 1 rote Zwiebel, 150 g Putensteak, Fett für den Grill, bunter Pfeffer, 2–3 Chicoréeblätter*

Kontaktgrill anheizen. Gurkenscheiben salzen und 5 Minuten stehen lassen. Öl, Essig, Joghurt, Chilisoße und Salz verrühren. Gurken abspülen und trocken tupfen. Mit Mangostücken, dünnen Zwiebelringen und 2 EL Joghurtsoße vermischen. Putensteak im Kontaktgrill oder einer leicht gefetteten Grillpfanne von jeder Seite 2 Minuten braten. Herausnehmen, salzen und mit grob zerstoßenem Pfeffer bestreuen. Mit Salat, Chicorée und restlicher Joghurtsoße anrichten.

Dazu: 1 Scheibe Vollkorntoast

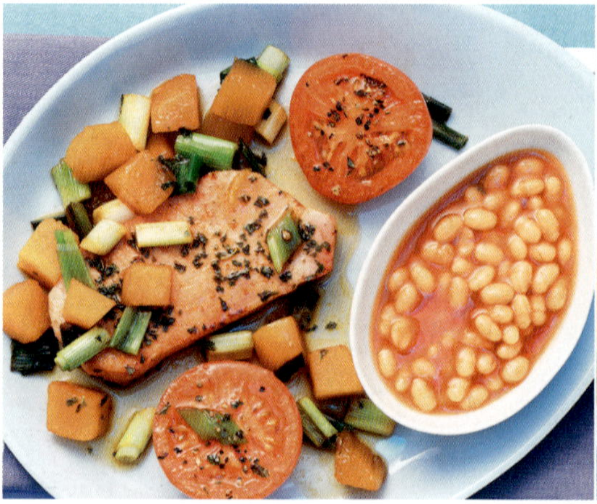

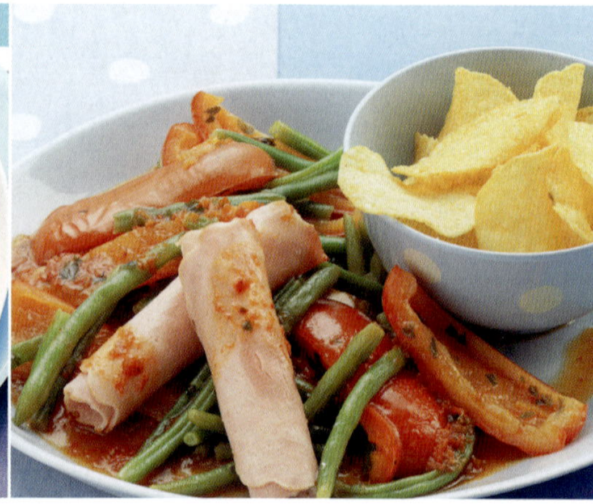

Kasseler mit Kürbis

[1 Portion, ca. 450 kcal, 15 g Fett, ED 0,7]

Zutaten: *3 Lauchzwiebeln, 2–3 EL Mineralwasser, 120 g Kasselerkotelett ohne Knochen, 1 TL Olivenöl, 1 Fleischtomate, gerebelter Oregano, Edelsüß-Paprika, 3 EL süßsaurer Kürbis und 2–3 EL Kürbiswasser (Glas), 180 g weiße Bohnen in Tomatensoße (Glas oder Dose)*

Lauchzwiebeln in 2 cm lange Stücke schneiden. Eine beschichtete Pfanne erhitzen. Mineralwasser zugeben, Kotelett in die Pfanne legen und 2 Minuten braten. Öl, Lauchzwiebeln und Tomatenhälften zugeben. Kotelett umdrehen, mit Gewürzen bestreuen und weitere 2 Minuten braten. Tomaten herausnehmen. Kürbis und Kürbiswasser mit den Lauchzwiebeln in der Pfanne verrühren und alles zugedeckt 1–2 Minuten garen. Bohnen im Topf oder in der Mikrowelle erhitzen. Kotelett mit Bohnen, Tomatenhälften und Kürbisgemüse anrichten.

Schinken-Paprika-Topf

[1 Portion, ca. 340 kcal, 16 g Fett, ED 0,7]

Zutaten: *1 rote Paprikaschote, 100 ml klare Hühnerbouillon, 1 EL Orangenmarmelade oder 1 TL Honig, 2 TL Olivenöl, 1 TL getrockneter Oregano, 100 g TK-Grüne Bohnen, 50 g gekochter Schinken oder Grillschinken, 1 EL Ajvar (Paprikapaste), Salz, schwarzer Pfeffer, 1–2 TL weißer Balsamessig*

Paprika entkernen und achteln. Brühe, Orangenmarmelade, Öl und Oregano aufkochen. Paprika und Bohnen zugeben und zugedeckt 8–10 Minten bei mittlerer Hitze dünsten. Schinkenscheiben aufrollen. Ajvar unter das Gemüse mischen und mit Salz, Pfeffer und Essig abschmecken. Zusammen mit den Schinkenröllchen anrichten.

Dazu: 20 g fettreduzierte Kartoffelchips

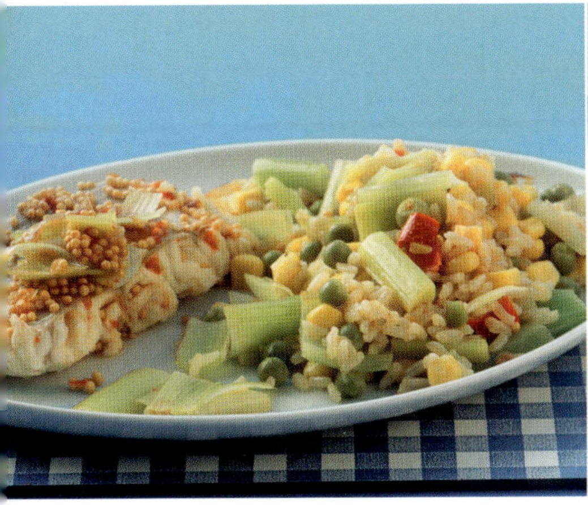

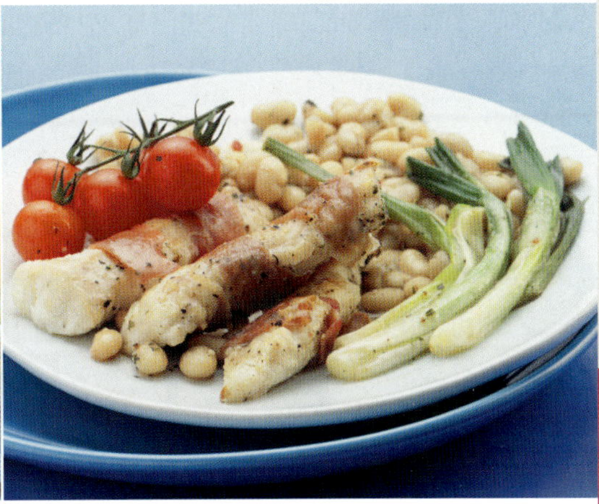

Süßsaurer Reis mit Seelachs

[1 Portion, ca. 515 kcal, 14 g Fett, ED 1,0]

Zutaten: *100 g Seelachsfilet (frisch oder TK), Salz, 3–4 EL Zitronensaft, 1 EL süße Chilisoße, 1 TL Senfkörner, 1/2 Porreestange (75 g), 2 TL Rapsöl, 1 Dose Erbsen-Mais-Gemüse (140 g), 1 Paket vorgegarter Naturreis (125 g), weißer Pfeffer*

Fisch salzen. 2 EL Zitronensaft, Chilisoße und Senfkörner verrühren und auf das Fischfilet streichen. Porree in 2 cm dicke Ringe schneiden und in einer beschichteten Pfanne in Öl etwa 2 Minuten andünsten. Fisch, Marinade und 2 EL Wasser zugeben, 2 Minuten zugedeckt dünsten. In der Pfanne den Fisch zur Seite schieben, Gemüse, Reis und restlichen Zitronensaft zugeben und mit Porree vermischen. Weitere 3–4 Minuten zugedeckt dünsten. Reis mit Salz und Pfeffer abschmecken und mit Fisch anrichten.

Heilbutt auf Bohnen

[1 Portion, ca. 395 kcal, 10 g Fett, ED 0,7]

Zutaten: *150 g Heilbuttfilet, Salz, schwarzer Pfeffer, 1 Scheibe Parmaschinken (10 g), 1/2 EL Olivenöl, 2–3 Lauchzwiebeln, 1 Knoblauchzehe, 1/8 l alkoholfreier Wein oder Gemüsebrühe, 1/2 Tetrapak weiße Bohnen (115 g), 50 g Cocktailtomaten, 1/2 TL italienische Kräutermischung*

Heilbutt längs teilen. Salzen, pfeffern und mit Schinkenstreifen umwickeln. Zuerst Öl, Fisch, Lauchzwiebeln und zerdrückten Knoblauch in eine heiße beschichtete Pfanne geben. 1 Minute anbraten. Fisch wenden und in der Pfanne zur Seite schieben. Wein, Bohnen, Tomaten und Kräutermischung zugeben und zugedeckt 4–5 Minuten garen. Gemüse salzen, pfeffern und zum Fisch anrichten.

Dazu: 1 Scheibe Vollkorntoast

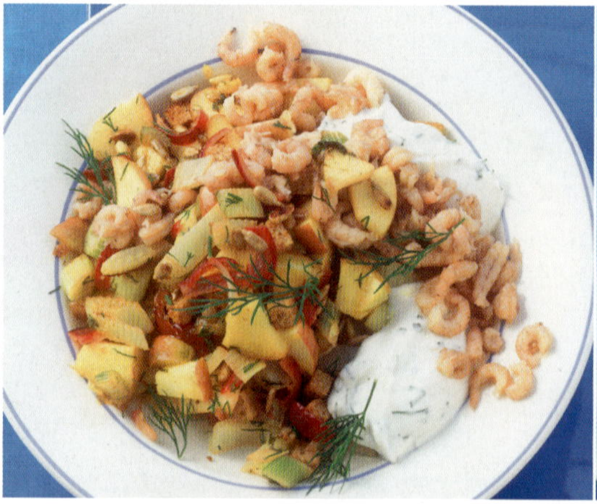

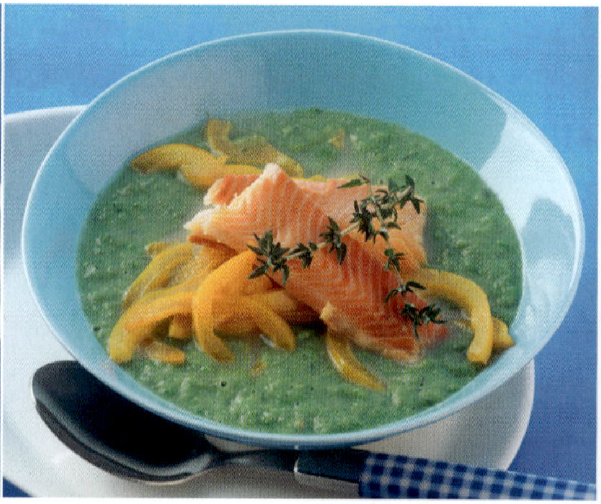

Fenchel-Garnelen-Pfanne

[1 Portion, ca. 415 kcal, 13 g Fett, ED 0,9]

Zutaten: *1 rote Zwiebel, 1 Fenchelknolle (150 g), 2 TL Sonnenblumenkerne, 1/2 EL Rapsöl, Salz, Pfeffer, etwas Zitronensaft, 1 Saftorange, 1 Scheibe Grahambrot (50 g), 1 Apfel (100 g), 3–4 Dillstängel, 2 EL Kräuterquark (2,4 % Fett), 50 g Nordsee-Garnelen*

Zwiebel und Fenchel fein hacken und mit Sonnenblumenkernen in Öl andünsten. Salzen und pfeffern. Zitronen- und Orangensaft zugeben und 5 Minuten bei mittlerer Hitze zugedeckt dünsten. Brot toasten und würfeln. Apfel klein schneiden. Dillspitzen, Apfel und Brot unter das Gemüse mischen. Mit Kräuterquark und Garnelen anrichten. Oder das Brot toasten und so dazu essen.

Erbsencreme mit Forelle

[1 Portion, ca. 450 kcal, 12 g Fett, ED 0,7]

Zutaten: *200 g TK-Erbsen, 200 ml Gemüsebrühe, 3 Thymianstängel oder 1/4 TL getrockneter Thymian, 1/2 gelbe Paprikaschote (100 g), 1/2 EL Rapskernöl, 2–3 TL Weißweinessig, 1 TL flüssiger Honig, 50 ml Milch (1,5 % Fett), 2 geräucherte Forellenfilets (125 g), Salz, weißer Pfeffer*

Erbsen, heiße Brühe und Thymianblättchen 8 Minuten zugedeckt garen. Inzwischen dünne Paprikastreifen in Öl andünsten. 1 TL Essig und Honig zugeben und zugedeckt 2-4 Minuten garen. Erbsen, Milch und etwa die Hälfte des Fischs pürieren und mit restlichem Essig, Salz und Pfeffer abschmecken. Erbsencreme mit Paprika und restlichem Fisch anrichten.

Mini-Klöße mit Peperonata

[1 Portion, ca. 340 kcal, 14 g Fett, ED 0,6]

Zutaten:

Salz, 5 halbfertige Mini-Kartoffelklöße (75 g), 300 g bunte Paprikaschoten, 1 Zwiebel, 2 Knoblauchzehen, 4–5 Salbeiblättchen, 2 TL Olivenöl, 100 g Tomaten, 1 EL Weißweinessig, 1 EL Tomatenketchup, 1 EL Kapern, Zucker, Pfeffer

In einem kleinen Topf etwa einen halben Liter heißes Salzwasser aufkochen und Klöße nach Packungsanweisung zubereiten. Inzwischen Paprika, Zwiebel, Knoblauch und Salbei in feine Streifen oder Scheiben schneiden und in Olivenöl andünsten. Tomatenwürfel, 1–2 EL Kochwasser, Essig, Ketchup, Kapern und 1–2 Prisen Zucker zugeben und 5 Minuten zugedeckt kochen. Dann weitere 3–4 Minuten offen einkochen. Mit Salz und Pfeffer abschmecken und zu den Klößen anrichten.

Tipp: Restliche Klöße für »Mini-Klöße mit Kompott« (Seite 154) verwenden.

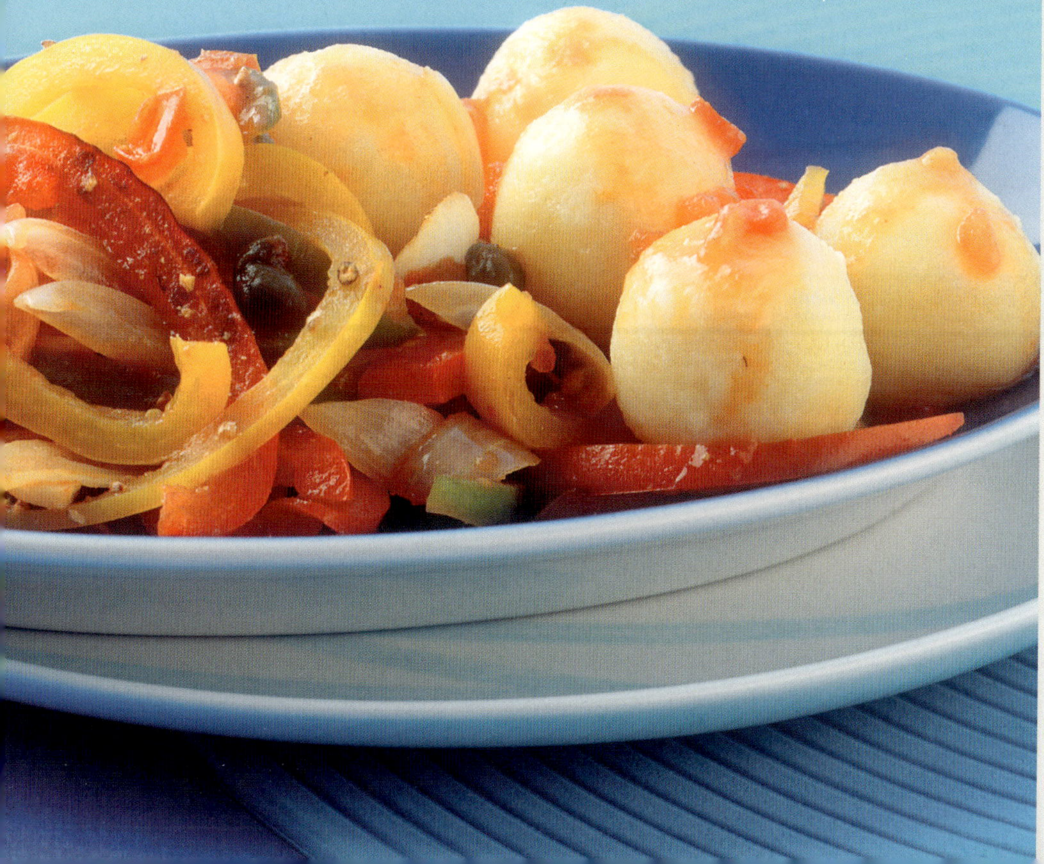

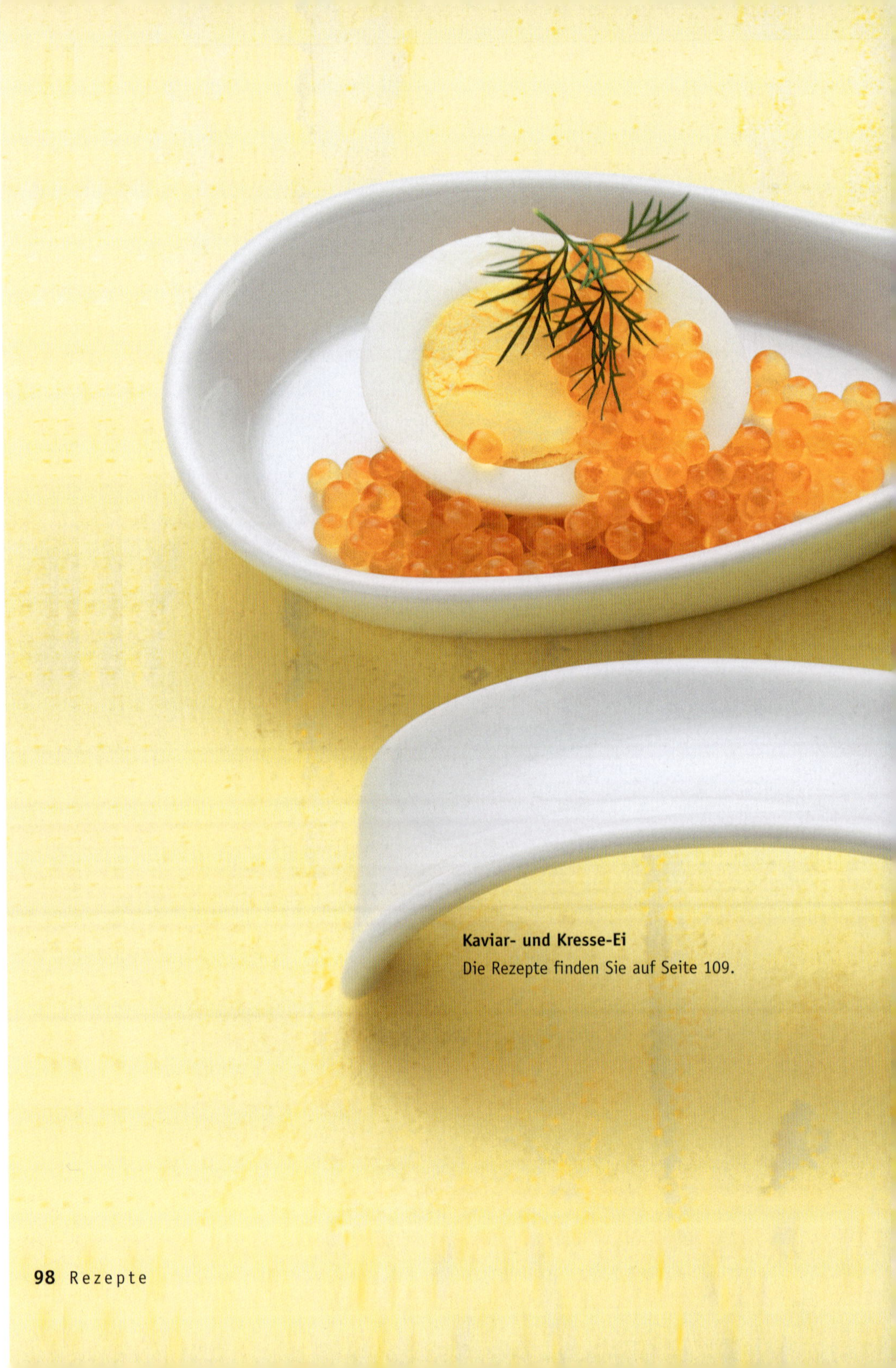

Kaviar- und Kresse-Ei

Die Rezepte finden Sie auf Seite 109.

Snacks für alle Fälle

Für nachmittags, abends oder als Betthupferl; allein oder zu zweit – Hauptsache, köstlich!

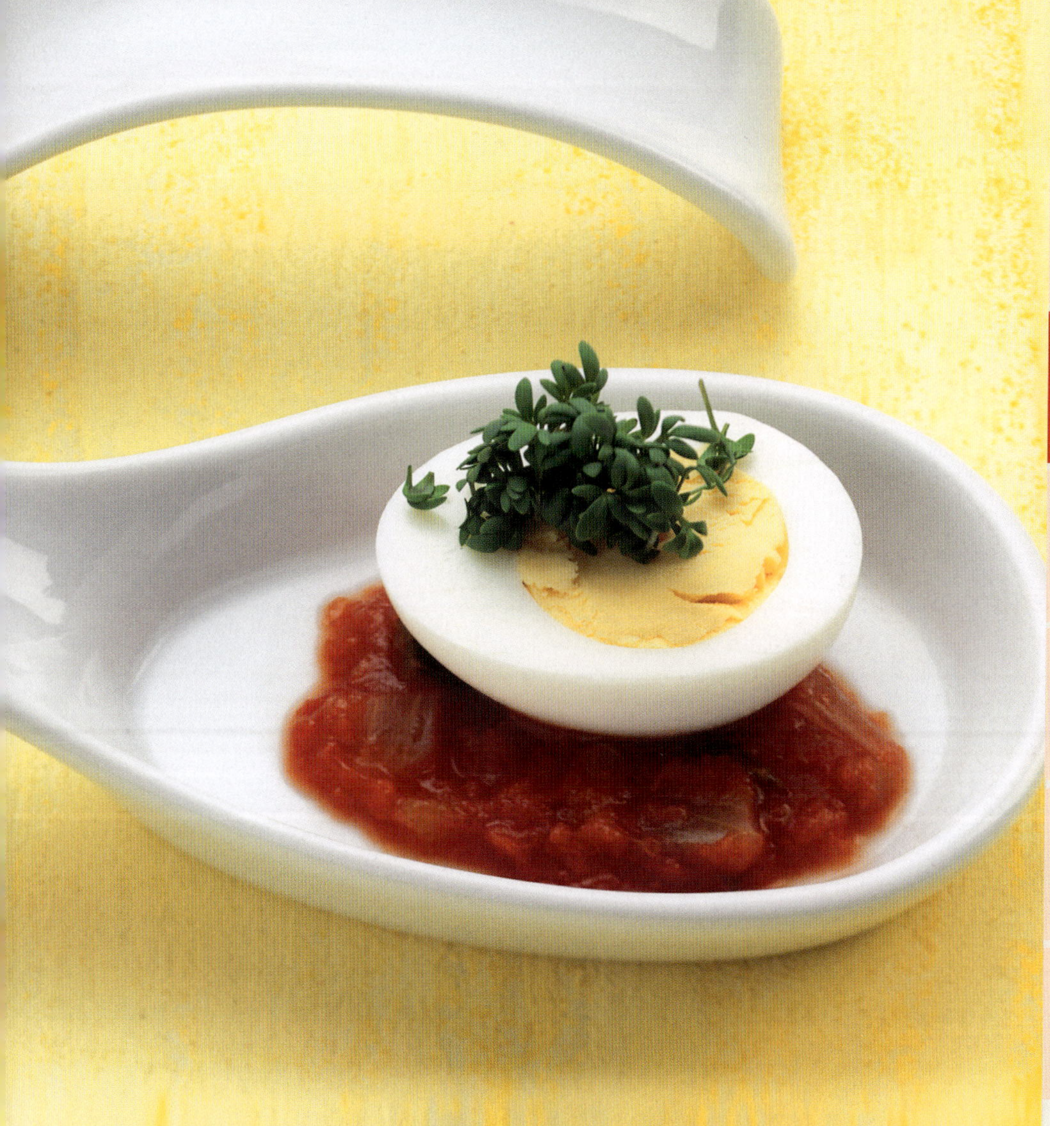

Gefüllte Peppadews

[1 Portion, ca. 85 kcal, 3 g Fett, ED 1,3]

Zutaten: *3 eingelegte Mini-Paprika (Peppadews) oder frische, ausgehöhlte Cocktailtomaten, 30–40 g Kräuter-Frischkäse (8 % Fett)*

Die Mini-Paprika abtropfen lassen und mit dem Kräuter-Frischkäse füllen.

Tipp: Peppadews, pikant-süße Mini-Paprika, gibt es im Glas oder lose an der Gemüsetheke.

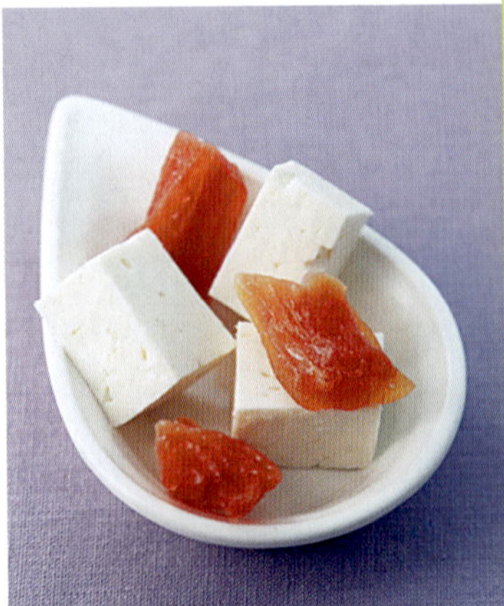

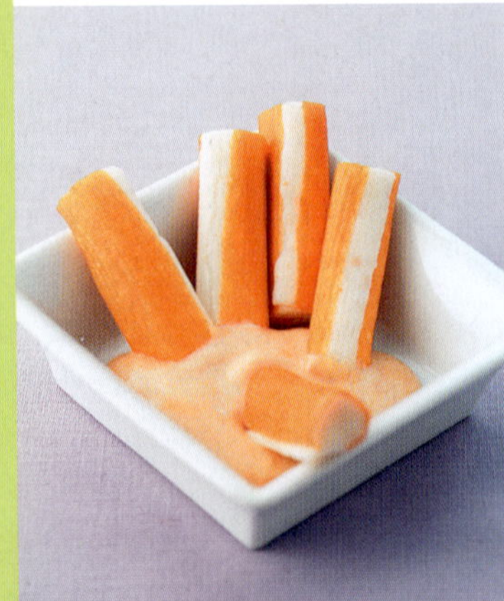

Feta mit Papaya

[1 Portion, ca. 80 kcal, 3 g Fett, ED 1,8]

Zutaten: *30 g Schafkäse (9,5 % Fett), 10–15 g getrocknete Papayastücke (Reformhaus)*

Schafkäse in kleine mundgerechte Würfel schneiden, mit Papayastücken servieren.

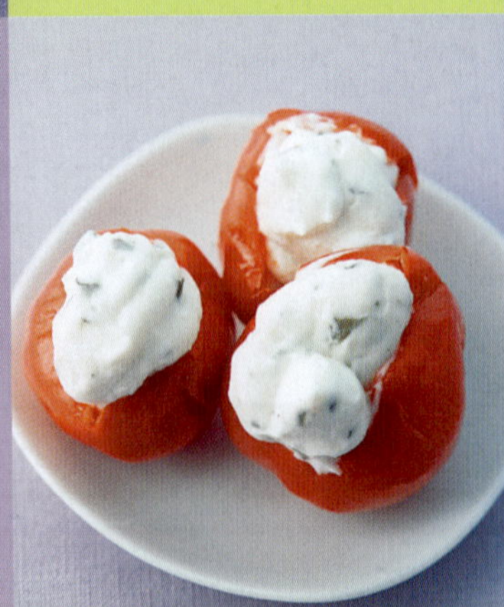

Surimi mit Dip

[1 Portion, ca. 85 kcal, 3 g Fett, ED 1,1]

Zutaten: *1 EL Salatcreme (15 % Fett), 1 TL Tomatenketchup, 50 g Surimi-Sticks (Krebsfleischimitat)*

Salatcreme und Ketchup verrühren und mit Surimistangen anrichten.

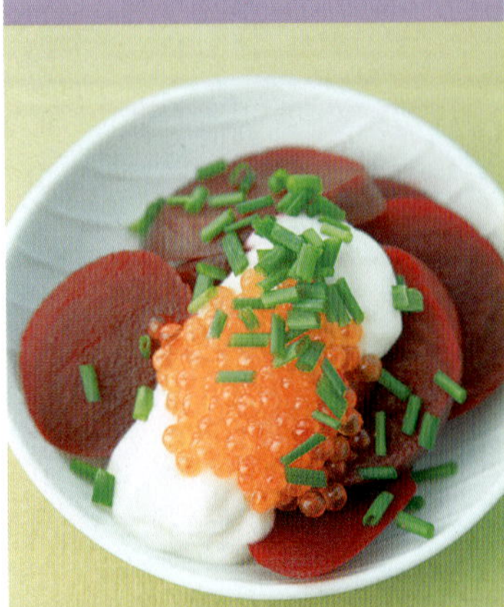

Rote Bete mit Kaviar

[1 Portion, ca. 80 kcal, 2 g Fett, ED 0,7]

Zutaten: *75 g gegarte Rote Bete, 1 EL Salatcreme (15 % Fett), 1 EL Joghurt (0,1 % Fett), 1 TL Forellen-Kaviar, Schnittlauch*

Rote Bete in dünne Scheiben schneiden. Salatcreme, Joghurt und Kaviar verrühren. Mit Roter Bete anrichten und mit Schnittlauchröllchen bestreuen.

Tipp: Rote Bete gibt es im Glas oder vakuumverpackt im Gemüseregal.

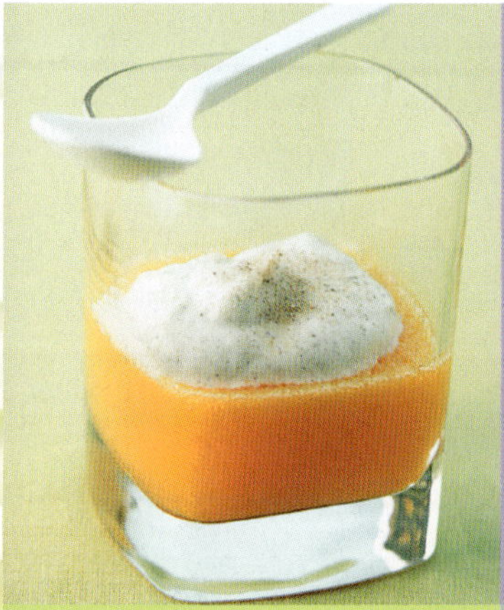

Götterspeise

[2 Portionen, pro Port. ca. 100 kcal, 0 g Fett, ED 0,6]

Zutaten: *250 ml Multivitaminsaft, 1 Tütchen »Gelatinefix«, 4 EL Naturjoghurt (0,1 % Fett), 1 TL Vanillezucker*

Multivitaminsaft und Gelatine mindestens 1 Minute verrühren und in Gläser füllen. Joghurt und Vanillezucker verrühren und auf die Gläser verteilen.

Tipp: Die Götterspeise (ohne Joghurt) hält sich im Kühlschrank 2–3 Tage.

Kiwi-Trifle

[1 Portion, ca. 190 kcal, 4 g Fett, ED 0,9]

Zutaten: *1 Becher Ananas-Joghurt (0,1 % Fett), 1 Kiwi, 3–4 Dinkel-Schokokekse*

Joghurt mit klein geschnittener Kiwi verrühren, mit zerkrümelten Keksen bestreuen.

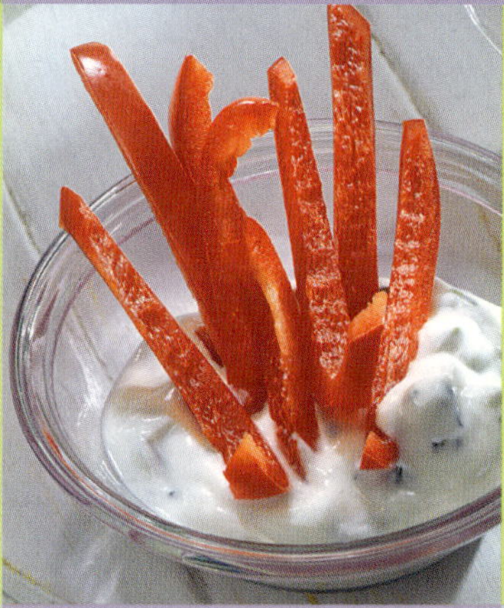

Grapefruit-Kompott

[1 Portion, ca. 105 kcal, 1 g Fett, ED 0,6]

Zutaten: *1 rosa Grapefruit, 2 EL Soja-Vanillecreme*

Eine halbe Grapefruit auspressen und mit der Soja-Vanille-Creme verrühren. Restliche Grapefruit dick schälen, in Stücke schneiden und mit der Vanillecreme anrichten.

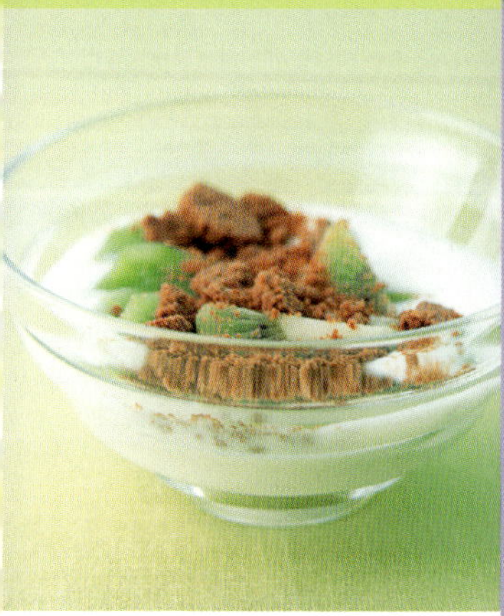

Paprikaquark

[1 Portion ca. 115 kcal, 3 g Fett, ED 0,5]

Zutaten: *100 g Magerquark, ½ TL Sonnenblumen- oder Rapsöl, 1 TL Gurkenwasser, 1 kleine Gewürzgurke, Kräutersalz, Edelsüß-Paprika, ½ Paprikaschote*

Quark, Öl und Gurkenwasser cremig rühren. Fein gewürfelte Gurke unterrühren und mit Kräutersalz und Paprika abschmecken. Paprikastreifen mit dem Quark anrichten.

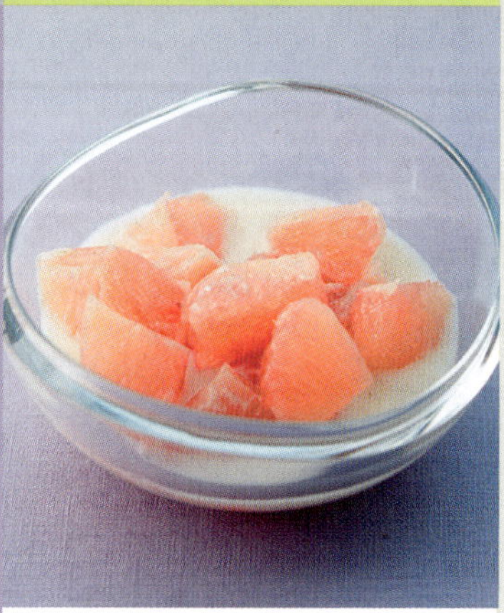

Snacks

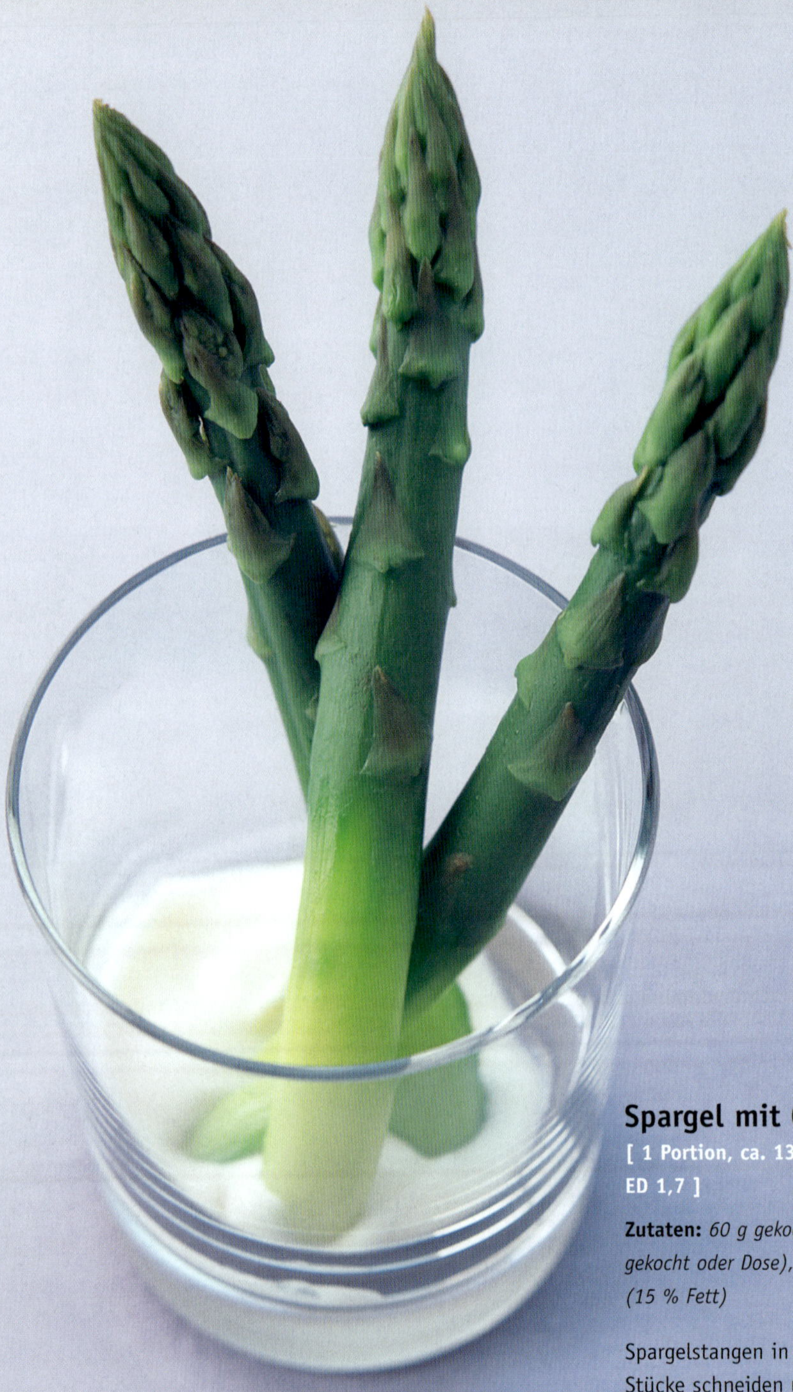

Spargel mit Creme

[1 Portion, ca. 135 kcal, 3 g Fett, ED 1,7]

Zutaten: *60 g gekochter Spargel (frisch gekocht oder Dose), 20 g Salatcreme (15 % Fett)*

Spargelstangen in mundgerechte Stücke schneiden und mit der Salatcreme anrichten.

Garnelenspieße

[1 Portion, ca. 40 kcal, 1 g Fett, ED 0,5]

Zutaten: *3 Tiefsee-Garnelen (30 g), 3 Cocktailtomaten, Basilikumblättchen*

Je eine Garnele, Cocktailtomate und ein Basilikumblatt auf Holzspieße stecken.

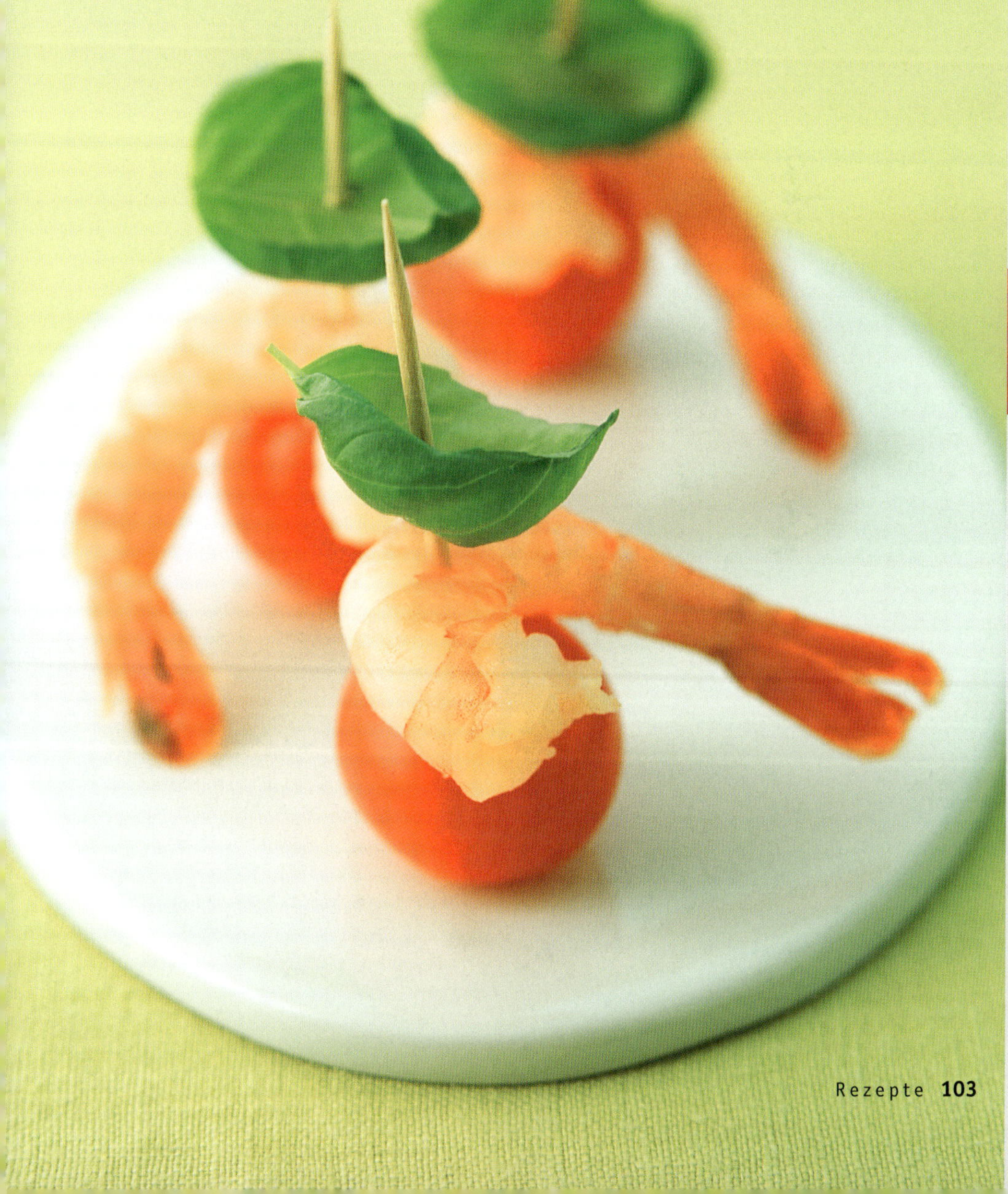

Gebratene Ananas

[1 Portion, ca. 150 kcal, 2 g Fett, ED 0,7]

Zutaten: *2 Scheiben frische Ananas (100 g), 1 EL Zitronensaft, 1 TL Roh-Rohrzucker, 100 ml Naturjoghurt (0,1 % Fett), 1 TL Agavensirup, gemahlener Zimt*

Ananasscheiben mit Zitronensaft beträufeln, mit Zucker bestreuen. In einer beschichteten Pfanne von jeder Seite 3 Minuten braten. Joghurt, Sirup und Zimt verrühren und zur Ananas anrichten.

Pikante Möhren

[1 Portion, ca. 125 kcal, 3 g Fett, ED 0,5]

Zutaten: *1 große Möhre, 1/2 Apfel, 1 Lauchzwiebel, 1/2 TL Öl, 1 Saftorange, 1 EL süße Chilisoße, Salz*

Möhre schälen. Apfel entkernen. Beides fein hobeln. Lauchzwiebel putzen und in feine Ringe schneiden. Öl, Orangensaft, Chilisoße und eine Prise Salz verrühren. Alles miteinander vermengen.

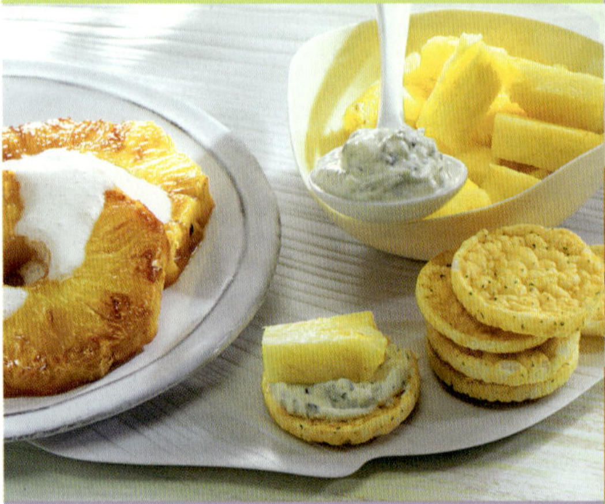

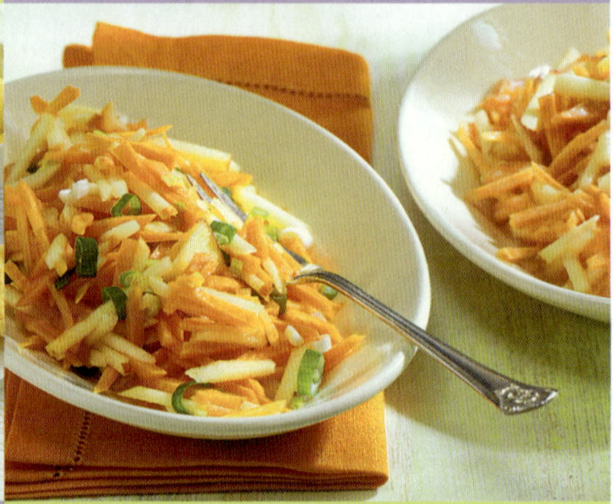

Ananascracker

[1 Portion, ca. 155 kcal, 3 g Fett, ED 1,6]

Zutaten: *1 Scheibe frische Ananas (40–50 g), 4–6 Mini-Reiscracker, 30 g Kräuter-Frischkäse (8 g Fett)*

Die Ananas in kleine Stücke schneiden, zum Anrichten die Cracker mit Frischkäse bestreichen und anschließend mit der Ananas belegen. Restliche Ananas dazu essen.

Süße Möhren

[1 Portion, ca. 110 kcal, 3 g Fett, ED 0,5]

Zutaten: *1 Möhre, 1/2 Apfel, 1/2 TL Öl, 2–3 EL Naturjoghurt (0,1 % Fett), 1/2 Zitrone, 1 TL Apfel- oder Birnendicksaft, 1–2 Prisen gemahlener Zimt*

Möhre schälen. Apfel entkernen. Beides fein hobeln. Öl, Joghurt, Zitronensaft und Dicksaft verrühren und mit Apfel und Möhre vermengen. Rohkost mit Zimt abschmecken und sofort anrichten.

Melone mit Frischkäse

[1 Portion, ca. 105 kcal, 1 g Fett, ED 0,5]

Zutaten: *100 g körniger Frischkäse (0,8 % Fett), 100 g Netz- oder Cantaloupe-Melonenfruchtfleisch, einige Minzeblättchen, ½ Limette*

Frischkäse mit Melonenbällchen oder kleinen Melonenwürfeln und Minzeblättchen anrichten und mit einigen Spritzern Limettensaft beträufeln.

Papaya mit Garnelen

[1 Portion, ca. 65 kcal, 1 g Fett, ED 0,4]

Zutaten: *100 g Papayafruchtfleisch, 4–5 Eismeer-Garnelen, ½ Limette, evtl. rosa Pfeffer*

Papaya in mundgerechte Stücke schneiden, mit Garnelen anrichten und mit Limettensaft beträufeln. Eventuell mit grob zerstoßenem Pfeffer bestreuen.

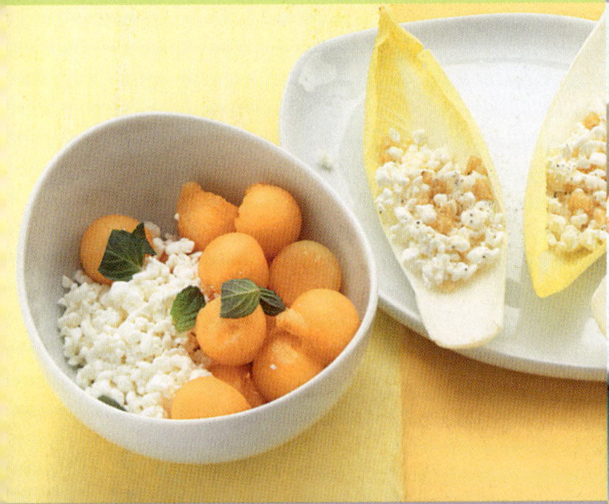

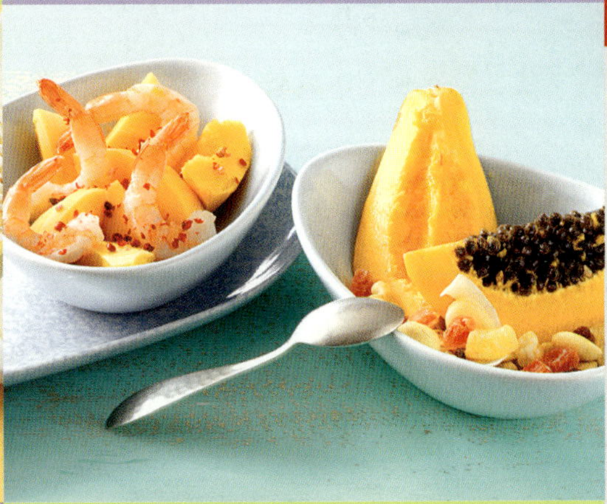

Frischkäse-Schiffchen

[1 Portion, ca. 120 kcal, 3 g Fett, ED 0,9]

Zutaten: *80 g körniger Frischkäse (0,8 % Fett), 1 TL Pinienkerne, 3 Chicoréeblätter, 1 TL Ahornsirup, weißer Pfeffer*

Frischkäse und grob gehackte Pinienkerne auf die Chicoréeblätter verteilen, mit Sirup beträufeln und mit Pfeffer bestreuen.

Papaya-Snack

[1 Portion, ca. 105 kcal, 1 g Fett, ED 0,9]

Zutaten: *½ Papaya, 1 Handvoll Caribic-Trockenfrüchte-Mix oder andere kalorienarme Trockenfruchtmischungen*

Papaya schälen, entkernen und das Fruchtfleisch eventuell in mundgerechte Stücke schneiden. Zusammen mit Trockenfrüchten anrichten.

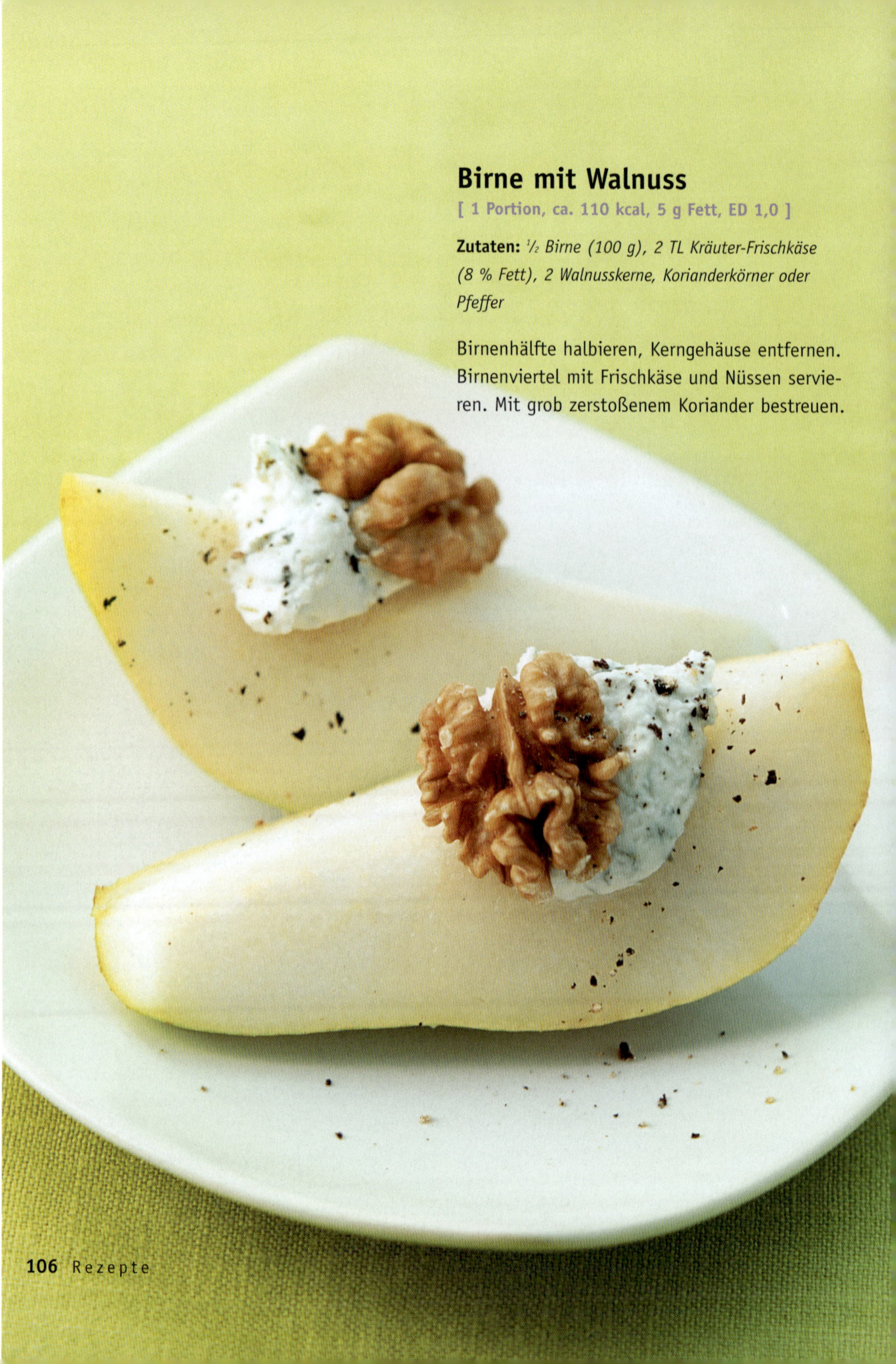

Birne mit Walnuss

[1 Portion, ca. 110 kcal, 5 g Fett, ED 1,0]

Zutaten: *½ Birne (100 g), 2 TL Kräuter-Frischkäse (8 % Fett), 2 Walnusskerne, Korianderkörner oder Pfeffer*

Birnenhälfte halbieren, Kerngehäuse entfernen. Birnenviertel mit Frischkäse und Nüssen servieren. Mit grob zerstoßenem Koriander bestreuen.

Joghurt-Eis

[1 Portion, ca. 95 kcal, 2 g Fett, ED 1,5]

Zutaten: *1 Kugel »Joghurt-Lemon-Apfel-Eis« oder »Buttermilch-Pfirsich-Eis« (mit weniger als 3 % Fett; 60 g), Zitronenmelisse*

Eiskugel mit Zitronenmelisseblättchen anrichten.

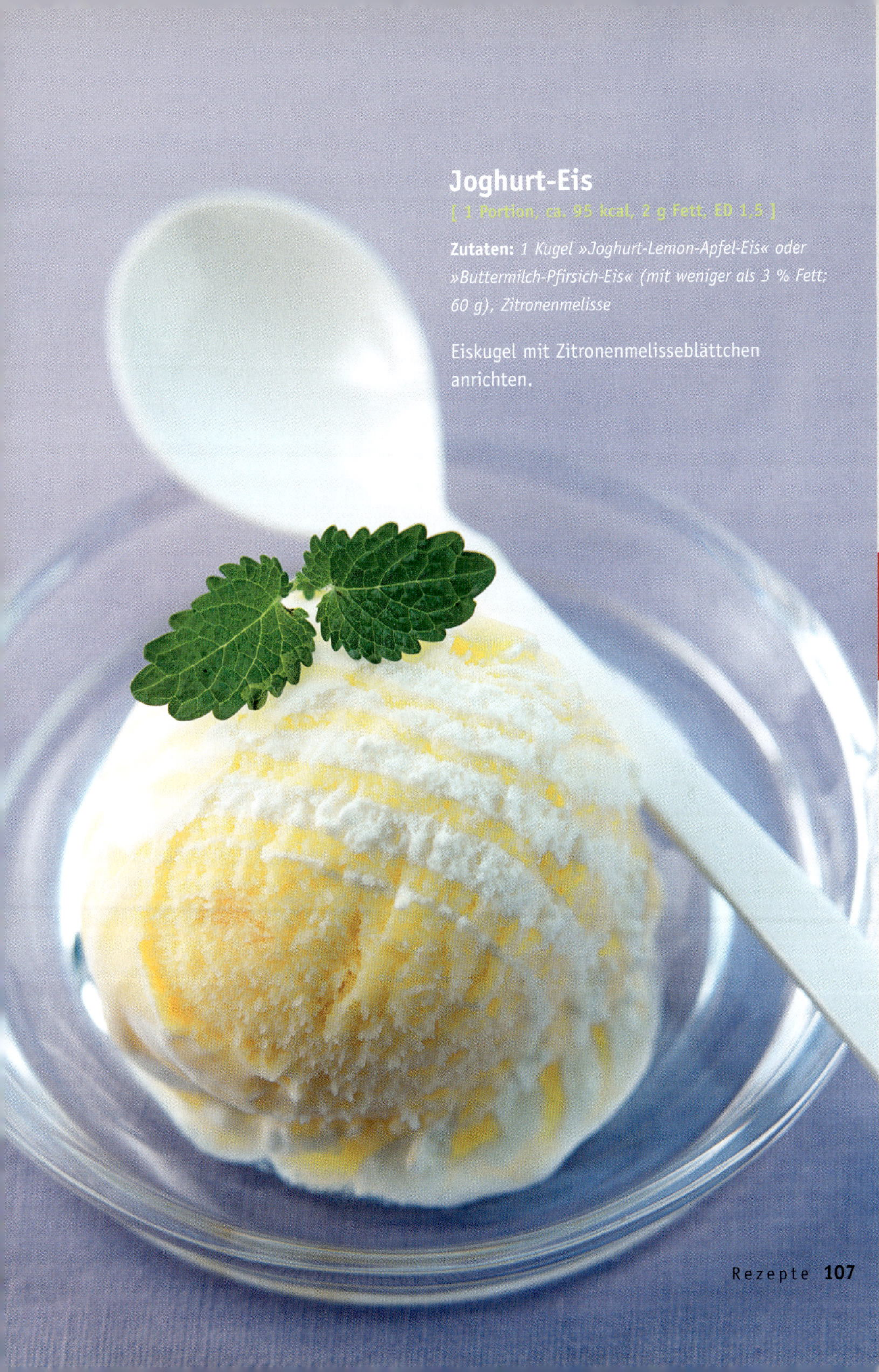

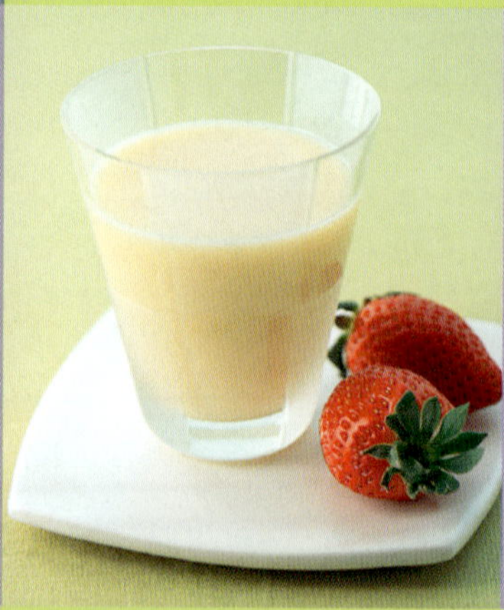

Fitnessdrink

[1 Portion, ca. 90 kcal, 0 g Fett, ED 0,4]

Zutaten: *1 Fläschchen probiotischer Joghurtdrink (0,1 % Fett; 100 ml), 100 ml Orangensaft, 60 g Bio-Erdbeeren*

Joghurtdrink mit Orangensaft verrühren, dazu 60 g Bio-Erdbeeren essen.
Tipp: Zur Erdbeersaison können Sie heimische Ware nehmen.

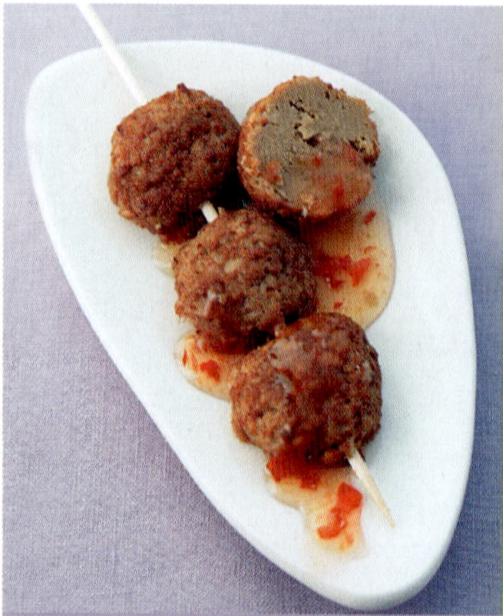

Spieß-Burger

[1 Portion, ca. 80 kcal, 3 g Fett, ED 1,3]

Zutaten: *2 vegetarische Mini-Frikadellen (40 g; Reformhaus), 1 EL süße Chilisoße*

Mini-Frikadellen halbieren, Hälften auf einen Holzspieß stecken und mit der Chilisoße servieren.

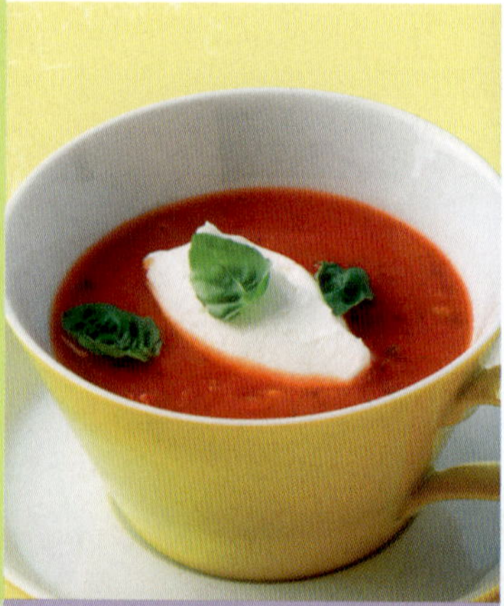

Tomatensuppe

[1 Portion, ca. 95 kcal, 3 g Fett, ED 0,5]

Zutaten: *1 Tüte Sonnentomatensuppe mit 80 % Gemüse, 1 EL Frischkäse (8 % Fett), Basilikumblättchen*

Suppe nach Packungsanweisung zubereiten. Frischkäse zugeben und die Suppe mit Basilikumblättchen bestreuen.

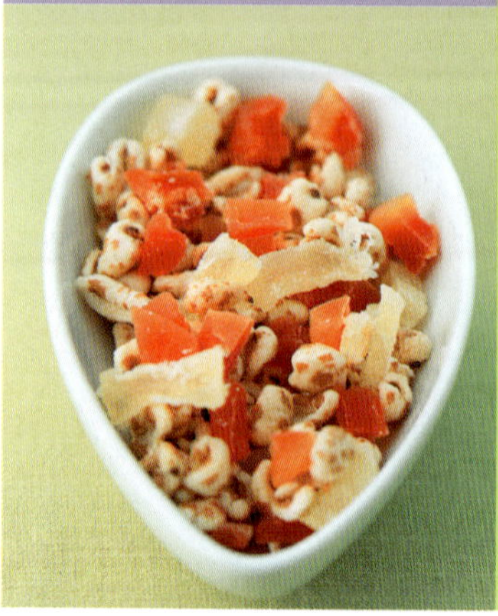

Naschwerk

[1 Portion, ca. 120 kcal, 0 g Fett, ED 2,7]

Zutaten: *20 g getrocknete Papayastücke, 15 g getrocknete Ananasstücke, 10 g gesüßte Getreidepops (z. B. Dinkel-Pops)*

Die Papaya- und Ananasstücke klein schneiden und mit den gesüßten Getreidepops mischen.
Tipp: Trockenfrüchte sind – in Maßen – für den kleinen Süßhunger ideal, weil sie nicht nur fruchtig-süß schmecken, sondern auch noch viele satt machende Ballaststoffe enthalten, die den Darm in Schwung bringen.

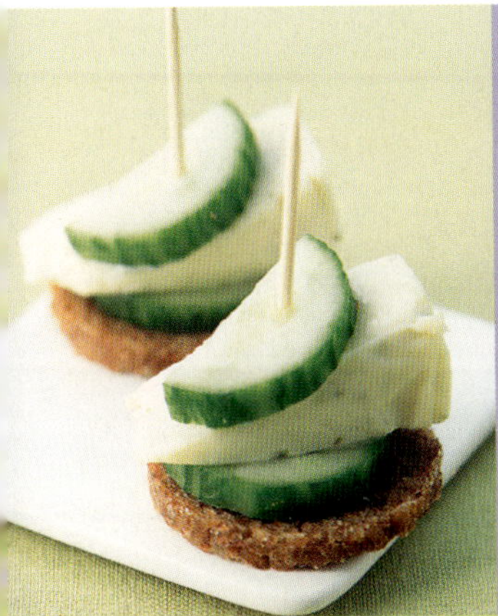

Beef-Torte

[1 Portion, ca. 60 kcal, 2 g Fett, ED 0,6]

Zutaten: *30 g Corned-Beef, 40 g Mini-Salatgurke, 2 Kapstachelbeeren*

Corned-Beef in 2 Stücke schneiden, mit Salatgurkenscheiben und Kapstachelbeeren anrichten.

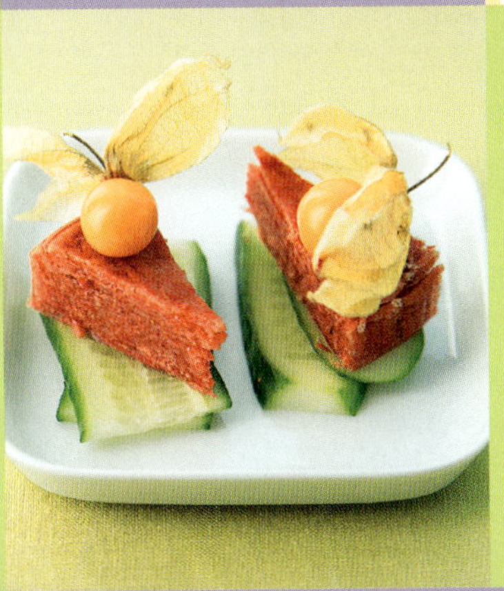

Käse-Taler

[1 Portion, ca. 80 kcal, 3 g Fett, ED 0,9]

Zutaten: *1 Schmelzkäse-Ecke (10 % Fett; 25 g), 2–4 Gurkenscheiben, 2 Party-Vollkorntaler*

Schmelzkäse-Ecke halbieren und mit Gurkenscheiben auf die Party-Vollkorntaler geben.

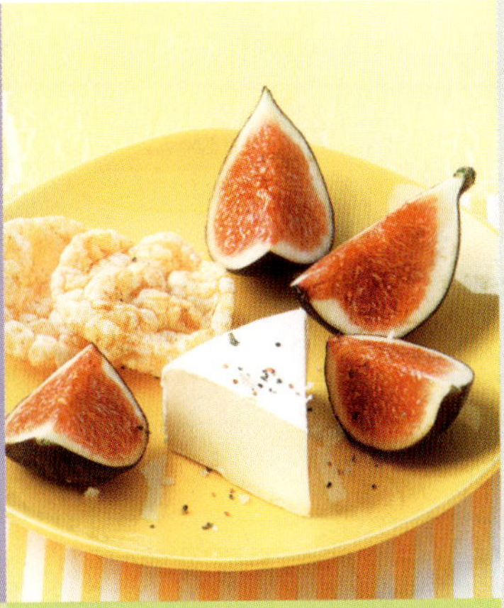

Weichkäse mit Feige

[1 Portion, ca. 120 kcal, 4 g Fett, ED 1,0]

Zutaten: *1 Feige (75 g), 30 g Weichkäse (12 % Fett), 2 Reiscracker, bunter Pfeffer*

Feige abspülen, trocken tupfen und vierteln. Mit Weichkäse und Reiscrackern anrichten und mit Pfeffer bestreuen.

Snacks

Kresse-Ei (Foto Seite 98/99)

[1 Portion, ca. 65 kcal, 3 g Fett, ED 1,1]

Zutaten: *½ hart gekochtes Ei (Größe M), 1 EL Tomatensalsa oder -ketchup, Kresse, Tabasco*

Eihälfte mit Tomatensalsa und Kresse auf einem Löffel anrichten und mit Tabasco würzen.

Kaviar-Ei (Foto Seite 98/99)

[1 Portion, ca. 65 kcal, 4 g Fett, ED 0,9]

Zutaten: *½ hart gekochtes Ei (Größe M), 1 EL Forellen-Kaviar oder Kaviarersatz (Dorsch), 1 Dillzweig*

Eihälfte mit Kaviar und Dill auf einem Löffel anrichten.

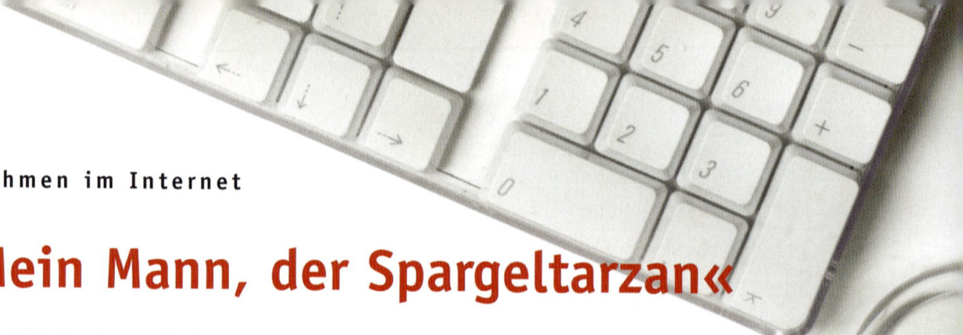

Abnehmen im Internet

»Mein Mann, der Spargeltarzan«

Wo ein Wille ist, ist auch ein Weg? Wenn nur nicht gerade jetzt in der Kantine österreichische Woche wäre, die Essenseinladungen reihenweise ins Haus flattern würden und der Ehegatte die neue kalorienarme Kost als Liebesentzug wertete. Einziger Trost: Andere haben die gleichen Probleme, im Internet-Forum kann man sich darüber bestens austauschen.

Fr, 21. April, 8.23	**Betreff: 500 Gramm – wer bietet mehr?**
Katharina	Guten Morgen! 73,5 Kilo, bin sehr zufrieden, habe ja erst vor vier Tagen bei 74 Kilo angefangen. Und wie sieht es bei euch aus? Katharina
Fr, 21. April, 10:11	**Betreff: Die Waage, meine beste Freundin**
Julia	Halleluja! Nur kein Neid! 1,2 Kilo. Bin jetzt bei 82,8 Kilo. Juchhuu! Julia
Sa, 22. April, 11:10	**Betreff: Man müsste Französin sein**
Sonja	Salut, habe den Wiegetag total vergessen. Sorry! Bin dann nächste Woche dabei – besser so, war nämlich gerade geschäftlich in Paris. Frage mich, wie die Französinnen bei dem leckeren Essen alle so schlank bleiben. Während unsereins mit zwei mickrigen Dinkelstangen zwischen den Fingern versucht, sich auf den Fernsehkrimi zu konzentrieren, schlemmen die im Kreise ihrer Lieben bis Mitternacht. Na ja, nächste Woche geht's für fünf Tage nach New York. Ihr seht, ich bin beruflich so eingespannt, dass es mir schwerfällt, regelmäßig gesund zu essen. Wenn ich im Büro bin, esse ich oft am Schreibtisch. Wenn ich doch in die Kantine gehe, haue ich immer total rein (gerade gab es Spezialitäten aus der Steiermark, gegen Hirschragout, Brathendln und solche Schmankerln wie Kaiserschmarren bin ich einfach wehrlos ...). Dann noch Geschäftsessen am Abend. Völlig irre, manchmal esse ich zweimal täglich warm und an anderen Tagen nur einen Schokoriegel vor dem Bildschirm. Sonja
Sa, 22. April, 18:53	**Betreff: Kaninchenfutter**
Katharina	Liebe Julia, liebe Sonja, früher habe ich mich gefragt, woher die Leute um Gottes willen die Zeit nehmen, morgens Rohkost zu schnippeln, die man dann später am Tag versonnen bei der Arbeit knabbert. Jetzt weiß ich es: Man steht einfach zehn Minuten früher auf. Deutlich besser als die Tüte Weingummi, die ich früher bei der Arbeit pro Tag locker weggenascht habe. Katharina

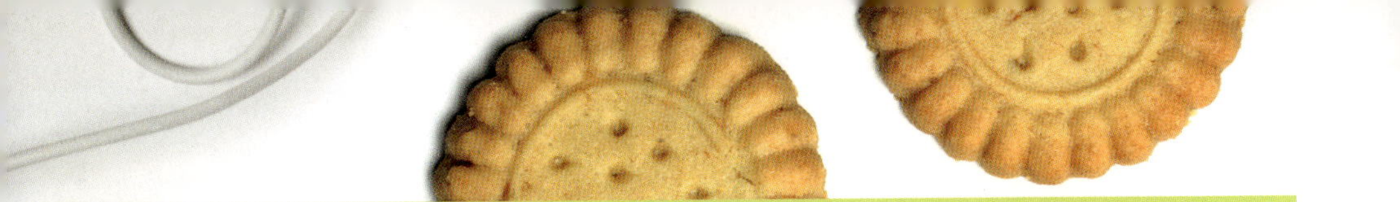

So, 23. April, 19:55
Julia

Betreff: Amerikanischer Angriff

Ihr Lieben, mein Mann ist heute mit unseren beiden Kindern zu McDonald's gegangen, weil es zu Hause ja jetzt immer nur »diese Magerkost« gibt. Ihr seht, meine Familie unterstützt mich wahnsinnig!!! Frage mich, wozu ich mir die Mühe mache und doppelte Portionen koche. Neben meinem Mann, dem Spargeltarzan, bin ich wirklich eine Walze. Demnächst kann er selbst für sich und die Kinder kochen. Viele Grüße, Julia

Mo, 24. April, 23:00
Katharina

Betreff: Buffet-Bekanntschaft

Hallo, tja, wenn Liebe durch den Magen geht, dann beginnt dein Mann wohl bald eine leidenschaftliche Affäre mit Ronald McDonald. Was kannst du dagegen tun? Nichts! Lass deine Familie doch ruhig mal Fastfood essen. Ich würde mich da nicht so aufregen. Man kann halt nicht sein ganzes Leben auf Diät setzen. Gestern, beim Geburtstag einer Kollegin, habe ich auch versucht, das Zimmer mit dem kalten Buffet zu meiden. Dann kam ich aber mit einem sehr interessanten Typen ins Gespräch – groß, dunkle Locken, Hornbrille –, und als der sich einen Nachschlag Tiramisu holen wollte, konnte ich schlecht von seiner Seite weichen. Den Rest des Abends haben wir dann vor dem Buffet verbracht. Jetzt habe ich zwar doch wieder ziemlich viel gegessen, aber dafür hat er meine Telefonnummer. Katharina

Di, 25. April, 14:05
Sonja

Betreff: If you can make it there ...

Good Morning, ernähre mich hier in New York hauptsächlich von Diet-Cokes, Ultra-Lowfat-Bagels, No-fat-Chips usw. Ich gebe zu, es schmeckt irgendwie alles etwas synthetisch, und wenn ich zurück in Deutschland bin, schwitze ich sicher statt Salz nur noch Süßstoff, und in meinen Adern sprudelt eine koffeinhaltige braune Flüssigkeit. Vermutlich werde ich ein bisschen ungesund und künstlich ausschauen, aber wer weiß, zwei Kilo weniger wären es mir wert.
So long, Sonja

Di, 25. April, 22:50
Katharina

Betreff: Aussetzer aus Liebe

Meine Damen, er hat angerufen! Und was hat er vorgeschlagen? Natürlich essen gehen!! Mittwochabend zu seinem Lieblingsitaliener. Tut mir leid, aber da muss ich dann definitiv mal einen Tag aussetzen. So weit seid ihr doch sicher längst in die Erotik des Essens eingeweiht: Zu einer Femme fatale passt einfach kein kleiner Salat. Freu mich schon auf Gnocchi mit Gorgonzolasoße – und bei einer schönen Flasche Rotwein werde ich ihm dann ganz tief in die Augen schauen. Katharina

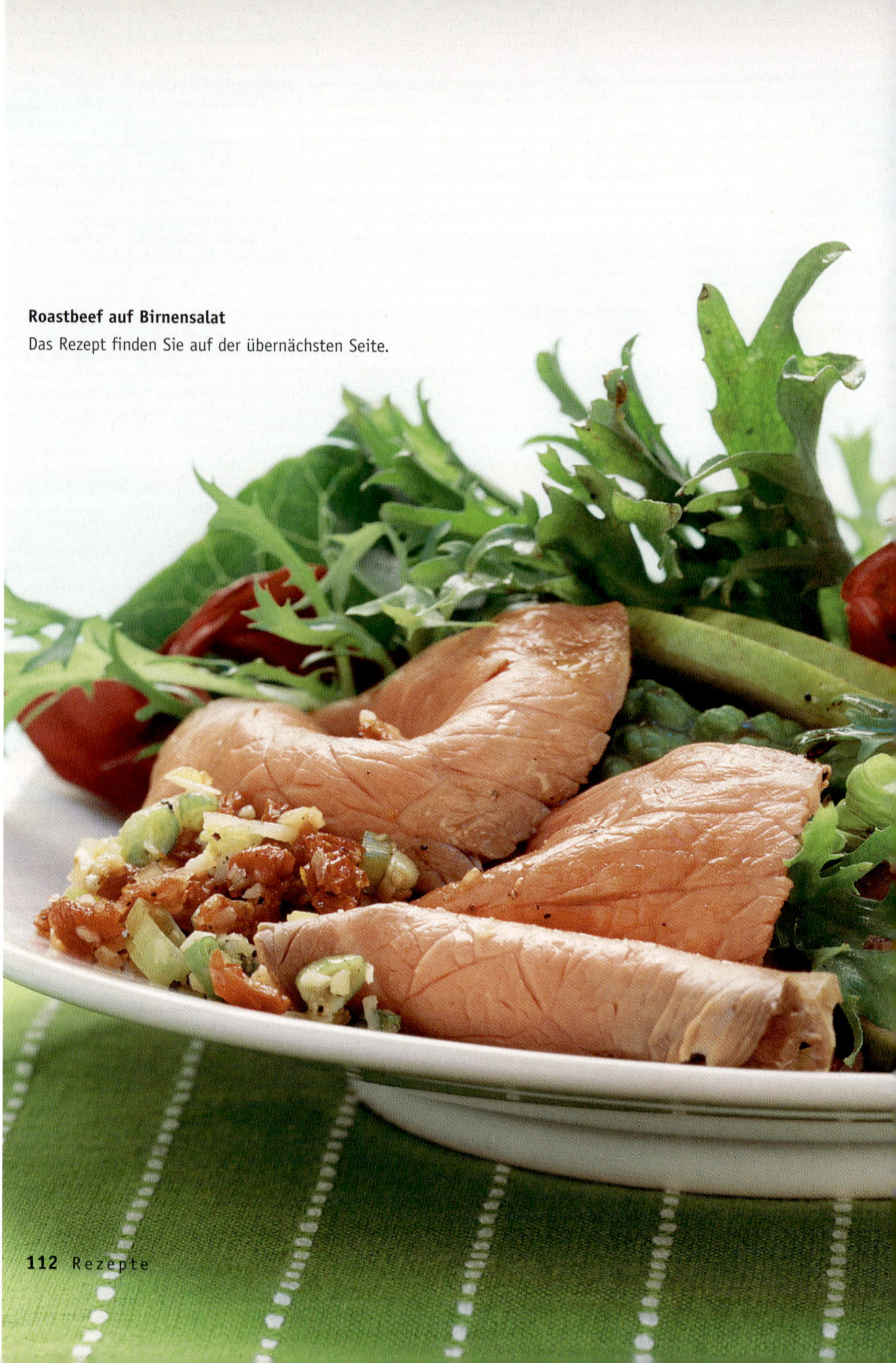

Roastbeef auf Birnensalat

Das Rezept finden Sie auf der übernächsten Seite.

Salate – knackig, köstlich, raffiniert

Damit kann die Küche mal kalt bleiben. Denn diese Salate sind super Joker – sie passen mittags oder abends.

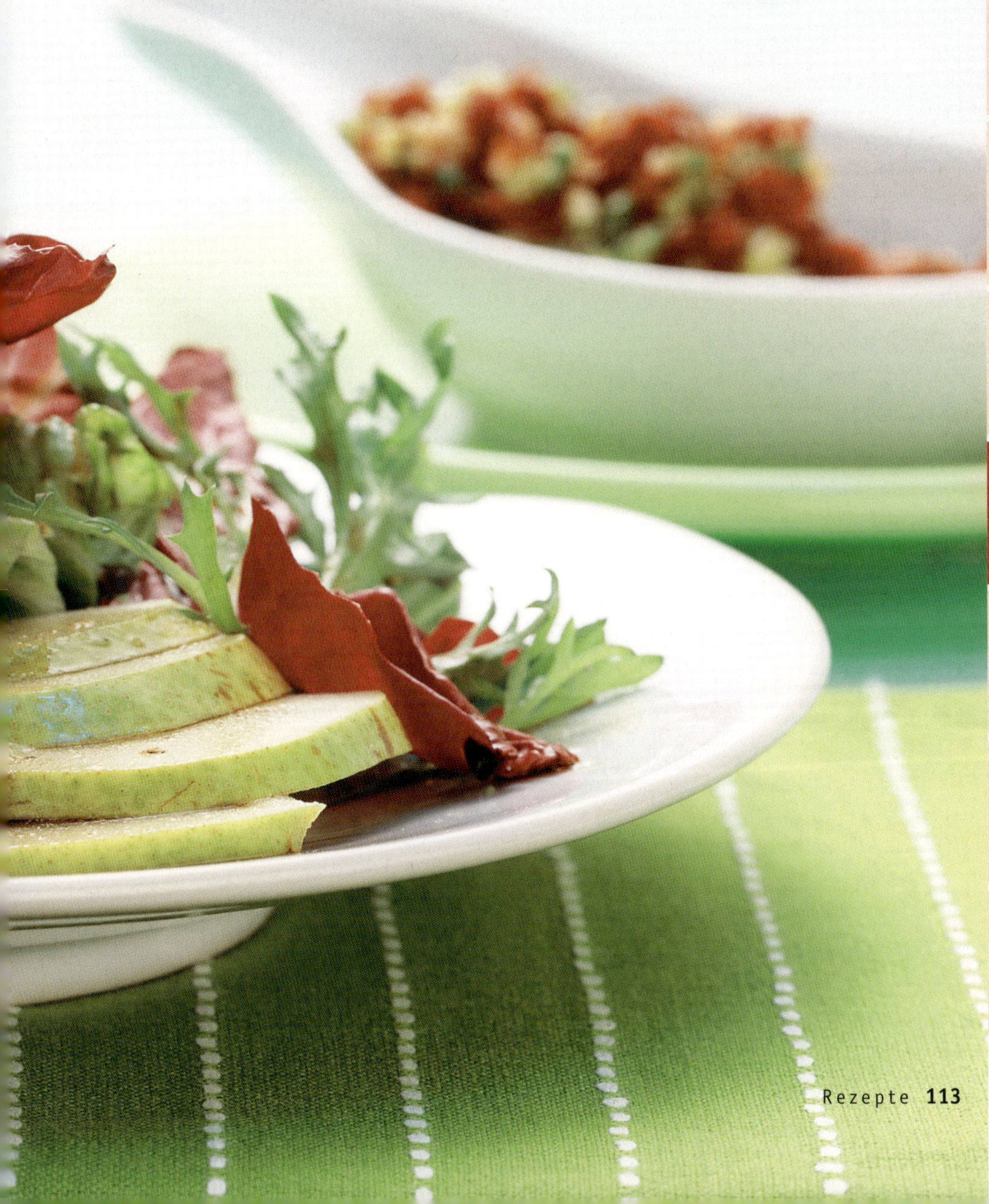

Roastbeef auf Birnensalat

(Foto Seite 112/113)

[2 Portionen, pro Port. ca. 300 kcal, 12 g Fett, ED 0,6]

Zutaten: *1 TL Pinienkerne, 2 Lauchzwiebeln, 5 weiche getrocknete Tomaten, 2 EL geriebener Parmesankäse, 3 TL Olivenöl, Salz, schwarzer Pfeffer, 100 g Roastbeef-Aufschnitt, 1 reife Birne (z. B. Gute Luise oder Abate), 80 g gemischter Blattsalat, 2 EL Balsamessig, 3 EL Gemüsebrühe*

Pinienkerne, Lauchzwiebeln und Tomaten fein hacken. Mit Käse und 2 TL Öl verrühren und mit Salz und Pfeffer abschmecken. Roastbeef, Birnenspalten oder -scheiben und Salat auf 2 Tellern anrichten. Balsamessig, Brühe, restliches Öl, Salz und Pfeffer verrühren und über den Salat träufeln. Mit der Tomatengremolata anrichten.
Dazu: 2 Scheiben Vollkornbrot (60 g)

Tomatensalat mit Senfdip (ohne Foto)

[1 Portion, ca. 65 kcal, 2 g Fett, ED 0,4]

Zutaten: *1 EL Orangensaft, ½ TL Öl, ½ TL körniger Senf, Zucker, Salz, Pfeffer, 120 g Cocktailtomaten, 1 EL Lauchzwiebelringe, 3 eingelegte Peperoni*

Orangensaft, Öl, körniger Senf, 1 Prise Zucker, Salz, Pfeffer verrühren und mit halbierten Cocktailtomaten, Lauchzwiebelringen und Peperoni anrichten.

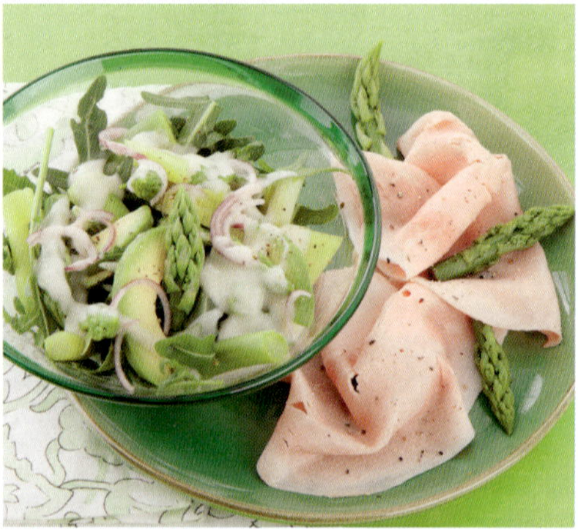

Grüner-Spargel-Salat mit Schinken

[2 Portionen, pro Port. ca. 335 kcal, 15 g Fett, ED 0,7]

Zutaten: *2 EL Salatcreme (9 % Fett), 1 TL Nussöl, 1 Bio-Zitrone, Salz, Pfeffer, 400 g grüner Spargel, Zucker, 1 Bund Rauke (40 g), 1 rote Zwiebel, 200 g Melonenfruchtfleisch, ½ Avocado, 60 g gekochter Schinken oder Grillschinken, bunter Pfeffer*

Salatcreme, Öl, abgeriebene Zitronenschale und -saft, Salz und Pfeffer verrühren. Spargel schälen, in 3 cm lange Stücke schneiden und in siedendem Salz-Zucker-Wasser etwa 3 Minuten sprudelnd kochen. Abgießen und kalt abspülen. Rauke putzen. Zwiebel in hauchdünne Ringe, Melone und Avocado klein schneiden. Alle Zutaten mit der Soße mischen, in 2 Glasschalen füllen und mit gepfeffertem Schinken anrichten.
Dazu: 2 Scheiben Vollkorntoast à 30 g

Kichererbsen in Senf-Vinaigrette

[2 Portionen, pro Port. ca. 340 kcal, 12 g Fett, ED 0,9]

Zutaten:

1 Dose Kichererbsen (240 g), 2 EL Sherryessig, 1–2 EL Apfelsaft, 1 EL körniger Dijon-Senf, 4 TL Olivenöl, Salz, Pfeffer, 2 EL TK-Italienische Kräuter, 1 rote Zwiebel, 2 Tomaten (250 g), 4–6 rohe Riesengarnelen oder Eismeer-Garnelen (ca. 100 g), 4 Salbeistängel, 1/4 Zitrone

Kichererbsen abtropfen lassen. Essig, Apfelsaft, Senf, 2 TL Öl, Salz und Pfeffer verrühren. Kichererbsen, Kräuter, fein geschnittene Zwiebelringe unterrühren. Tomaten in Scheiben schneiden. Garnelen in restlichem Öl mit Salbeiblättchen bei mittlerer Hitze unter Rühren garen. Etwas salzen und mit Zitronensaft würzen. Tomaten, Kichererbsen und Garnelen anrichten und mit Bratsud beträufeln.

Dazu: 2 Scheiben Knäckebrot

Tipp: Kichererbsen und Vinaigrette etwa 2 Stunden zugedeckt durchziehen lassen.

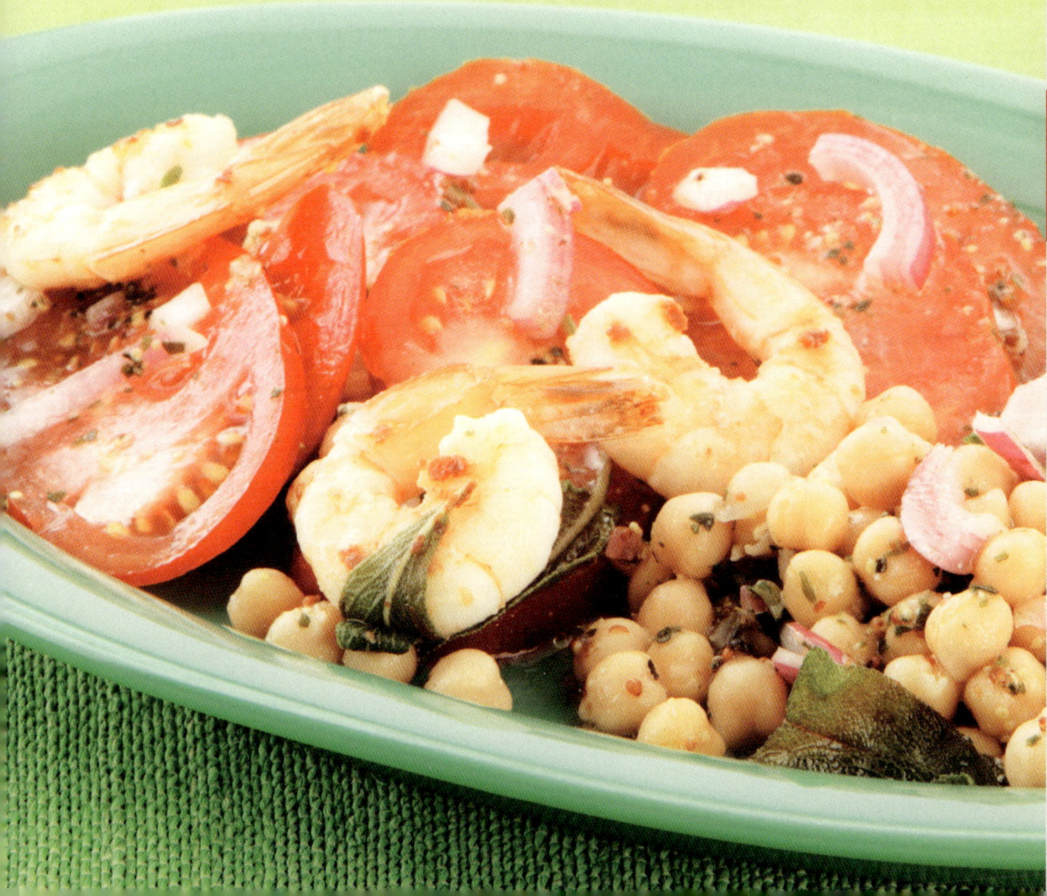

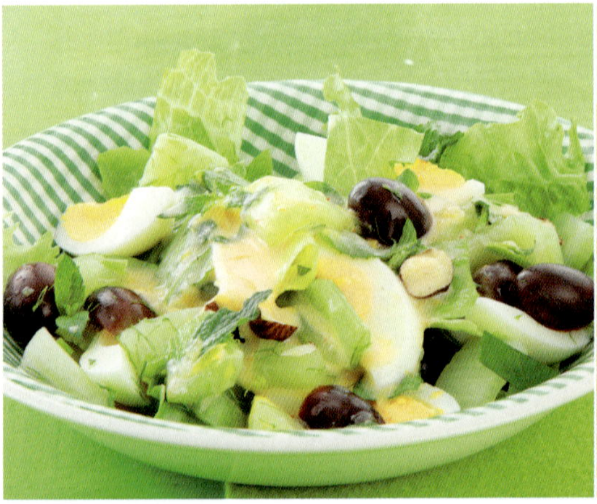

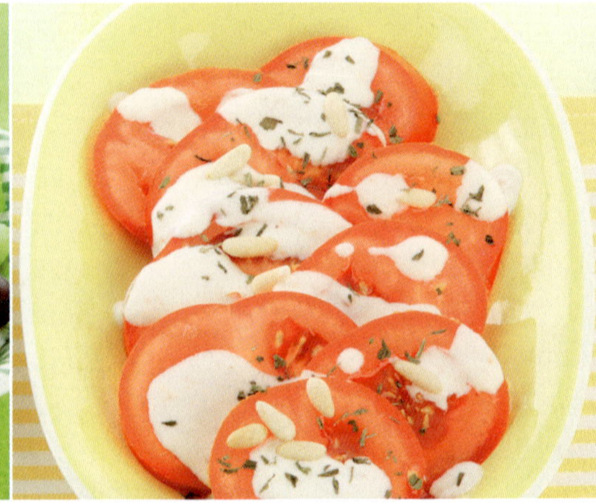

Arabischer Fenchelsalat

[2 Portionen, pro Port. ca. 395 kcal, 15 g Fett, ED 0,8]

Zutaten: *2–3 Fenchelknollen (400 g), 1 TL Koriandersamen, 100 ml Orangensaft, 1 TL Olivenöl, Salz, ½ Römersalat, 3–4 Minzestängel, 2 hart gekochte Eier (Größe M), 100 g Weintrauben, 1 EL Haselnusskerne, 1–2 TL Akazienhonig, 4 EL Naturjoghurt (0,1 % Fett), ½–1 TL Harissa-Paste aus der Tube, Pfeffer, ¼ Zitrone, 1–2 TL Akazienhonig*

Fenchel klein schneiden. Koriander im Mörser zerstoßen. Mit Orangensaft, Öl, Salz und 2–3 EL Wasser aufkochen. Fenchel zugeben und 3–4 Minuten bei kleiner Hitze zugedeckt bissfest garen. Herausnehmen, Orangensud auffangen und etwas abkühlen lassen. Römersalat klein schneiden, Minzeblättchen abzupfen. Eier vierteln. Weintrauben halbieren. Nüsse hacken. Orangensud, Honig, Joghurt, Harissa verrühren und mit Salz, Pfeffer und etwas Zitronensaft abschmecken. Salatzutaten mischen und mit Salatsoße anrichten.

Dazu: 2 Scheiben Vollkorntoast à 30 g

Tomatensalat mit Frischkäse

[1 Portion, ca. 99 kcal, 5 g Fett, ED 0,5]

Zutaten: *1 EL (15 g) Ziegenfrischkäse, 2 EL Naturjoghurt (0,1 % Fett), 1 EL Orangensaft, Salz, Cayennepfeffer, 150 g Tomaten, 1 TL Pinienkerne, etwas gerebeltes Basilikum*

Ziegenfrischkäse, Joghurt, 1 EL Orangensaft, Salz und Cayennepfeffer cremig rühren. Tomaten in Scheiben schneiden, mit Soße und Pinienkernen anrichten. Mit gerebeltem Basilikum bestreuen.

Küchentipps

Mehr Gesundheit, mehr Geschmack

Tomaten nicht häuten, da der rote Farbstoff Lykopin – ein Schutzstoff gegen freie Radikale – in hoher Konzentration in der Haut sitzt. Ideal im Winter: kanarische Freilandtomaten, sie enthalten dreimal mehr Lykopin als Tomaten aus dem Gewächshaus.

Limette oder Zitrone? Geschmacksache. Die grünen Exoten sind weniger sauer und aromatischer. Limetten vor dem Auspressen auf der Arbeitsfläche ein paar mal hin und her rollen. So zerspringen die Fruchtzellen, und die Saftausbeute – etwa 30–50 ml – ist größer.

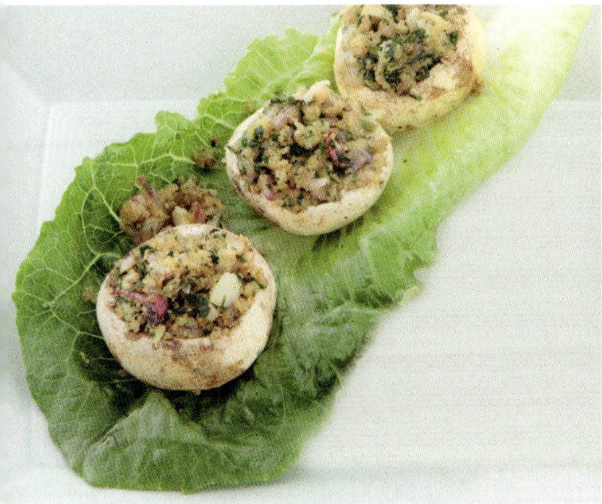

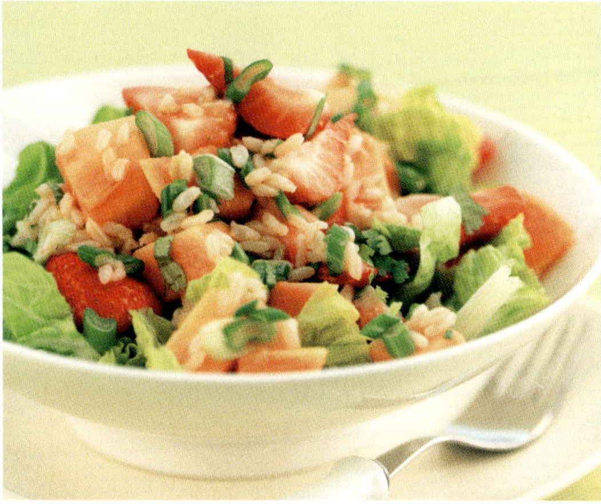

Provenzalische Champignons

[2 Portionen, pro Port. ca. 325 kcal, 12 g Fett, ED 0,7]

Zutaten: *1 EL körniger Senf, 2–3 TL Rotweinessig, Kräutersalz, Pfeffer, 4 TL Olivenöl, 150 g Cocktailtomaten, 1 Dose braune Bohnen (265 g), 6 Champignons à 60 g, 1 rote Zwiebel, 2 Knoblauchzehen, ½ Bund Petersilie, 2–3 Thymianstiele, 2 EL Semmelbrösel, etwas Öl für die Form, ¼ Zitrone, Salatblätter*

Senf, Essig, 1–2 EL Wasser, Salz, Pfeffer und 2 TL Öl verrühren. Halbierte Tomaten und abgetropfte Bohnen untermischen. Champignons putzen. Pilzstiele, Zwiebel, Knoblauch und Kräuter fein hacken (1 EL Kräuter beiseite stellen). Semmelbrösel zugeben und die Masse in restlichem Öl andünsten. Backofen auf 220 Grad, Umluft 200 Grad, Gas Stufe 5 vorheizen. Champignons in eine leicht geölte ofenfeste Form setzen, mit Salz, Pfeffer, Zitronensaft würzen. 5 Minuten im Ofen vorgaren. Mit der Pilzfarce füllen und 10–15 Minuten überbacken. Pilze auf Salatblätter setzen, Bohnen dazu anrichten, mit restlichen Kräutern bestreuen.
Dazu: 2 Scheiben Vollkorntoast à 30 g

Fruchtiger Reissalat

[1 Portion, ca. 280 kcal, 13 g Fett, ED 0,8]

Zutaten: *60 ml Orangensaft, 1 TL Honig, 1-2 TL Apfelessig, Salz, Tabasco, 1 EL Sesamöl, ½ Papaya, 1–2 Lauchzwiebeln, 100 g Bio-Erdbeeren, 65 g vorgegarter Naturreis, 1 Handvoll Batavia-Salat, etwas Koriander*

Orangensaft, Honig, Apfelessig, Salz und Tabasco verrühren. Sesamöl unterrühren. Papaya würfeln. Lauchzwiebeln fein hacken. Erdbeeren halbieren. Vorbereitete Zutaten, Reis, Salatstreifen mit der Soße mischen, mit Korianderblättchen bestreuen.
Tipps: Bio-Erdbeeren sind kaum mit Pestiziden belastet. Konventionelle Erdbeeren kurz erst heiß, dann kalt abspülen. Für 2 Portionen Reissalat einfach die Zutaten verdoppeln.

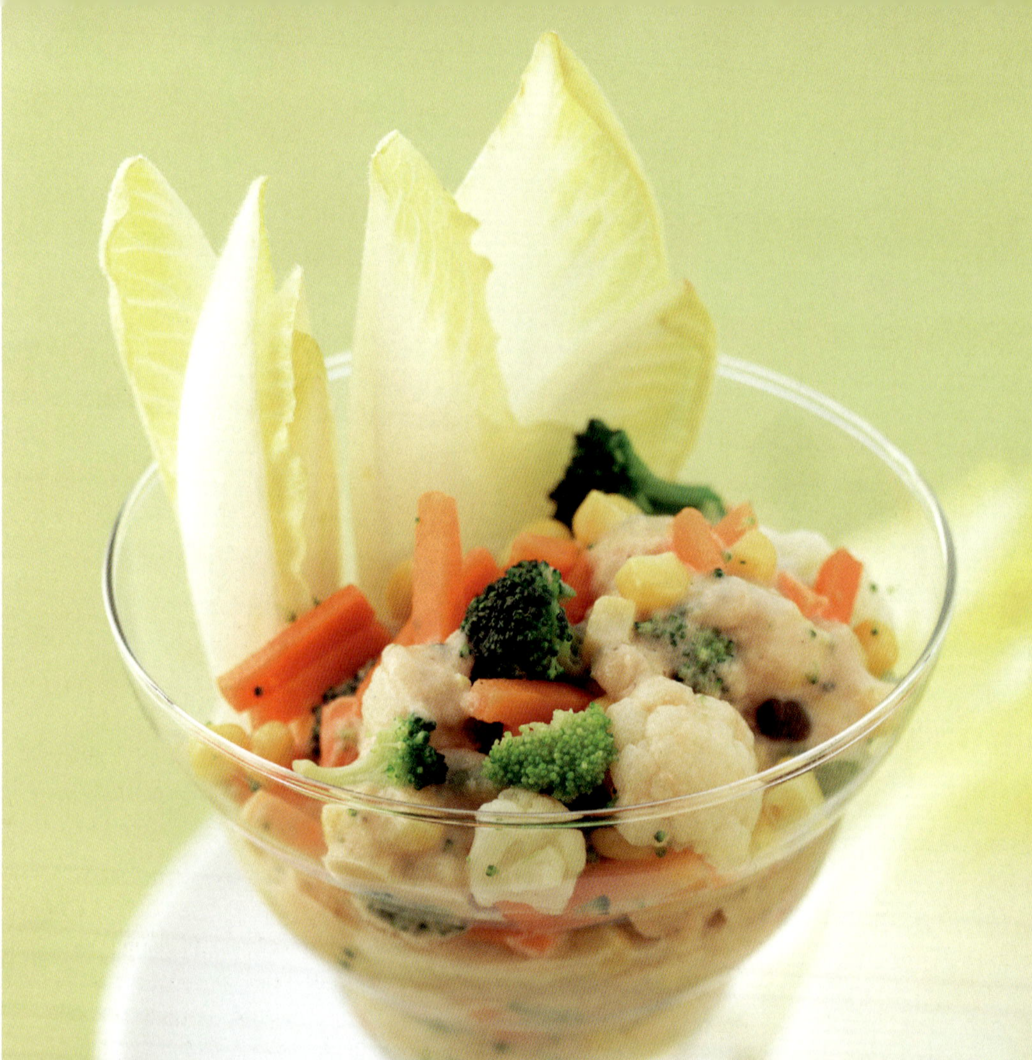

Gemüse-Cocktail

[1 Portion, ca. 350 kcal, 11 g Fett, ED 0,6]

Zutaten: *225 g gemischtes TK-Gemüse (z. B. Farmer-Gemüse), Salz, ½ Dose Thunfisch ohne Öl (ca. 65 g), 1 TL Olivenöl, 2 EL Salatcreme (16 % Fett), 2 EL Kapern, 2–3 EL Gemüsekochwasser, ½ Zitrone, Pfeffer, 1 Chicorée*

TK-Gemüse nach Packungsanweisung in Salzwasser garen. Abgießen und abkühlen lassen. Thunfisch, Olivenöl, Salatcreme, Kapern, 2–3 EL Gemüsekochwasser und den Saft ½ Zitrone pürieren, mit Salz und Pfeffer abschmecken. Gemüse und Soße mischen und mit Chicoréeblättern anrichten.

Dazu: 2 Scheiben Vollkorn-Baguette (25 g)

Spargel mit Minze-Limetten-Joghurt (ohne Foto)

[1 Portion, ca. 310 kcal, 11 g Fett, ED 0,6]

Zutaten: *100 g Naturjoghurt (1,5 % Fett), 3–4 Minzestängel, Salz, 1 Limette, 400 g weißer Spargel, 2 TL Olivenöl, Pfeffer, 1 EL Orangenmarmelade*

Joghurt und fein gehackte Minze verrühren. Mit Salz, abgeriebener Limettenschale und etwas Limettensaft abschmecken. Spargel schälen, in mundgerechte Stücke schneiden und in Olivenöl ca. 4–7 Minuten unter Rühren braten. Salzen und pfeffern.
2 TL Limettensaft und Orangenmarmelade zugeben und den Spargel darin schwenken. Mit Joghurt und eventuell Minzeblättchen anrichten.
Dazu: 2 Scheiben Vollkorn-Baguette (25 g)

Zucchiniröllchen auf Salat (ohne Foto)

[1 Portion, ca. 290 kcal, 11 g Fett, ED 0,8]

Zutaten: *1 Zucchini (200 g), 2 TL Olivenöl, Salz, Pfeffer, 1 EL Orangensaft, 50 g Parmaschinken, 50 getrocknete Aprikosen, 2 EL Naturjoghurt (0,1 % Fett), 1–2 TL Weißweinessig, Zucker, ein paar Blätter Batavia- oder Kopfsalat*

Zucchini längs in Streifen schneiden und in Olivenöl unter Rühren 3–4 Minuten braten. Salzen, pfeffern und mit Orangensaft beträufeln. Zucchinistreifen in Parmaschinkenscheiben einwickeln. Aprikosenstreifen kurz in der Pfanne schwenken. Joghurt, Weißweinessig, Salz, Pfeffer und 1 Prise Zucker verrühren. Schinkenröllchen und Aprikosenstreifen auf Salatblättern anrichten, mit Joghurtsoße beträufeln.

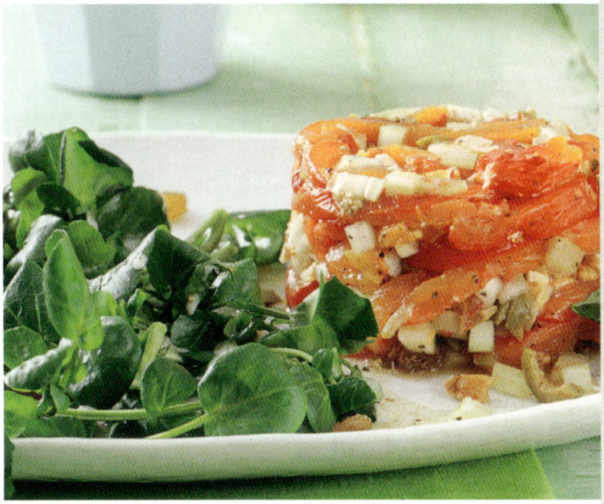

Paprikasalat mit Brunnenkresse

[1 Portion, ca. 250 kcal, 10 g Fett, ED 0,5]

Zutaten: *1 Paprikaschote (250 g), 2 Selleriestangen, 4 grüne Oliven ohne Stein, 1 TL gehackte Nüsse, 1 EL Rosinen, ½ Bio-Zitrone, Pfeffer, 50 g Ziegenmilchjoghurt (4 % Fett; Reformhaus), 1 TL Olivenöl, Salz, 40 g Brunnenkresse*

Paprikaviertel etwa 20 Minuten auf Alufolie im vorgeheizten Backofen bei 220 Grad, Umluft 200 Grad, Gas Stufe 5 rösten. Herausnehmen, nass abdecken. Nach etwa 2 Minuten die Haut abziehen. Sellerie fein hacken. Oliven und Paprika in Streifen schneiden. Alles mit Nüssen, Rosinen, abgeriebener Zitronenschale und Pfeffer mischen. Joghurt, Zitronensaft und Öl verrühren. Mit Salz und Pfeffer abschmecken. Salat mit der Brunnenkresse anrichten und mit der Joghurtsoße beträufeln.
Tipp: Gleich mehrere Paprikaschoten im Ofen rösten und im Kühlschrank gut verpackt aufbewahren. Sie halten sich ca. 3 Tage.

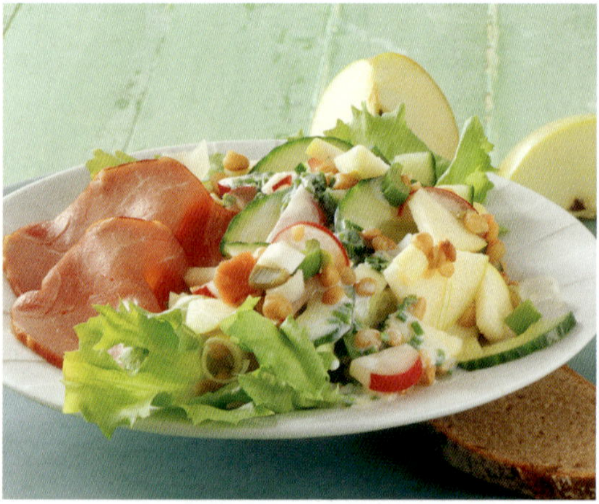

Radieschensalat mit Kasseler

[1 Portion, ca. 255 kcal, 9 g Fett, ED 0,6]

Zutaten: *4 EL Linsen (Dose), 50 g Mini-Gurke, 6 Radieschen, ½ Apfel, 1 Lauchzwiebel, 2 EL Naturjoghurt (0,1 % Fett), 2 TL Apfelsaft, 1 TL weißer Balsamessig, 1 EL Schnittlauchröllchen, Salz, Pfeffer, 1–2 TL Öl, 1 Handvoll Endivien-, Löwenzahn- oder anderer Blattsalat, 40 g Kasseler-Aufschnitt*

Linsen abspülen und abtropfen lassen. Gurke, Radieschen und Apfel in kleine Stücke, Lauchzwiebel in Ringe schneiden. Joghurt, Apfelsaft, Essig, Schnittlauch, Salz und Pfeffer verrühren. Öl mit einer Gabel unterschlagen. Mit den vorbereiteten Zutaten vermischen. Salat in mundgerechte Stücke zupfen. Alle Zutaten vermischen und mit den Aufschnitt-Scheiben anrichten.
Dazu: Restlichen Apfel und eine Scheibe Brot

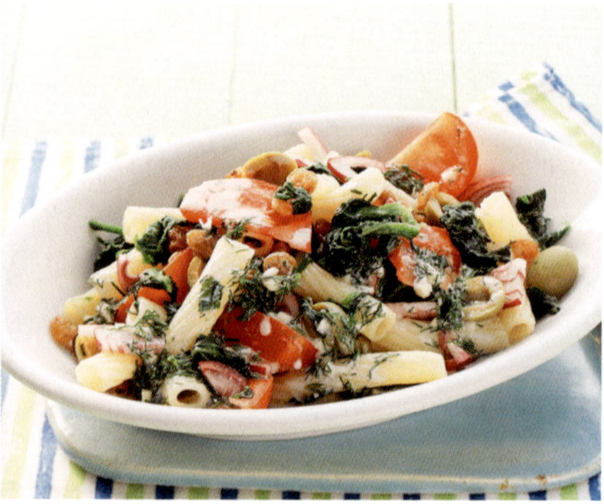

Griechischer Pastasalat

[2 Portionen, pro Port. ca. 235 kcal, 10 g Fett, ED 0,6]

Zutaten: *80 g Hartweizen-Penne-Nudeln, Salz, 125 g TK-Blattspinat, 150 g Kefir (1,5 % Fett), 1 EL Walnussöl, 2 Knoblauchzehen, ½ Bund Dill (frisch oder TK), ½ Zitrone, Pfeffer, 2 Tomaten, 1 rote Zwiebel, 40 g grüne Oliven ohne Stein, 1–2 EL Sultaninen*

Nudeln nach Packungsanweisung in Salzwasser kochen. Spinat die letzten 5 Minuten mitkochen. Nudeln und Spinat abgießen und abtropfen lassen. Kefir, Öl, zerdrückten Knoblauch, fein geschnittenen Dill, Zitronensaft, Salz und Pfeffer verrühren. Mit Tomatenscheiben, Zwiebelringen, halbierten Oliven, Sultaninen und Spinat-Nudeln vermischen. Mit Salz und Pfeffer abschmecken.
Tipp: Für Salat die Nudeln immer bissfest kochen. Nach dem Kochen kalt abspülen.

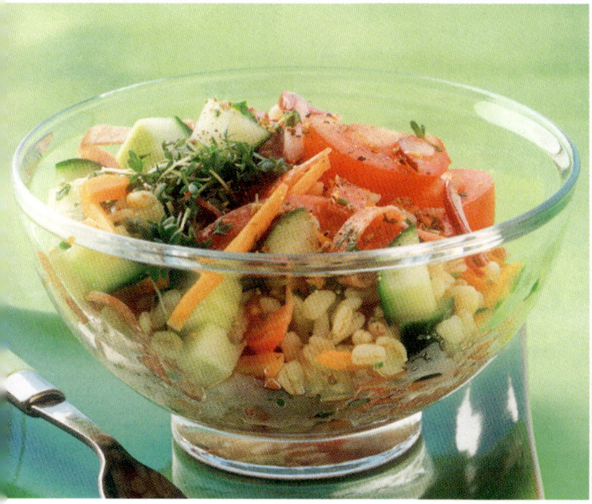

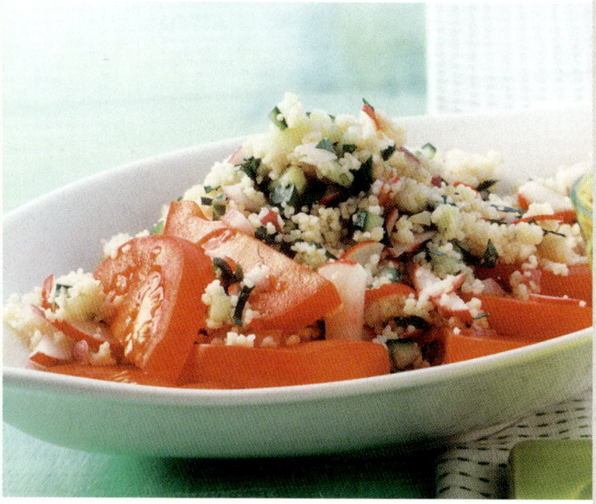

Farmersalat

[2 Portionen, pro Port. ca. 315 kcal, 11 g Fett, ED 0,9]

Zutaten: *75 g Weizenkörner, Salz, 200 g Salatgurke, 3 Tomaten (150 g), 1 Möhre (100 g), 1 rote Zwiebel, 60 g fettreduzierte Salami (19 % Fett), 1 Zitrone, 2 EL gehackte Kräuter (z. B. Petersilie, Minze), 2 TL Rapskernöl, Salz, Pfeffer, etwas Gartenkresse*

Weizenkörner nach Packungsanweisung in Salzwasser garen. Gurke in dicke Stücke schneiden. Tomaten vierteln. Möhre grob raspeln. Zwiebel in feine Ringe und Salami in feine Streifen schneiden. Zitronensaft, Kräuter und Öl vermischen und mit Salz und Pfeffer abschmecken. Alles mit abgetropften Weizenkörnern vermischen und mit Kresse bestreuen.

Radieschen-Taboulé

[2 Portionen, pro Port. ca. 265 kcal, 11 g Fett, ED 0,7]

Zutaten: *60 g Instant-Couscous, Salz, 75 g Ziegenfrischkäse (45 % Fett i. Tr.), 100 g Naturjoghurt (0,1 % Fett), Edelsüß-Paprika, weißer Pfeffer, 1 rote Zwiebel, 100 g Salatgurke, 6–7 Radieschen, ½ Bund Minze, 1 Zitrone, 2 TL Walnuss- oder Olivenöl, 2 Tomaten (150 g)*

Couscous nach Packungsanweisung mit 80 ml Salzwasser zubereiten. Ziegenkäse und Joghurt verrühren und mit Paprika und Pfeffer abschmecken. Zwiebel, Gurke, Radieschen und Minze fein hacken und mit Couscous, Zitronensaft und Öl vermischen. Taboulé und Tomatenscheiben anrichten und mit Joghurt beträufeln.

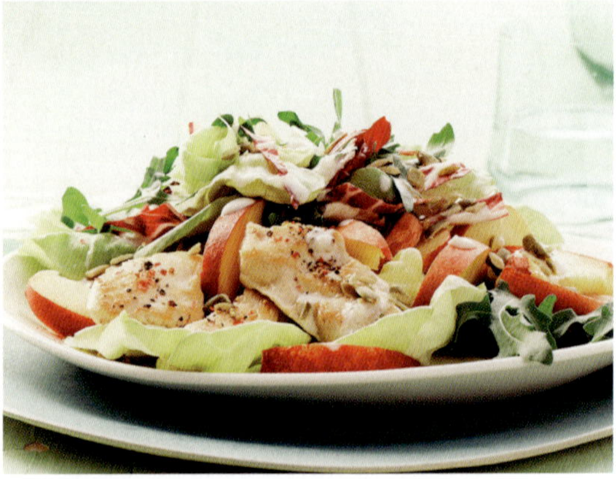

Hähnchen-Pfirsich-Salat

[2 Portionen, pro Port. ca. 340 kcal, 11 g Fett, ED 0,9]

Zutaten: *100 g Buttermilch, 2 TL Rapsöl, ¼ TL gemahlener Ingwer, 2 TL Meerrettich (Glas), ½ Zitrone, ½ Zwiebel, Salz, Pfeffer, 1 Hähnchenbrustfilet ohne Haut (150 g), 2 reife Pfirsiche, 80 g gemischte Blattsalate, 1 EL Kürbiskerne*

Buttermilch, 1 TL Öl, Ingwer, Meerrettich, Zitronensaft, fein gehackte Zwiebel, Salz und Pfeffer verrühren. Hähnchenfilet in Streifen schneiden und im restlichen Öl etwa 3 Minuten unter Rühren braten. Salzen und pfeffern. Pfirsiche entsteinen, klein schneiden. Pfirsichstücke, Salat, Hähnchen und Soße anrichten und mit gehackten Kürbiskernen bestreuen. **Dazu:** 2 Scheiben Vollkornbrot (80 g) mit 30 g Meerrettich-Frischkäse (15 % Fett)

Birnensalat mit Schafkäse (ohne Foto)

[1 Portion, ca. 280 kcal, 9 g Fett, ED 1,0]

Zutaten: *1 EL Sonnenblumenkerne, ½ Bio-Orange, 2 EL weißer Balsamessig, 1 Knoblauchzehe, Salz, grober Pfeffer, 3 TL Olivenöl, ½ Bund Basilikum, 1 rosa Grapefruit, 1 Birne, 1 gelbe Paprikaschote, 80 g Schafkäse (8 % Fett)*

Sonnenblumenkerne in einer Pfanne ohne Fett rösten. 2 dünne Streifen Orangenschale sehr fein hacken und mit Orangensaft, Balsamessig, zerdrücktem Knoblauch, Salz, Pfeffer und Öl verrühren. Basilikum in feine Stücke zupfen. ½ Grapefruit schälen, quer in Scheiben schneiden. Restliche Grapefruit auspressen und den Saft unter die Salatsoße rühren. Birnenspalten, Paprikaringe, Käsestückchen und Soße vermischen und mit Basilikum und Kernen bestreuen.

Salat »Chili con Carne« (ohne Foto)

[2 Portionen, pro Port. ca. 365 kcal, 12 g Fett, ED 1,1]

Zutaten: *1 Päckchen Kidney-Bohnen (225 g), 100 g Beefsteakhack (Tatar), Cayennepfeffer, Oregano, Kumin (Kreuzkümmel), Salz, 2 Lauchzwiebeln, 40 g grüne Oliven ohne Stein, ½ Bund Koriander oder Petersilie, 2 Tomaten (100 g), 2 Limetten, 1 TL Ahornsirup, 2 TL natives Olivenöl, Pfeffer, 4 Sesam-Cracker*

Bohnen abtropfen. Hack in einer beschichteten Pfanne krümelig braun braten. Mit Gewürzen und Salz abschmecken. Lauchzwiebeln fein würfeln. Oliven halbieren. Koriander in feine Streifen schneiden. Tomaten fein würfeln. Tomaten, Limettensaft, Sirup, Öl, Salz und Pfeffer verrühren, mit übrigen Zutaten vermischen und mit Sesam-Cracker anrichten.

Rohkost, Garnelen und Avocadocreme

[2 Portionen, pro Port. ca. 335 kcal, 14 g Fett, ED 0,7]

Zutaten:

200 g Möhren, 2–3 Selleriestangen (150 g), 1 Kohlrabi (250 g), 100 g Salatgurke, 6 gekochte Garnelenschwänze à 20 g, ½ Avocado, 1 Limette, 4 EL Magerquark, 3 TL geriebener Meerrettich (Glas), 1 TL Diät-Orangenmarmelade, 2 EL fein geschnittener Dill (frisch oder TK), Salz, Cayennepfeffer

Gemüse putzen, schälen, in 1 cm dicke und ca. 5 cm lange Stifte oder in etwas dickere Scheiben schneiden. Gemüsestücke und Garnelen auf einem Teller anrichten. Avocado und Limettensaft pürieren. Avocadomus, Quark, Meerrettich, etwas abgeriebene Limettenschale und Marmelade verrühren. Dill unterrühren und mit Salz und Cayennepfeffer abschmecken.

Dazu: 4 Vollkorn-Grissini

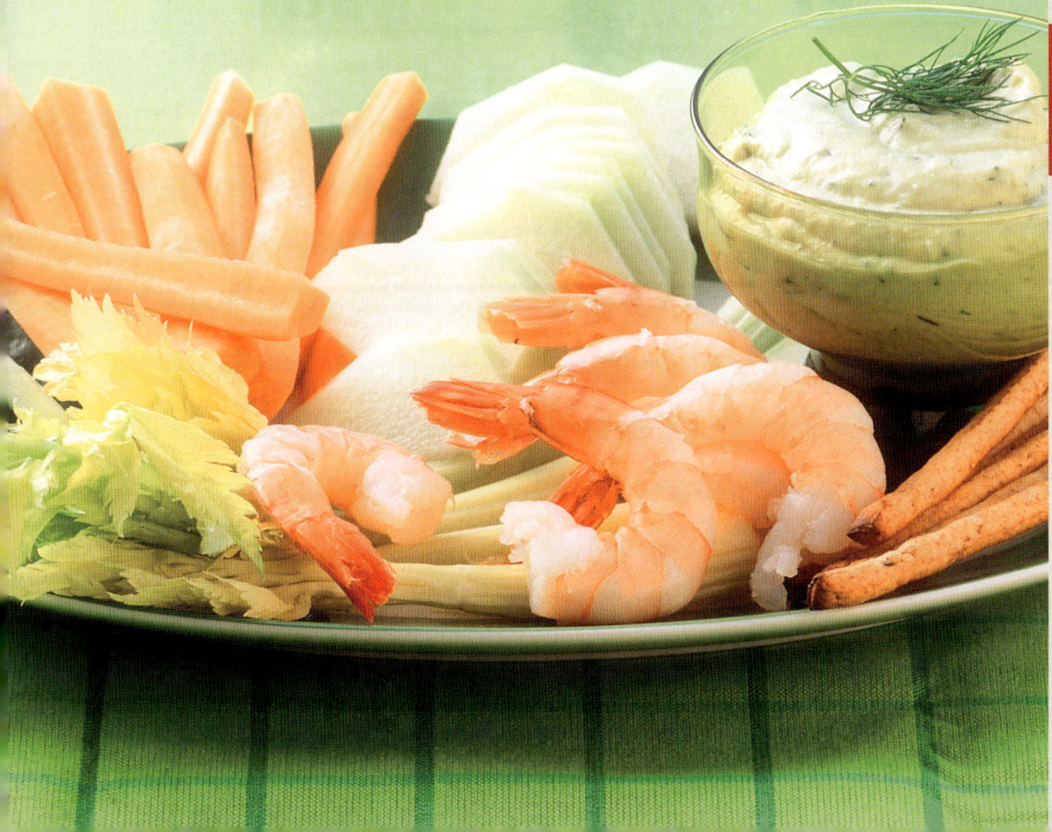

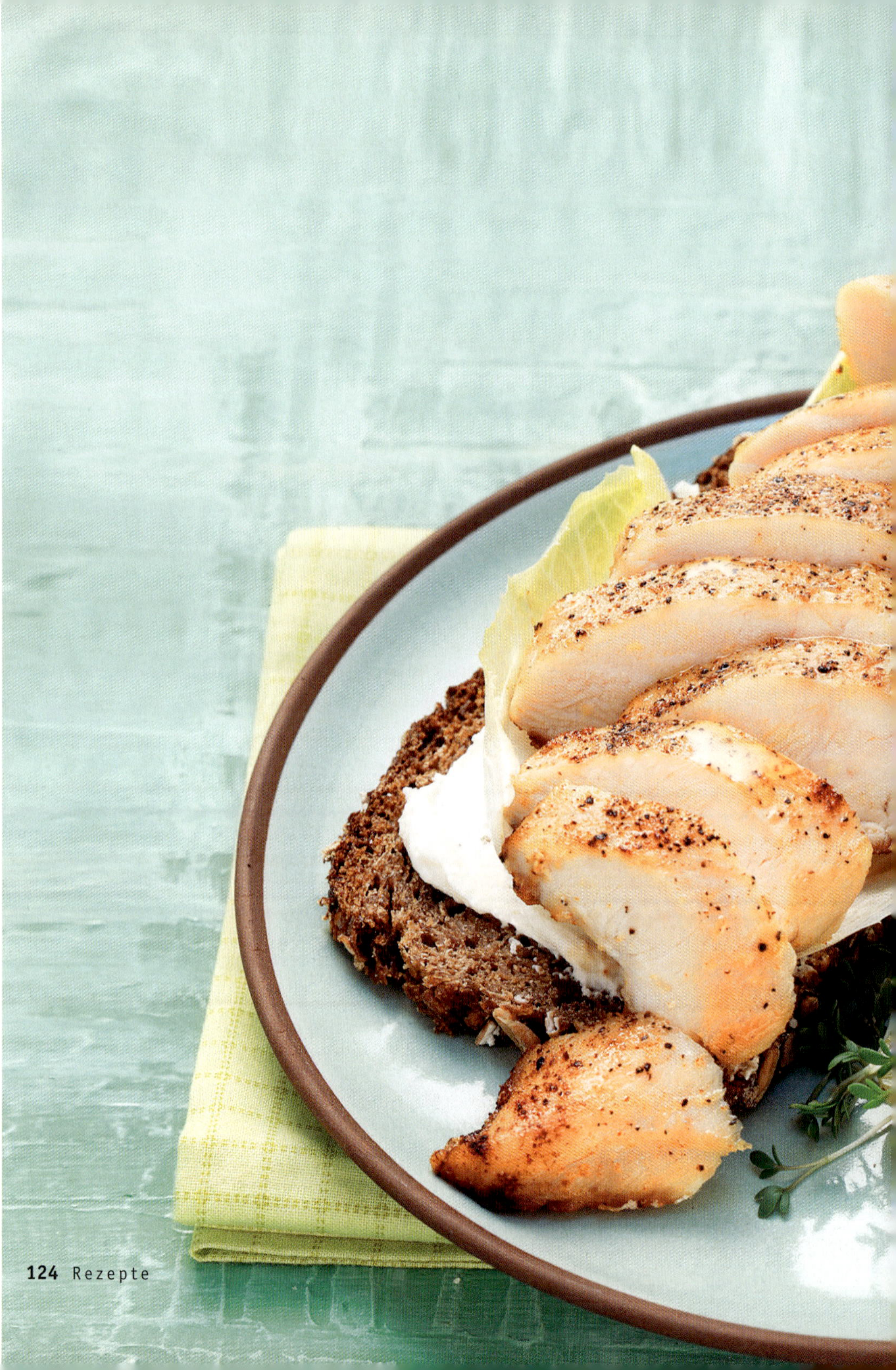

Abends bitte was Leichtes

Suppen, schnelle Gemüsegerichte, auch mal was Süßes, aber auf jeden Fall viele leckere Brote: Crostini, Tramezzini, Schnittchen, Toasties ...

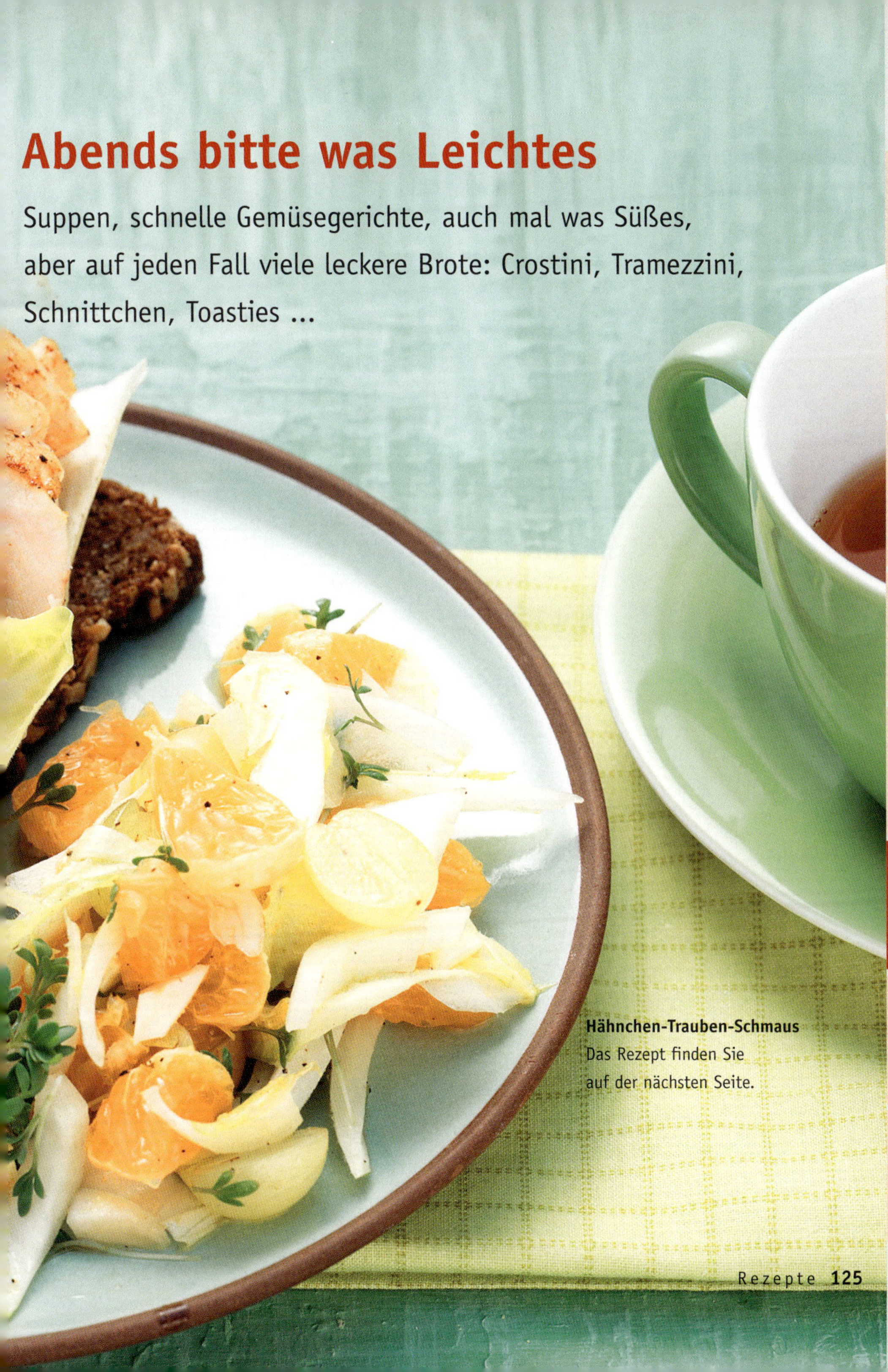

Hähnchen-Trauben-Schmaus
Das Rezept finden Sie auf der nächsten Seite.

Hähnchen-Trauben-Schmaus
(Foto Seite 124/125)

(Foto Seite 124/125)

[1 Portion, ca. 405 kcal, 11 g Fett, ED 0,9]

Zutaten: *1 Hähnchenbrustfilet ohne Haut (120 g), Salz, Pfeffer, Kumin (Kreuzkümmel), Edelsüß-Paprika, Fett für die Pfanne, 1 Scheibe Vollkornbrot (50 g), 20 g Meerrettich-Frischkäse (15 % Fett), 1 Chicorée (125 g), 1 kleine Clementine, 6 Weintrauben, 1 TL Olivenöl, ½ Zitrone, etwas Gartenkresse*

Hähnchenfleisch salzen, pfeffern und mit Kumin und Paprika einreiben. Eine beschichtete Pfanne mit Öl einsprühen oder dünn einpinseln und erhitzen. Fleisch von beiden Seiten etwa 6 Minuten bei mittlerer Hitze braten. Herausnehmen, abkühlen lassen und schräg in Scheiben schneiden. Brot mit Frischkäse bestreichen und mit einigen Chicoréeblättern und den Fleischscheiben belegen. Restlichen Chicorée, Clementinenfilets und Weintrauben klein schneiden. Mit Olivenöl, Zitronensaft, Salz und Pfeffer vermischen und mit der Kresse zum belegten Brot anrichten.

Kleine Verführer – die müssen manchmal einfach sein

	kcal	Fett (g)
1 Stück Schokolade (6 g)	30	2
1 Raffaelo	60	5
1 Toffifee	45	3
1 Mini-Schokokuss (8 g)	35	3
1 Kinder-Überraschung	112	7
1 Gummibärchen (2 g)	7	0
1 Kartoffelchip	10	1
1 TL Erdnüsse (5 g)	30	2

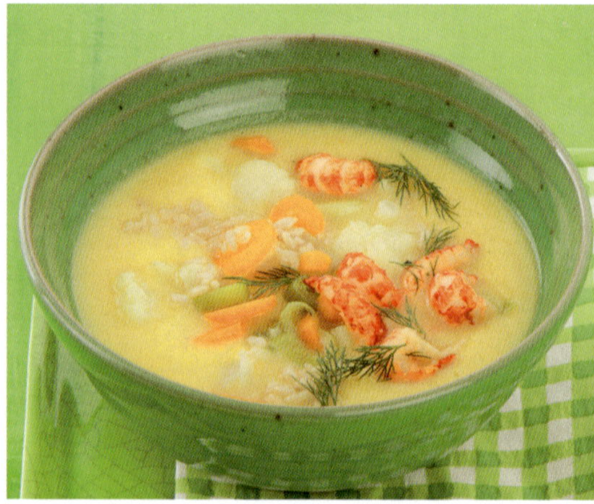

Blumenkohl-Zitronen-Suppe

[2 Portionen, pro Port. ca. 375 kcal, 12 g Fett, ED 0,4]

Zutaten: *400 g Blumenkohlröschen, 2 Möhren, 1 Porreestange, ¾ l Hühnerfond oder -bouillon, 2 Eier (Größe M), ¼ TL Speisestärke, ½ Zitrone, 1 Paket vorgegarter Naturreis (125 g), Salz, schwarzer Pfeffer, 100 g Krebsfleisch, Dill oder Zitronenmelisse*

Blumenkohlröschen, Möhrenscheiben und Porreeringe in Hühnerfond etwa 10–12 Minuten zugedeckt garen. Mit einer Schaumkelle 2 Kellen Gemüse herausfischen und zur Seite stellen. Restliche Suppe pürieren. Eier und Speisestärke verquirlen. Zitronensaft zugeben und nach und nach 3–5 EL heiße Suppe unterrühren. Ei-Mischung, Reis und das beiseite gestellte Gemüse in die Suppe geben, 2–3 Minuten stehen lassen, aber nicht kochen. Mit Salz und Pfeffer abschmecken. Krebsfleisch zufügen und die Suppe mit Dill bestreuen.

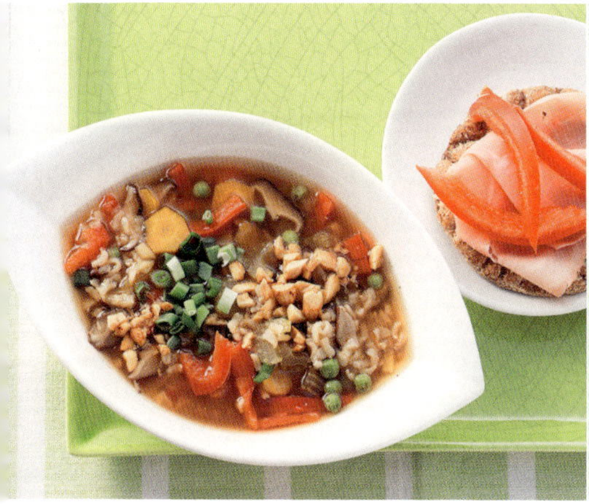

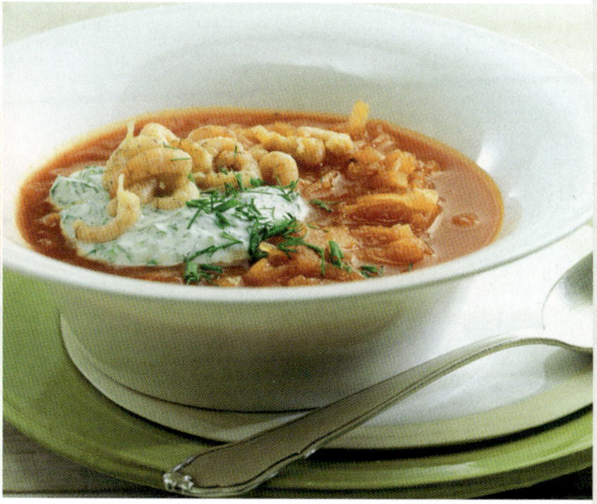

Chinesische Reissuppe

[2 Portionen, pro Port. ca. 245 kcal, 6 g Fett, ED 0,6]

Zutaten: *3 Lauchzwiebeln, 20 g Ingwerknolle, 1 Knoblauchzehe, 60 g Natur- oder Vollkornreis, 1–2 Kardamomkapseln, 400 ml Gemüsebrühe, 2 EL Sojasoße, 200 g Gemüse (z. B. Möhren, Pilze, TK-Erbsen), 2 TL Balsamico-Essig, 1 EL geröstete Erdnüsse, 2 Scheiben Knäckebrot, 30 g gekochter Schinken oder Grillschinken, 1 große Tomate*

Das Weiße von den Lauchzwiebeln, Ingwer und Knoblauch fein hacken. Mit Reis, Kardamom, Brühe und Sojasoße aufkochen, dann 20 Minuten bei kleiner Hitze garen. Gemüse klein schneiden, zugeben und weitere 10 Minuten kochen. Mit Balsamico abschmecken, mit gehackten Nüssen und gehacktem Lauchgrün bestreuen. Knäckebrote mit Schinken und Tomate belegen und dazu anrichten.

Krautsuppe mit Garnelen

[1 Portion, ca. 150 kcal, 7 g Fett, ED 0,3]

Zutaten: *150 g Frischkost-Sauerkraut, 20 g Ingwerknolle, 250 ml Tomatensaft, 1/2 TL gekörnte Hühnerbrühe, 1 EL Orangenmarmelade, 1 Messerspitze gemahlene Nelken, 2 EL saure Sahne, Salz, weißer Pfeffer, 4–5 Dillstängel, 50 g Nordsee-Garnelen*

Sauerkraut fein hacken. Ingwer schälen und fein hacken. Mit Tomatensaft, Brühe, Orangenmarmelade und Nelken aufkochen. 20 Minuten zugedeckt garen. Saure Sahne, 1 Prise Salz, Pfeffer und gehackten Dill verrühren. Die Suppe abschmecken. Mit Dillsahne und Garnelen anrichten.

Tipp: Statt Garnelen die gleiche Menge Putenaufschnitt mit Dill bestreuen, aufrollen und schräg in Scheiben schneiden.

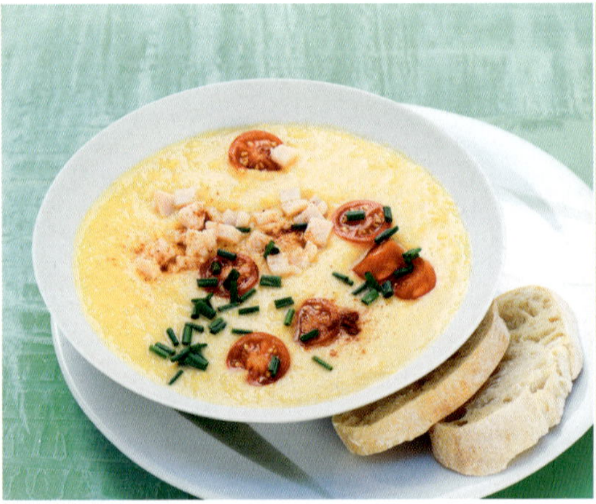

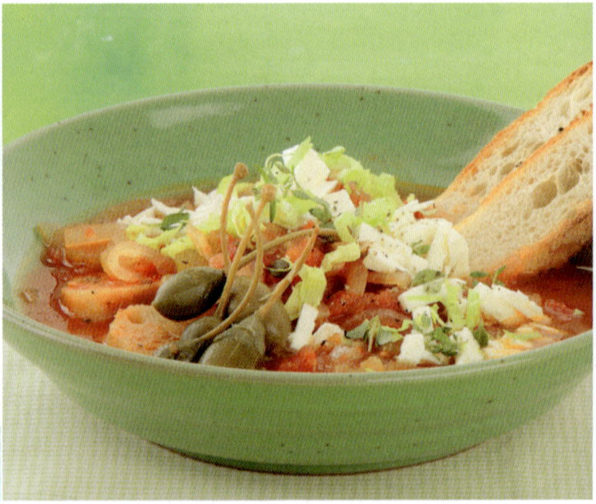

Möhrencreme mit Putenbrust

[2 Portionen, pro Port. ca. 280 kcal, 4 g Fett, ED 0,4]

Zutaten: *1 Dose Maiskörner (285 g), 200 g Möhren, ½ TL gemahlener Koriander, Cayennepfeffer, ½ l Hühnerbouillon, 2 EL Kartoffelpüreeflocken, Salz, 2 dicke Scheiben geräucherte Putenbrust (100 g), 6 Cocktailtomaten, 2 EL Schnittlauchröllchen*

Maiskörner mit der Flüssigkeit, Möhrenwürfel, Gewürze und Hühnerbouillon aufkochen und zugedeckt etwa 10 Minuten bei mittlerer Hitze kochen. Die Suppe pürieren, aufkochen und die Kartoffelflocken unterrühren. Mit Salz und Cayennepfeffer abschmecken. Putenaufschnitt würfeln und kurz in der Suppe erwärmen. Tomaten halbieren und mit klein geschnittenenem Schnittlauch zur Suppe geben. Mit etwas Cayennepfeffer bestreuen.

Dazu: 4 Scheiben Vollkorn-Ciabatta (etwa 50 g)

Griechische Tomatensuppe

[2 Portionen, pro Port. ca. 290 kcal, 10 g Fett, ED 0,4]

Zutaten: *1 Gemüsezwiebel (350 g), 1–2 Selleriestangen, 2 TL Olivenöl, 1 Dose Pizzatomaten (400 g), ¼ l Gemüsebrühe, 1 Saftorange, Pfeffer, Salz, je 2–3 Thymian- und Petersilienstängel, 2–4 Scheiben Vollkorn-Fladenbrot (80 g), 50 g Schaf- oder Fetakäse (40 % Fett), 6–8 Kapernäpfel*

Gemüsezwiebel halbieren und in Ringe schneiden. Sellerie klein schneiden. Beides in Olivenöl andünsten. Tomaten, Brühe, Orangensaft, Gewürze, gehackte Kräuter (etwas Thymian beiseite legen) zugeben und zugedeckt 10–12 Minuten garen. Getoastetes Brot und Suppe auf zwei Teller verteilen. Schafkäse grob raffeln und mit etwas Selleriegrün, Kapernäpfeln und Thymianblättchen zur Suppe geben.

Zwiebelsuppe mit Ei

[2 Portionen, pro Port. ca. 295 kcal, 14 g Fett, ED 0,6]

Zutaten:
15 g Ingwerknolle, 160 g Lauchzwiebeln, 2 EL Currypulver, 1 Knoblauchzehe, ½ EL Rapsöl, 1 Paket gehackte Tomaten (370 g), ¼ l Milch (1,5 % Fett), ⅛ l Gemüsebrühe, Salz, Tabasco, 2 hart gekochte Eier (Größe M), 1 EL Kürbiskerne

Ingwer fein würfeln. Lauchzwiebeln in Ringe schneiden. 1–2 EL Zwiebelringe zurückbehalten. Restliche Zwiebeln, Ingwer, Curry und zerdrückten Knoblauch in Öl andünsten. Tomaten, Milch und Brühe zugeben. Aufkochen und zugedeckt bei kleiner Hitze etwa 10 Minuten kochen. Die Suppe mit Salz und Tabasco scharf abschmecken. Eier fein hacken und kurz in der Suppe erwärmen. Grob gehackte Kürbiskerne in einer Pfanne ohne Fett rösten und mit restlichen Zwiebelringen über die Suppe streuen.

Dazu: Pro Portion ½ Scheibe Vollkornbrot

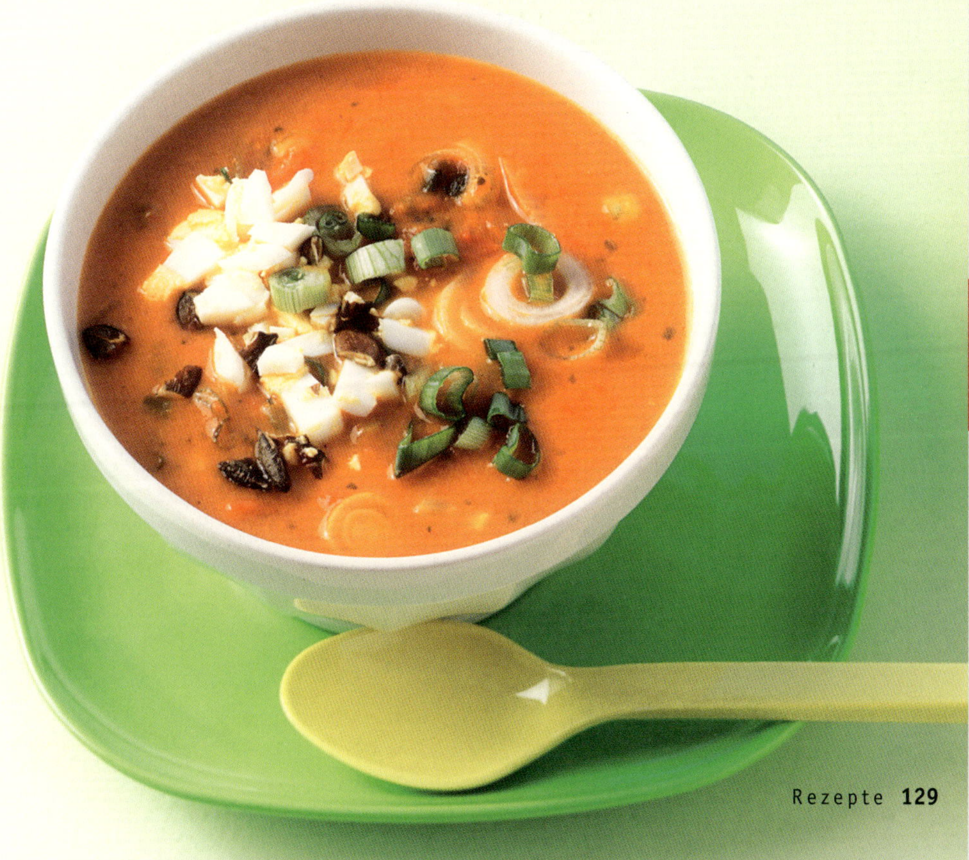

Abends

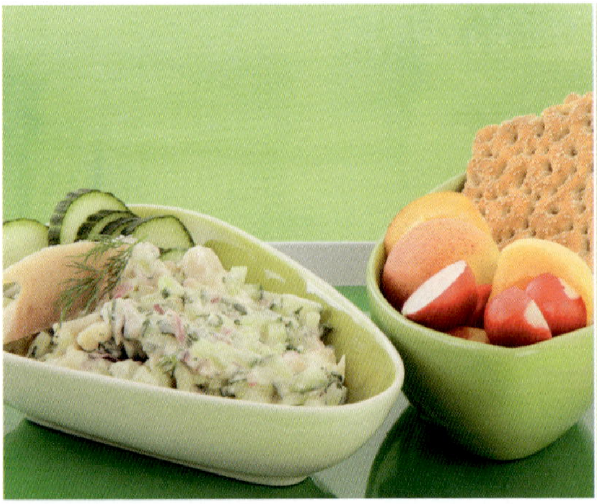

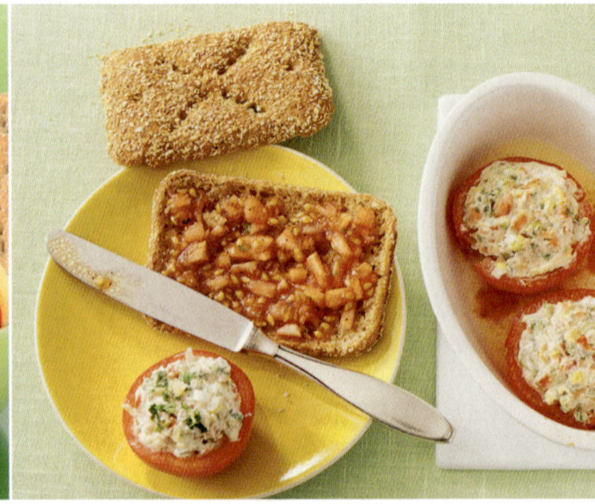

Forellensalat

[1 Portion, ca. 380 kcal, 10 g Fett, ED 0,7]

Zutaten: *1 Selleriestange, 1 Minigurke, 1 rote Zwiebel, 4–6 Dillstängel, 1–2 geräucherte Forellenfilets (125 g), 4 Pimentkörner, ½ Zitrone, 1 TL Olivenöl, 3–4 EL Naturjoghurt (0,1 % Fett), Salz, Pfeffer, 2 frische Aprikosen, 2–3 Radieschen*

Sellerie, ½ Gurke und Zwiebel fein würfeln. Dill fein schneiden. Forellenfilet zerpflücken. Piment im Mörser grob zerstoßen. Zitronensaft, Olivenöl, Piment und Joghurt verrühren und mit den vorbereiteten Zutaten mischen. Mit Salz und Pfeffer abschmecken. Mit restlichen Gurkenscheiben, halbierten Aprikosen und Radieschenhälften anrichten.

Dazu: 2 Scheiben Knäckebrot (20 g)

Tomaten mit Schinkenquark

[1 Portion, ca. 325 kcal, 9 g Fett, ED 0,8]

Zutaten: *2 Tomaten (200 g), 30 g Saftschinken, 1 Lauchzwiebel, 3–4 EL Magerquark, 1 TL kaltgepresstes Olivenöl, 2 TL gehackte Kräuter, 1 EL geriebener Käse, Edelsüß-Paprika, Pfeffer, Salz, 1 Vollkorn-Toastbrötchen*

Tomaten quer halbieren und entkernen. Tomatenkerne fein hacken und zur Seite stellen. Eine Tomatenhälfte, Schinken und Lauchzwiebel fein hacken. Mit Quark, ½ TL Öl, Kräutern und Käse verrühren, mit Paprika und Pfeffer würzen und in die Tomaten füllen. Tomaten in eine ofenfeste Form setzen, etwas Wasser zugeben und bei 200 Grad, Umluft 180 Grad, Gas Stufe 4 etwa 15 Minuten backen. Tomatenkerne, restliches Öl, Salz und Pfeffer verrühren. Brötchen toasten, damit bestreichen und zu den Tomaten anrichten.

Tipp: Die gefüllten Tomaten schmecken auch kalt sehr gut.

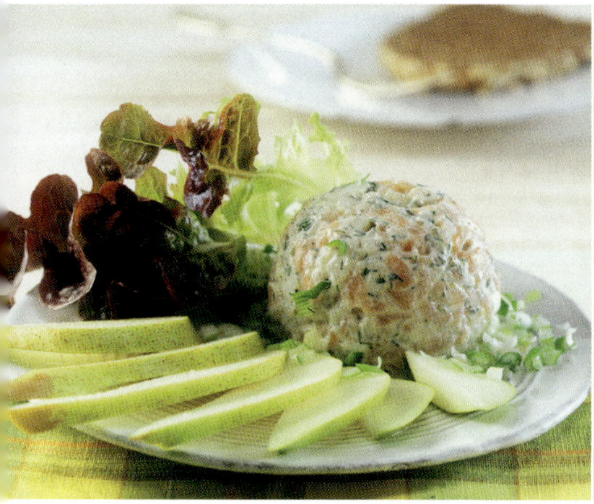

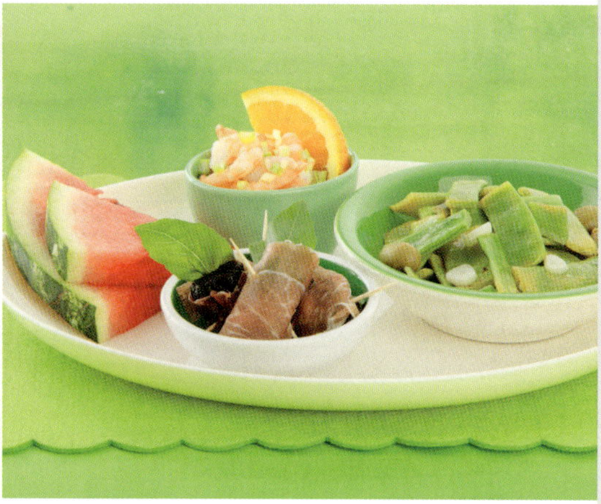

Lachs-Birnen-Timbale

[1 Portion, ca. 395 kcal, 9 g Fett, ED 1,0]

Zutaten: *1 Lauchzwiebel, ½ Bund Dill, 1 Birne, ½ Zitrone, 50 g Räucherlachs, 1 TL Kapern, 3 EL Magerquark, Pfeffer, 1 Handvoll Salatblätter (z. B. Eichblatt- oder Eisbergsalat), 1 große Scheibe Vollkornbrot (60 g)*

Lauchzwiebel putzen, fein würfeln. Dill fein hacken. Birne vierteln, drei Viertel längs in Scheiben schneiden und mit etwas Zitronensaft beträufeln. Restliche Birne, Lachs und Kapern fein hacken. Mit Quark und etwas Zitronensaft verrühren und mit Pfeffer abschmecken. Lauchzwiebel und Dill unterrühren. Mit Salatblättern, Birnenscheiben und Vollkornbrot anrichten.
Tipp: Füllen Sie die Lachscreme in eine mit Frischhaltefolie ausgelegte Tasse und stürzen Sie sie auf einen Teller.

Tapas-Platte

[1 Portion, ca. 370 kcal, 10 g Fett, ED 0,8]

Zutaten: *1–2 Lauchzwiebeln, 150 g Stangenbohnen, Salz, 1 Prise getrocknetes Bohnenkraut, ½ EL Olivenöl, 3 grüne Oliven ohne Stein, Pfeffer, 2–3 getrocknete Pflaumen, 2–3 Basilikumblätter, 1–2 Scheiben Serrano- oder Parmaschinken (25 g), 60 g Eismeer-Garnelen, ¼ Orange, 120 g Wassermelone*

Lauchzwiebeln fein schneiden. Bohnen putzen, klein schneiden und in siedendem Salz-Bohnenkraut-Wasser 5–8 Minuten bissfest garen. Abgießen und kalt abspülen. Mit Olivenöl, 1 EL Lauchzwiebeln und Oliven mischen und mit Pfeffer würzen. Pflaumen und Basilikum in schmale Schinkenstreifen wickeln. Garnelen mit restlichen Lauchzwiebeln und Orangenscheiben mischen. Tapas auf einer Platte mit Melonenscheiben anrichten.
Tipp: Statt Wassermelone die restliche Orange dazu essen.

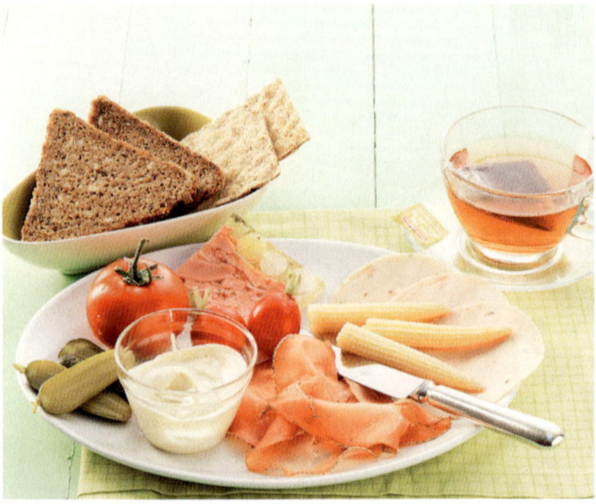

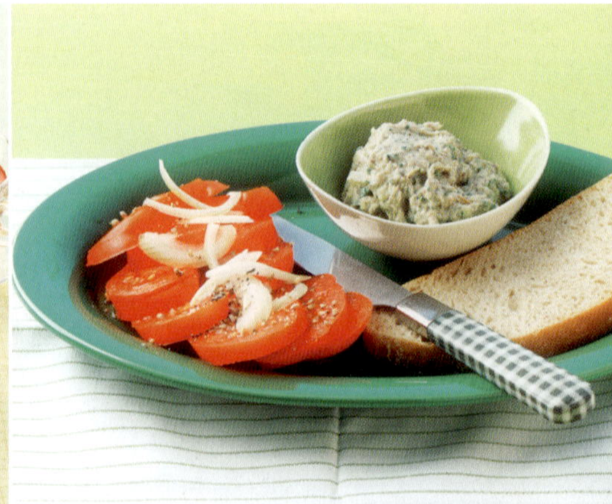

Garnierte Aufschnittplatte

[1 Portion, ca. 440 kcal, 7 g Fett, ED 1,2]

Zutaten: *2 EL Magerquark, 1 TL Senf, Kräutersalz, Pfeffer, 70 g Vollkornbrot, 2 Scheiben Knäckebrot, 50 g Pute in Aspik, 25 g hauchdünner Pfeffer-Kernschinken, 30 g Hähnchen-Aufschnitt, 2 Cornichons, 2 Maiskölbchen, 1–2 Tomaten, 3 Radieschen*

Quark mit Senf, Kräutersalz und Pfeffer verrühren. Alle Zutaten auf einer Servierplatte mit Brot anrichten.

Dazu: Früchte-, Kräuter- oder grüner Tee

Tipp: Das Angebot an fettarmem Wurst- und Fleischaufschnitt wird immer größer. Achten Sie beim Kauf auf die Fettangabe auf der Verpackung.

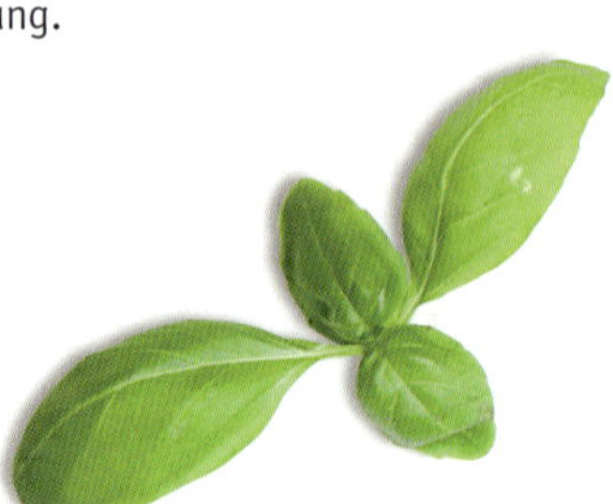

Makrelen-Rillette

[1 Portion, ca. 315 kcal, 13 g Fett, ED 0,9]

Zutaten: *ca. 65 g geräuchertes Makrelenfilet, 1 Zwiebel, 60 g Magerquark, 1 TL Senf, 1 TL schwarze Tapenade (Olivenmus; oder natives Olivenöl), 5–7 Basilikumblättchen, Salz, Pfeffer, etwas Zitronensaft, 150 g Tomaten, 1 Scheibe Vollkorn-Ciabatta (35 g)*

Die Haut der Makrele abziehen und restliche Gräten entfernen. Makrelenfilet grob zerkleinern. ½ Zwiebel fein würfeln. Fisch, Zwiebelwürfel, Quark, Senf, Tapenade und Basilikumblättchen pürieren. Rillette mit Salz, Pfeffer und Zitronensaft abschmecken. Restliche Zwiebel in feine Scheiben schneiden und mit Tomatenscheiben anrichten. Salzen und pfeffern. Ciabatta toasten und dazu anrichten.

Tipp: Machen Sie gleich die doppelte Portion Rillette. Es hält sich gut verschlossen 2–3 Tage im Kühlschrank.

Chicorée mit Ziegenkäse

[2 Portionen, pro Port. ca. 350 kcal, 11 g Fett, ED 0,8]

Zutaten:
1 Bund Basilikum, 2–3 Zitronenthymianstängel, 1 EL Kapern, 250 g Magerquark, 100 g Ziegenfrischkäse (45 % Fett), 2 Knoblauchzehen, 1–2 Spritzer Zitronensaft, Salz, Pfeffer, 2 Chicorée (250 g), Edelsüß-Paprika, 6 Aprikosen

Kräuterblättchen, Kapern, Quark, Ziegenkäse und Knoblauch pürieren. Mit Zitronensaft, Salz und Pfeffer abschmecken. Käsecreme auf Chicoréeblätter verteilen und mit Paprika bestäuben. Mit Aprikosenhälften anrichten und eventuell mit etwas Zitronenthymian garnieren.

Dazu: pro Person 2–3 Scheiben Vollkorn-Ciabatta oder -Baguette (40 g)

Tipp: Der angemachte Quark hält sich gut verschlossen mindestens 2 Tage im Kühlschrank.

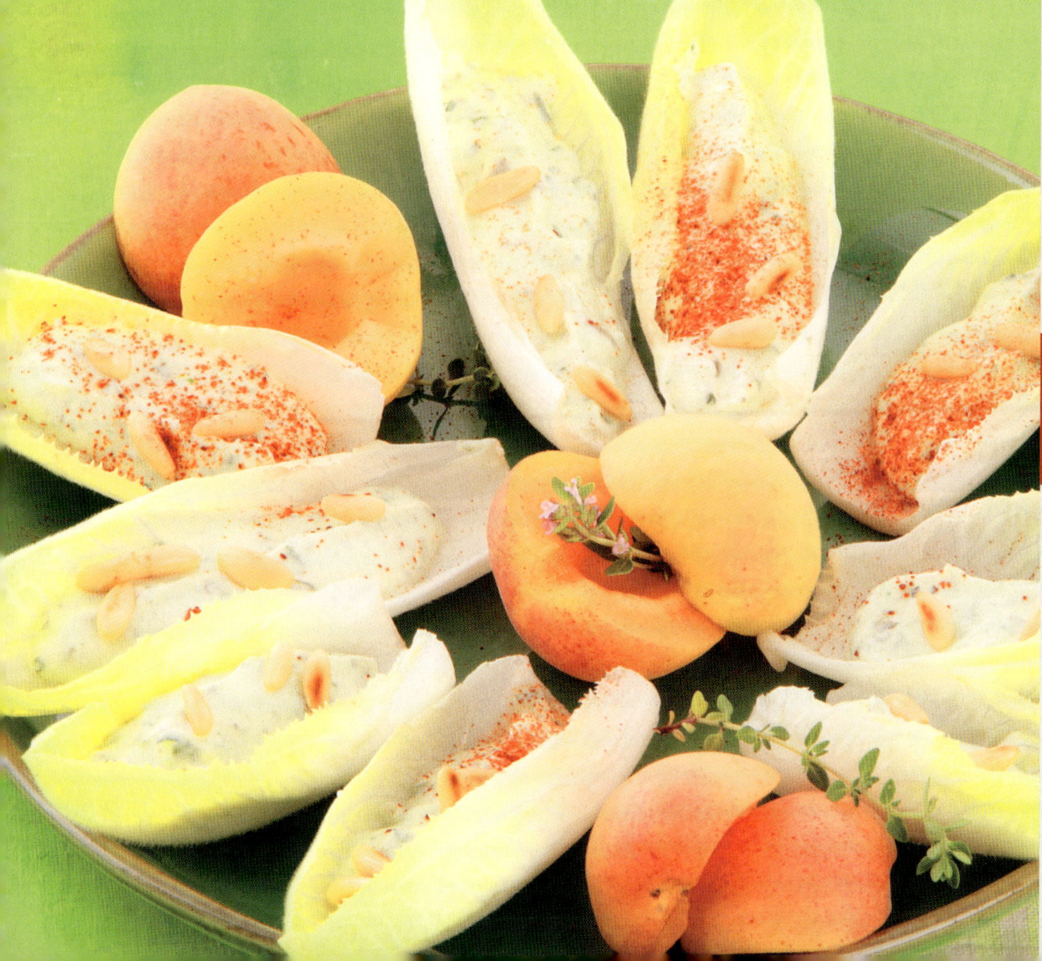

Griechisches Gemüse

[1 Portion, ca. 335 kcal, 12 g Fett, ED 0,7]

Zutaten:
100 g TK-Grüne Bohnen, Salz, 1 Zucchini (100 g), 2 Zwiebeln, 1 Knoblauchzehe, 2 TL Olivenöl, 2 EL Gemüsebrühe, 100 g Naturjoghurt (1,5 % Fett), 1 TL Waldhonig, 1 EL gehackte Kräuter (frisch oder TK), ½ Bio-Zitrone, 30 g fettreduzierter Schafkäse (9,5 % Fett), Kumin (Kreuzkümmel)

Bohnen nach Packungsanweisung in Salzwasser kochen. Kalt abspülen, abtropfen lassen. Dicke Zucchinischeiben, Zwiebelviertel und Knoblauchscheiben in Öl andünsten. Brühe zugeben und 4 Minuten zugedeckt garen. Bohnen unterrühren. Joghurt, Honig, Kräuter und Zitronensaft verrühren und mit Salz abschmecken.Käsestückchen, Gemüse und Joghurt anrichten und mit Kumin und abgeriebener Zitronenschale bestreuen.
Dazu: ½ Scheibe Vollkornbrot

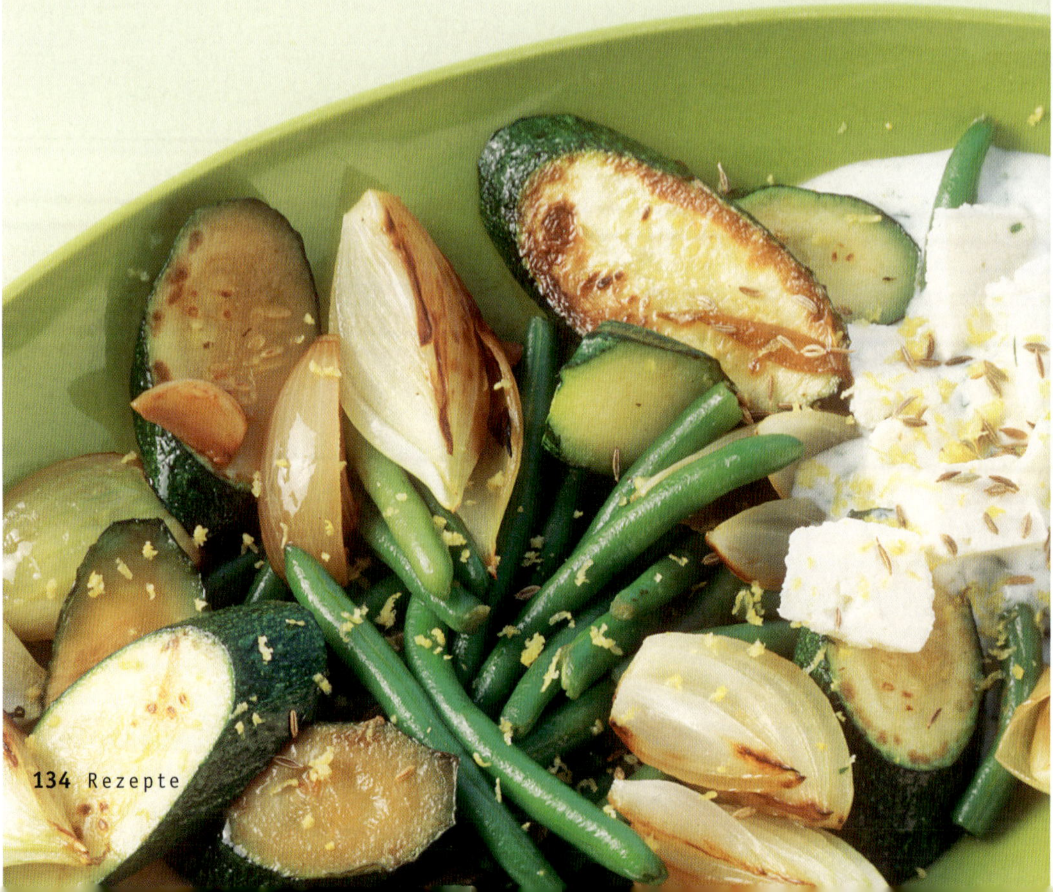

Avocadobrot mit Krebsfleisch

[1 Portion, ca. 345 kcal, 18 g Fett, ED 1,1]

Zutaten:

50 g Flusskrebsschwänze, ½ Avocado (75 g), 1 EL Kräuterquark (2,4 % Fett) oder Magerquark, 1 Prise Currypulver, Salz, Cayennepfeffer, etwas Zitronensaft, ½ rote Paprikaschote, 1 Scheibe Vollkornbrot (50 g), 1 Handvoll Daikon- oder Gartenkresse

Krebsfleisch grob hacken. Krebs- und Avocadofleisch, Quark und Curry verrühren. Mit Salz, Pfeffer und Zitronensaft abschmecken. Paprika fein würfeln. Brotscheibe eventuell toasten. Mit Avocadocreme bestreichen und mit Paprikawürfel und Kresse bestreuen.

Dazu: Früchtetee

Tipp: Flusskrebsschwänze gibt es mittlerweile auch im Supermarkt.

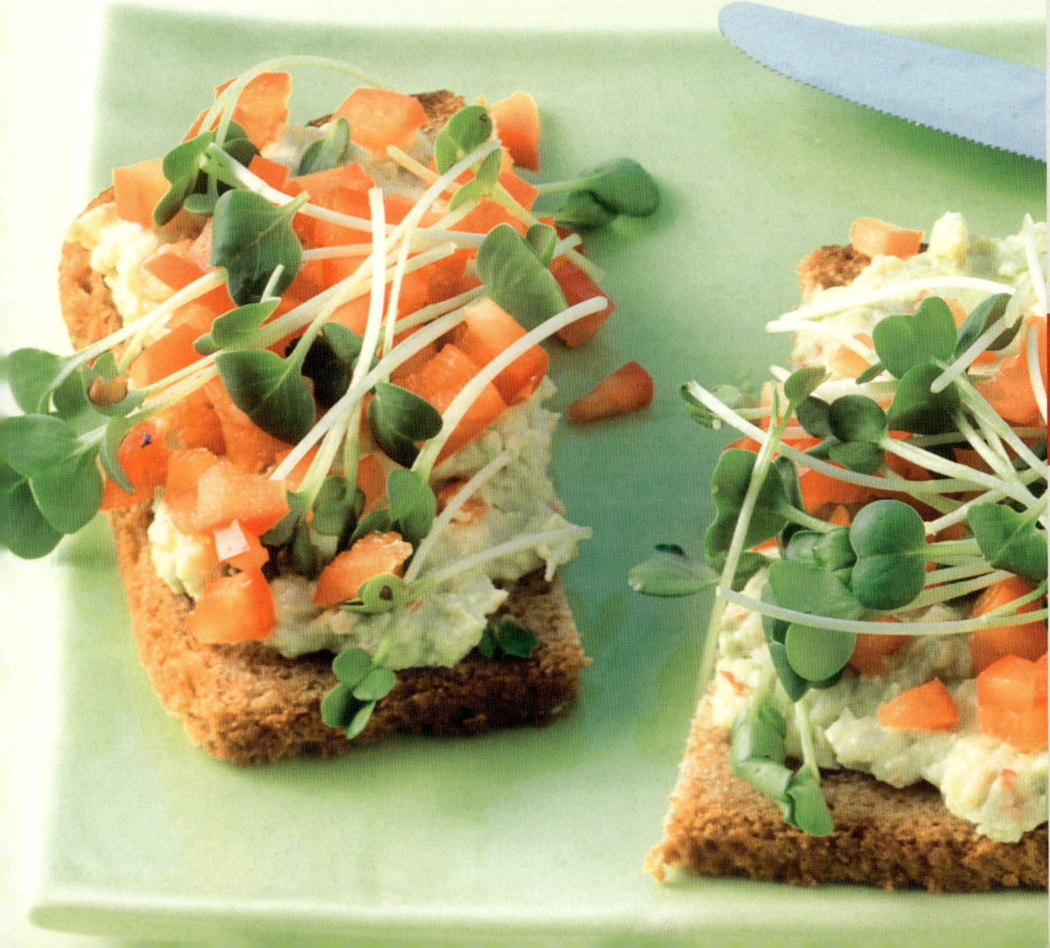

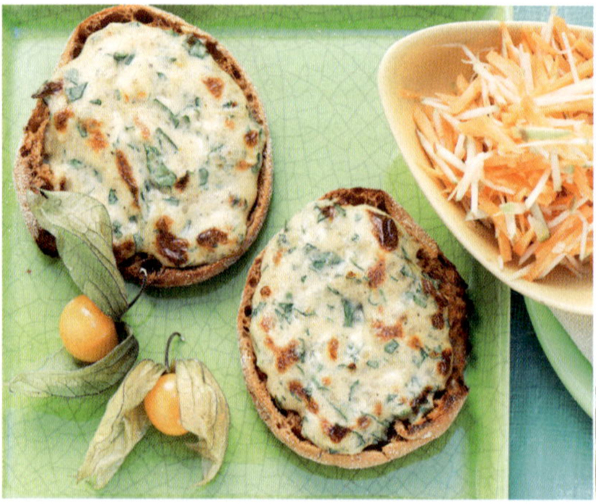

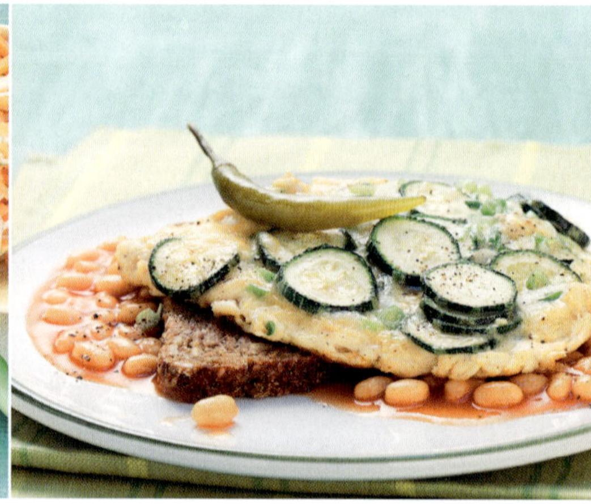

Käsetoasties mit Rohkost

[1 Portion, ca. 365 kcal, 13 g Fett, ED 0,9]

Zutaten: *2 EL frisch geriebener Parmesankäse, 1 Knoblauchzehe, 1 EL »Cremefine zum Kochen« oder Milch (1,5 % Fett), 1 EL Senf, Tabasco, Worcestersoße, ½ Handvoll Rauke, 1 kleine Möhre, ½ Apfel, 1 Clementine, Kräutersalz, 1 Mehrkorn-Toastbrötchen (56 g)*

Käse, zerdrückten Knoblauch, Cremefine zum Kochen und Senf verrühren und mit Tabasco und Worcestersoße würzen. Rauke grob hacken und untermischen. Möhre und Apfel fein raspeln, mit Clementinensaft beträufeln und mit Kräutersalz abschmecken. Brötchenhälften mit Käsecreme bestreichen und kurz unterm Grill überbacken. Mit der Rohkost anrichten.

Dazu: evtl. 2–3 Kapstachelbeeren

Rührei auf Bohnen

[1 Portion, ca. 360 kcal, 11 g Fett, ED 0,9]

Zutaten: *1 Ei (Größe M), 2 EL Milch (1,5 % Fett), 2 EL geriebener Käse, Salz, Tabasco, 100 g weiße Bohnen in Tomatensoße (Dose oder Glas), 1 Scheibe Vollkornbrot (50 g), Fett für die Pfanne, 100 g Zucchini, 2 Lauchzwiebeln, 1 eingelegte Peperoni, grober Pfeffer*

Ei, Milch, Käse, Salz und Tabasco verquirlen. Bohnen erhitzen. Brot toasten. Eine beschichtete Pfanne mit Öl einsprühen oder dünn einpinseln und erhitzen. Zucchinischeiben und Zwiebelröllchen unter Rühren und Schwenken 2 Minuten braten. Herausnehmen. Ei-Milch hineingeben und ein Rührei braten. Zucchinigemüse zufügen. Warme Bohnen auf dem Brot verteilen. Rührei und Peperoni darauf geben und mit Pfeffer bestreuen.

Tipp: Restliche weiße Bohnen in Tomatensoße in ein Schraubglas füllen. Sie halten sich 2–3 Tage im Kühlschrank.

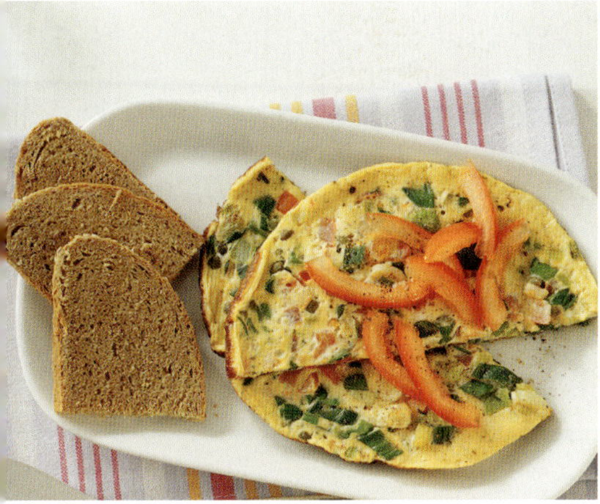

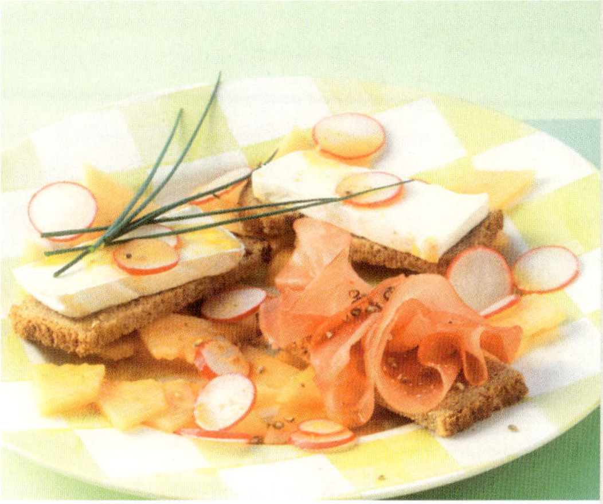

Zwiebel-Frittata

[1 Portion, ca. 305 kcal, 10 g Fett, ED 0,8]

Zutaten: *1 Ei (Größe M), 1 EL Milch, 1 EL Kapern, Salz, Pfeffer, 2 EL Mineralwasser, 3 Lauchzwiebeln, ½ TL Mehl, 2 Thymianstängel, 2 Tomaten, Öl zum Braten, 1 Scheibe Vollkornbrot (50 g)*

Ei, Milch, Kapern, Salz und Pfeffer verquirlen. Mineralwasser in einer kleinen beschichteten Pfanne aufkochen. Zwiebelringe, Mehl und Thymianblättchen zugeben, unter Rühren etwa 1 Minute dünsten. Zwiebeln herausnehmen, mit Ei-Milch und einer gehackten Tomate verrühren. Pfanne erhitzen, mit Öl einsprühen (Öl-Wasser-Pumpsprayer; siehe Seite 76) oder dünn einpinseln. Ei-Masse darin gleichmäßig verteilen. Bei kleiner Hitze zugedeckt stocken lassen. Frittata mit Brot und restlicher Tomate anrichten.
Tipp: Statt Lauchzwiebeln fein gehackte Paprika, Zucchini, Porree oder Champignons nehmen.

Schnittchen auf Senfmelone

[1 Portion, ca. 315 kcal, 12 g Fett, ED 1,1]

Zutaten: *1 EL Orangensaft, 2 TL Sherryessig, 1 TL süßer Senf, 1 TL Rapskernöl (von Vitaquell), Salz, grober Pfeffer, 100 g Charentais- oder Galia-Melone, 4–5 Radieschen, 1 Scheibe Vollkornbrot (50 g), 50 g fettreduzierter Weichkäse (12 g Fett), 20 g hauchdünner roher Schinken, etwas Schnittlauch*

Orangensaft, Sherryessig, süßen Senf und Öl verrühren und mit Salz und Pfeffer abschmecken. Melone und Radieschen in Scheiben schneiden. Brot toasten und mit Käse und Schinken belegen. Melone, Brot und Radieschen auf einen Teller geben, mit Senfmarinade beträufeln und mit Schnittlauch bestreuen.

Champignon-Bruschetta

[1 Portion, ca. 330 kcal, 13 g Fett, ED 0,9]

Zutaten:
60 g Champignons, 40 g fettreduzierter Mozzarellakäse (9 g Fett), ½ Apfel, 1 gegrillte Paprikaschote (siehe Rezept Seite 119 »Paprikasalat mit Brunnenkresse«), 1 TL Rapsöl, 2–3 Thymianstängel, Salz, Pfeffer, 1 große Scheibe Weizenvollkornbrot (60 g)

Champignons putzen und in dünne Scheiben schneiden. Abgetropften Mozzarella, Apfel und Paprika klein schneiden. Alles miteinander vermischen. Öl und Thymianblättchen unterrühren und mit Salz und Pfeffer würzen. Brot kurz toasten, mit Pilz-Käse-Mischung belegen und im vorgeheizten Backofen bei 220 Grad, Umluft 200 Grad, Gas Stufe 5 auf der untersten Schiene etwa 8–10 Minuten überbacken.

Dazu: Restlichen halben Apfel

Tipp: Statt Mozarella Schnittkäse (30 % Fett i. Tr.; z. B. Edamer, Cheddar, Butterkäse) nehmen.

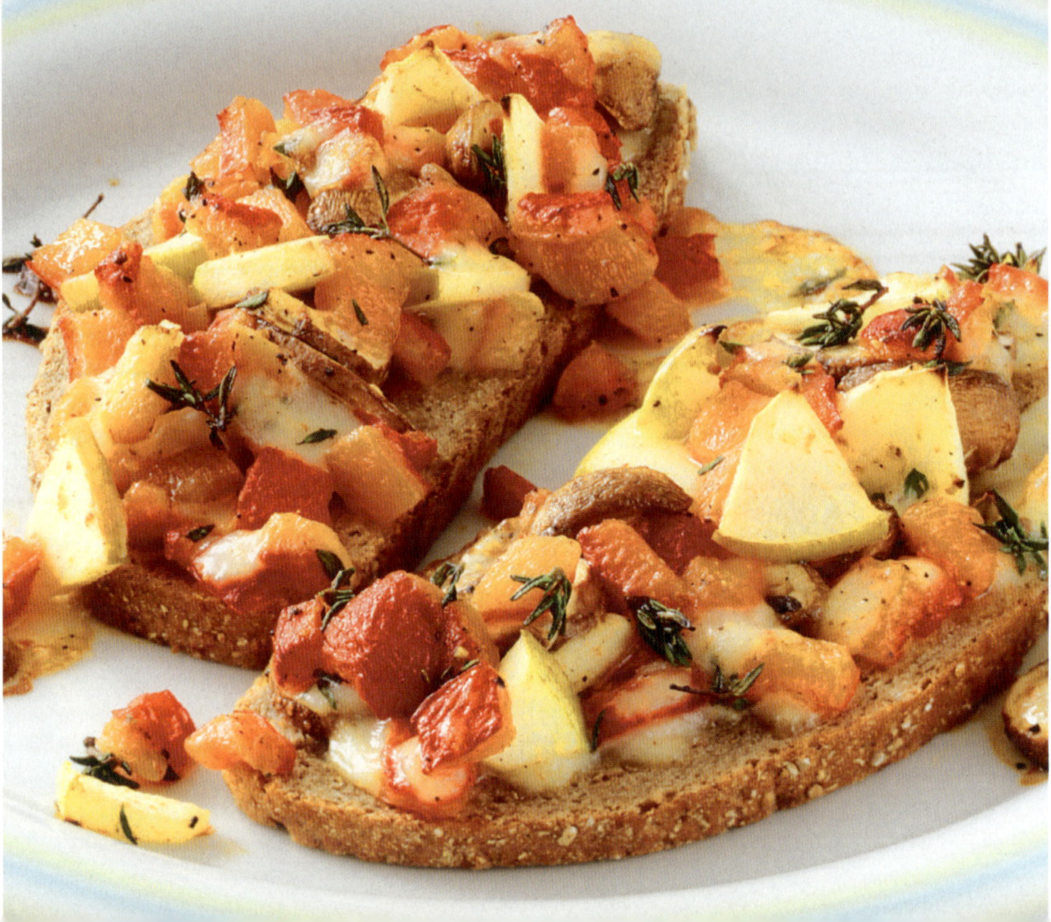

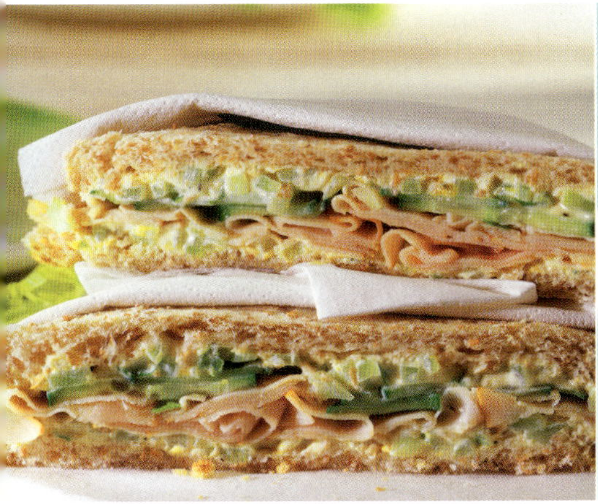

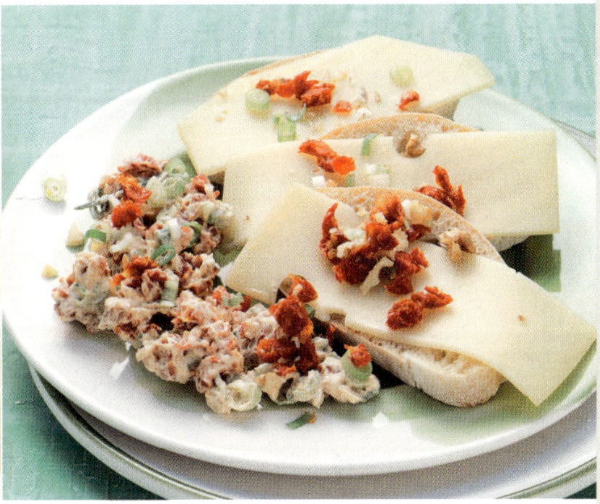

Puten-Tramezzini

[2 Portionen, pro Port. ca. 200 kcal, 4 g Fett, ED 1,2]

Zutaten: *3 EL Frischkäse (16 % Fett), 2 EL Magerquark, 1 TL scharfer Senf, ½ TL Madras-Curry, Kräutersalz, Pfeffer, 2 EL Mandarinenfilets (Dose), 1 Selleriestange, 4 Scheiben Vollkorntoast, 30 g Salatgurke, 80 g hauchdünner Putenaufschnitt*

Frischkäse, Quark, Senf, Gewürze verrühren und pikant abschmecken. Abgetropfte Mandarinen fein hacken. Sellerie eventuell schälen, fein hacken. Mit Käsecreme verrühren und die dünn ausgerollten Brotscheiben damit bestreichen. Zwei Brotscheiben mit dünnen Gurkenscheiben und Putenaufschnitt belegen. Mit restlichem Toast bedecken, etwas zusammendrücken und diagonal halbieren.

Dazu: Selleriestangen oder 2 Walnusskerne

Tipp: Zwei Tramezzini 1–2 Tage gut verpackt im Kühlschrank aufbewahren.

Käseschnitten mit Apfelspread

[1 Portion, ca. 405 kcal, 10 g Fett, ED 0,9]

Zutaten: *2 EL Magerquark, ½ TL Honig, Salz, geschroteter grüner Pfeffer, 1 TL Apfelessig, 25 g weiche getrocknete Tomaten, 1 Lauchzwiebel, ½ Apfel, 3 Scheiben Bio-Ciabatta oder 1 Vollkornbrötchen (60 g), 30 g Leerdamer-Käse (32 % Fett i. Tr.), 2 Walnusskerne*

Quark, Honig, Salz, Pfeffer und Essig verrühren. Tomaten und Lauchzwiebel fein hacken. Apfel vierteln, fein raspeln und alles unter den Quark rühren. Ciabatta eventuell toasten. Mit Käsescheiben belegen und zum Apfelspread anrichten. Mit gehackten Walnüssen bestreuen.

Dazu: 100 g Rote Bete aus dem Glas

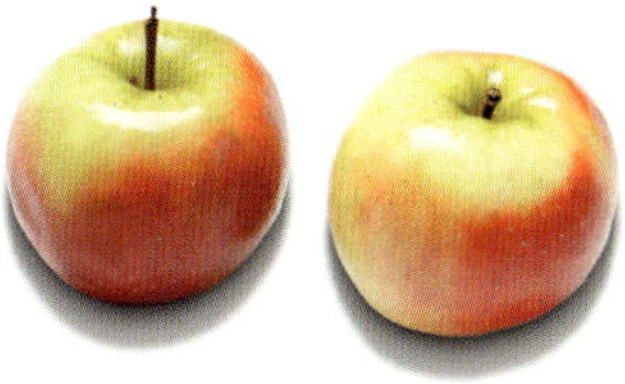

Rohkost mit Liptauer Dip
(ohne Foto)

[1 Portion, ca. 325 kcal, 9 g Fett, ED 0,7]

Zutaten: *1 Zwiebel, 50 g Harzer Käse, 100 g Magerquark, 1 TL Rapsöl, 2 TL Ajvar oder Paprikamark, 1 TL Kümmel, ½ TL Edelsüß-Paprika, Kräutersalz, Pfeffer, 100 g Salatgurke, 2 Tomaten, 4–5 Radieschen, ½ Scheibe Vollkornbrot*

Zwiebel und Käse fein hacken. Mit Quark, Öl, Paprikamark und Gewürzen verrühren und pikant abschmecken. Gemüse in mundgerechte Stücke schneiden. Gemüsestücke und Dip mit dem Brot anrichten.

Tipp: Für ein schnelles Mittagessen den Liptauer Dip mit Pellkartoffeln servieren.

Crêpes mit Papaya (ohne Foto)

[1 Portion, ca. 415 kcal, 10 g Fett, ED 0,9]

Zutaten: *30 g Weizenmehl (Type 1050), 80 ml Milch (1,5 % Fett), Salz, 1 Prise Roh-Rohrzucker, 1 Ei, 2–3 EL Orangensaft, 1 TL Ahornsirup, ½ Papaya (150 g), 2 EL Rosinen oder getrocknete Cranberries, Öl zum Backen, 100 ml Naturjoghurt (0,1 % Fett), gemahlener Zimt*

Mehl, Milch, Salz und Zucker verrühren. 10 Minuten stehen lassen, dann das Ei unterrühren. Saft, Ahornsirup, Papayawürfel und Rosinen vermischen. Eine beschichtete Pfanne erhitzen, mit Öl aussprühen (Öl-Wasser-Pumpsprayer) oder dünn einpinseln und nacheinander bei großer Hitze 3–4 dünne Crêpes backen. Mit Papaya füllen, aufrollen. Joghurt mit Zimt bestreuen und dazu anrichten.

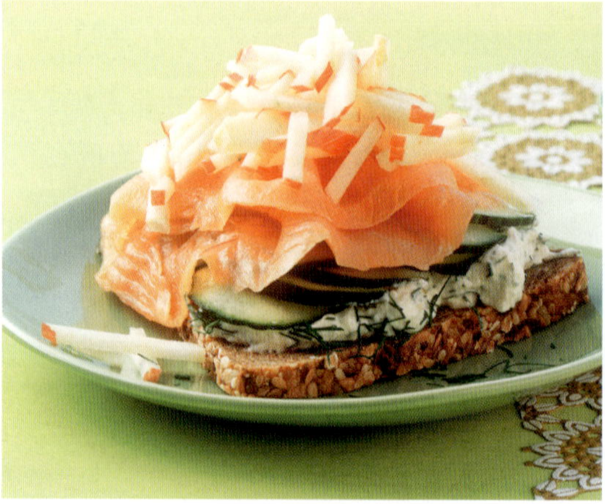

Räucherlachsbrot mit Apfel

[1 Portion, ca. 345 kcal, 12 g Fett, ED 1,0]

Zutaten: *35 g Frischkäse (16 % Fett), 2 TL geriebener Meerrettich (Glas), 1–2 TL fein geschnittener Dill (frisch oder TK), Salz, weißer Pfeffer, ¼ Zitrone, 1 Scheibe Roggenvollkornbrot (50 g), 50 g Salatgurke, 50 g Räucherlachs in Scheiben, 1 Apfel (150 g)*

Frischkäse, Meerrettich und Dill verrühren und mit Salz, Pfeffer und Zitronensaft abschmecken. Brot damit bestreichen und mit Gurken- und Lachsscheiben belegen. Apfel vierteln, ¼ Apfel in feine Streifen schneiden und auf das Brot geben. Mit Zitronensaft beträufeln. Mit restlichen Apfelvierteln anrichten.

Salami-Rauke-Wraps

[1 Portion, ca. 385 kcal, 9 g Fett, ED 1,1]

Zutaten:

1 Möhre, 1 Lauchzwiebel,
1 Tomate (70 g),
2 TL Ajvar (Paprikapaste),
2 TL Salatcreme (16 % Fett),
2 Weizen-Wraps (weiche Teigfladen),
1 Handvoll Rauke,
3 Scheiben Baguette-Salami (ca. 12 g)

Möhre fein raspeln. Lauchzwiebel und Tomate in Streifen schneiden. Ajvar und Salatcreme verrühren. Wraps nacheinander in einer Pfanne ohne Fett etwa 20 Sekunden erhitzen. Fladen mit der Creme bestreichen. Gemüse, Rauke und Salami in die Mitte geben. Wraps zuerst unten umklappen, dann von der Seite her aufrollen und mit einer Serviette umwickeln.

Tipp: Ajvar ist eine sauer-würzige Paprikapaste aus Südosteuropa. Statt Ajvar Paprikamark aus der Tube nehmen, verrührt mit etwas Zitronensaft und Ketchup. Ajvar gibt es im türkischen Lebensmittelhandel und mittlerweile in fast jedem Supermarkt.

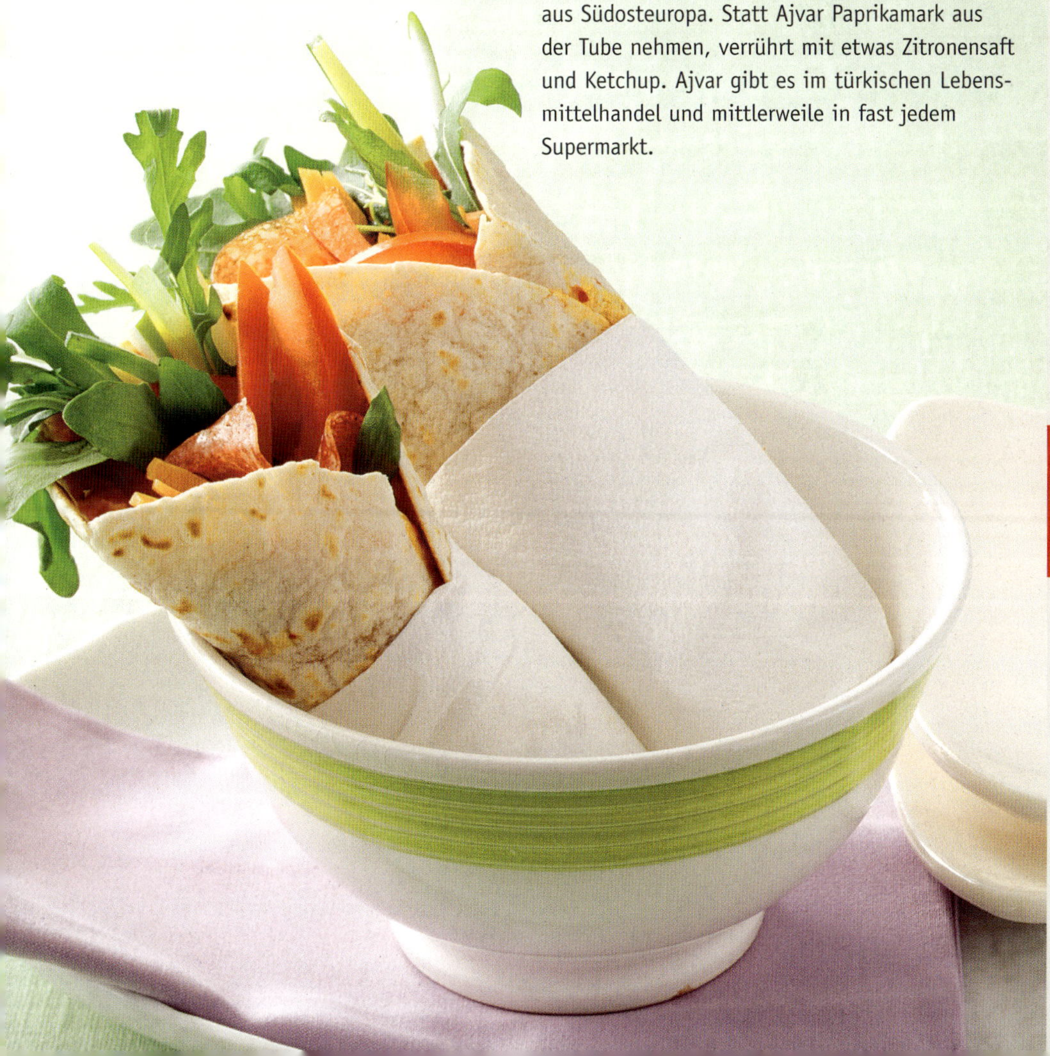

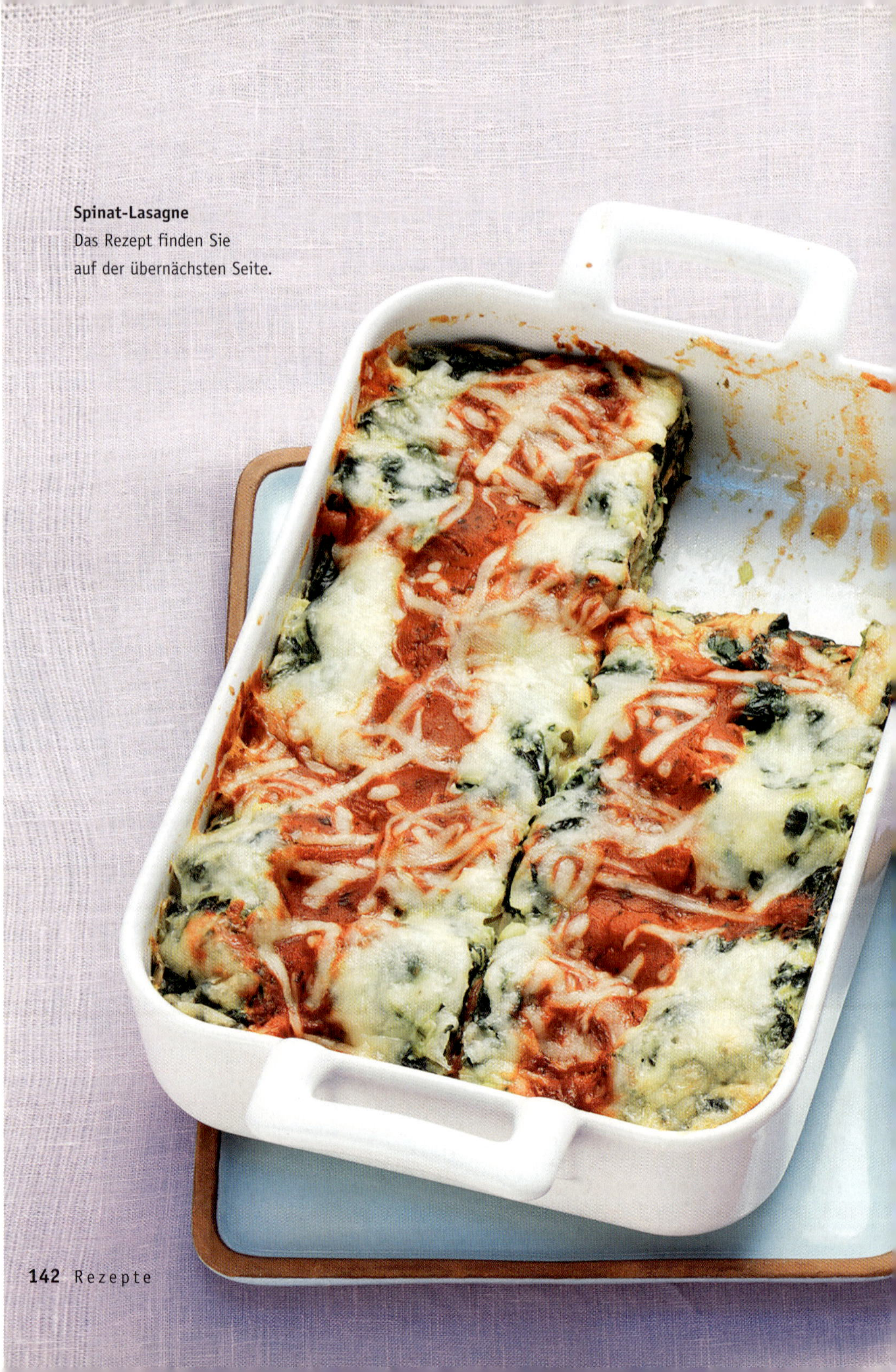

Spinat-Lasagne
Das Rezept finden Sie
auf der übernächsten Seite.

Kinder, essen!

Oh, wie bequem. Der Backofen hat gekocht: Spinat-Lasagne, Tomaten-Quiche oder Kasseler mit Ananas. Leichte Gerichte, die der ganzen Familie schmecken (und guten Freunden auch).

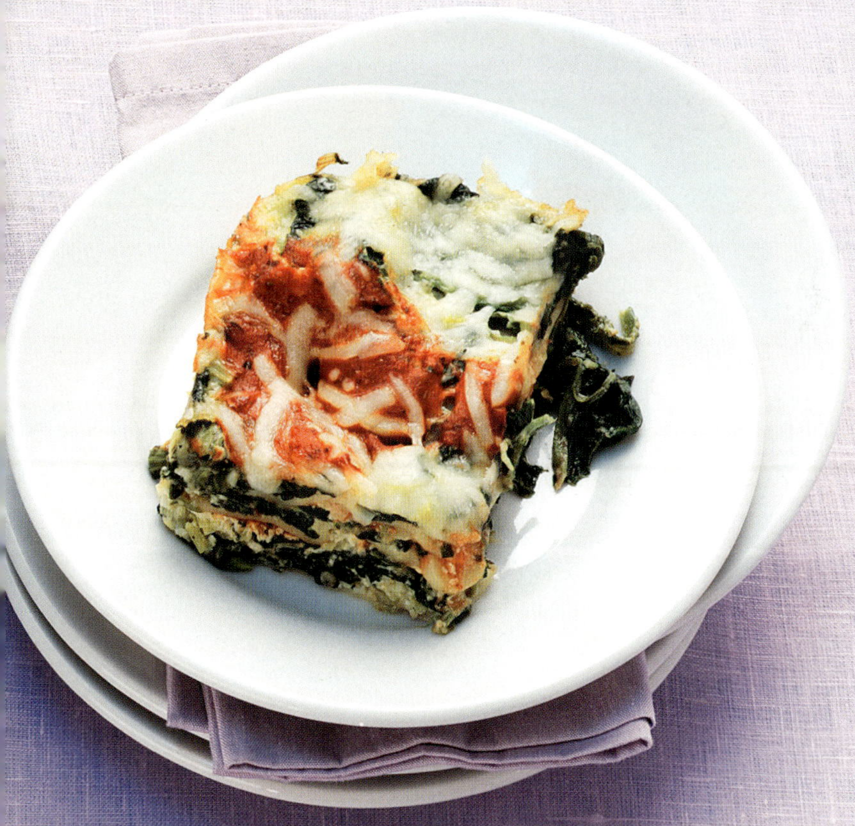

Spinat-Lasagne (Foto Seite 142/143)

[4 Portionen, pro Port. ca. 390 kcal, 15 g Fett, ED 0,8]

Zutaten: *2 Porreestangen, 1 Paket TK-Blattspinat (450 g), 2 Knoblauchzehen, 50 ml Gemüsebrühe, 375 g Magerquark, 1 EL Olivenöl, 2 Eier, 125 g geraffelter Gratin- oder Pizzakäse (22 g Fett), Salz, Pfeffer, gerebelter Thymian, Muskat, Fett für die Form, 10–12 Lasagneplatten, 1 Paket gehackte Tomaten (500 g)*

Porreeringe, TK-Spinat und zerdrückten Knoblauch in Gemüsebrühe 10 Minuten bei mittlerer Hitze zugedeckt dünsten. Quark, Öl, Eier und die Hälfte vom Käse verrühren, kräftig mit Gewürzen abschmecken und unter den Spinat mischen.
In eine dünn gefettete ofenfeste Form (Inhalt 1,2 Liter) zuerst eine Lage Teigplatten, dann abwechselnd Spinat, Tomaten und Teigplatten einschichten. Mit dem restlichen Käse bestreuen und im vorgeheizten Backofen bei 200 Grad, Umluft 180 Grad, Gas Stufe 4 etwa 25–30 Minuten garen.

Mediterrane Gemüse-Fisch-Pfanne

[4 Portionen, pro Port. ca. 325 kcal, 14 g Fett, ED 0,6]

Zutaten: *½ Bio-Zitrone, 500 g Seelachsfilet, 500 g Möhren, 200 g Fenchel, 2 Zucchini, 1 Porreestange, 3–4 Tomaten, 2–3 Knoblauchzehen, 2 EL + 1 TL Olivenöl, 1 TL italienische Gewürzmischung, Salz, weißer Pfeffer, 200 ml Fischfond, 100 g Schafkäse (45 % Fett), Pulbiber*

Backofen auf 200 Grad, Umluft 180 Grad, Gas Stufe 4 vorheizen. Zitronenschale abreiben, Zitrone auspressen. Fischstücke mit Zitronensaft

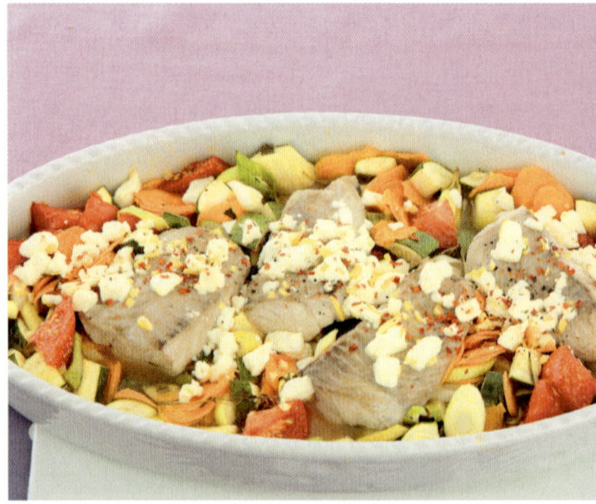

beträufeln. Möhren und Fenchel auf dem Gemüsehobel in hauchdünne Scheiben schneiden. Restliches Gemüse klein schneiden. Möhren, Fenchel und zerdrückten Knoblauch in 2 EL Olivenöl anbraten und etwa 3–5 Minuten zugedeckt dünsten. Restlichen Gemüse-Mix unterrühren, mit Gewürzmischung, Salz und Pfeffer würzen. Fisch trocken tupfen, mit Salz, Pfeffer und Zitronenschale würzen. Gemüse, Fisch und Fischfond in eine mit dem restlichen Olivenöl gefettete Auflaufform füllen und mit zerkrümeltem Schafkäse bestreuen. Im vorgeheizten Backofen auf der mittleren Schiene 20–25 Minuten garen. Vor dem Anrichten mit etwas Pulbiber bestreuen.

Tipp: Pulbiber ist das typische Dönergewürz aus scharfen Paprikaflocken. Erhältlich in Gewürzläden und im türkischen Lebensmittelhandel.

Curry-Kasseler mit Ananas

[4 Portionen, pro Port. ca. 500 kcal, 16 g Fett, ED 1,3]

Zutaten:
1 EL Sesam- oder Rapsöl,
3 EL süße Chilisoße,
1 EL mildes Currypulver,
1 TL Orangen- oder Zitronenpfeffer,
½–1 TL Kumin,
2 Knoblauchzehen,
600 g mageres Kasseler-Kotelett im Stück ohne Fettrand und Knochen,
1 Porreestange (250 g),
1 große Paprikaschote,
250 g frische Ananasstücke,
2–3 EL Orangensaft

Öl, Chilisoße, Gewürze und zerdrückten Knoblauch verrühren. Fleisch mit der Marinade bestreichen und 2 Stunden stehen lassen. Backofen auf 180 Grad, Umluft 160 Grad, Gas Stufe 3 vorheizen. Porree in 2 cm dicke Ringe, Paprika in breite Streifen schneiden. Gemüse, Ananas und Fleisch in einen Bratschlauch auf ein kaltes Backblech geben. Restliche Marinade, Orangensaft und 2 EL Wasser verrühren und in den Schlauch geben. Zubinden, Bratschlauch anschneiden und im Backofen etwa 35–45 Minuten garen.

Dazu: 200 g Parboiled-Reis

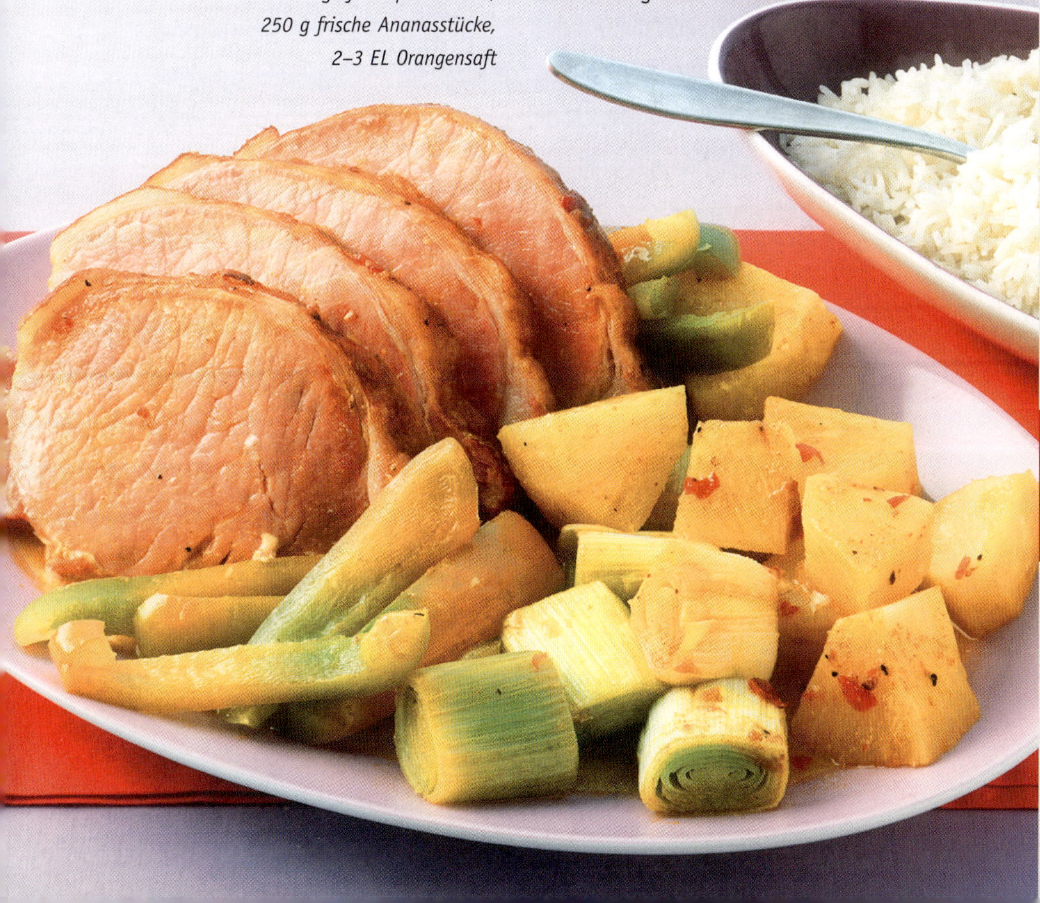

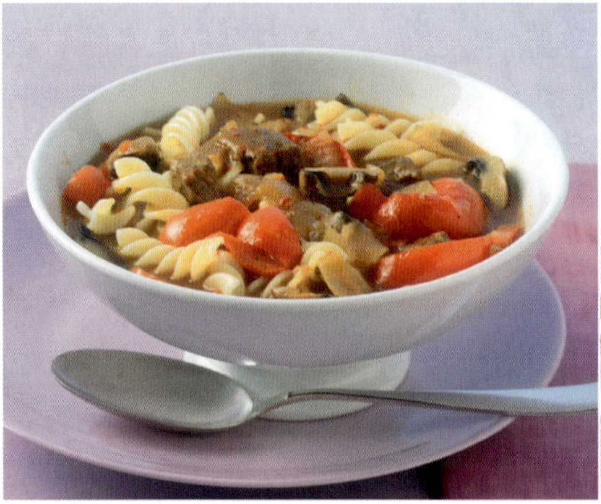

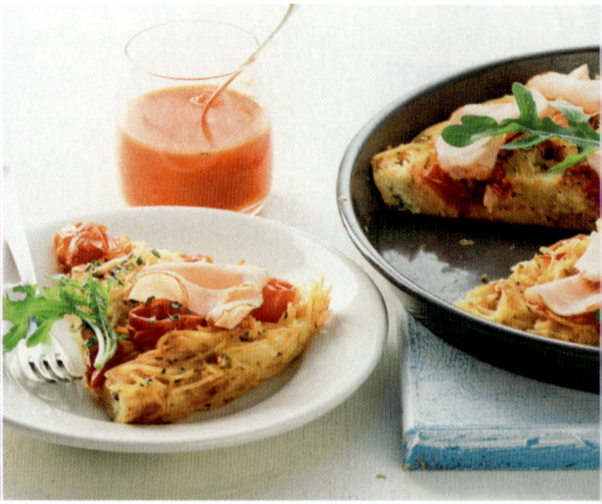

Gulasch-Nudel-Topf

[4 Portionen, pro Port. ca. 460 kcal, 13 g Fett, ED 0,7]

Zutaten: *500 g Rindfleisch aus der Schulter (z. B. Falsches Filet), 1 Gemüsezwiebel (300 g), Pfeffer, 1 EL Edelsüß-Paprika, 2 EL salzige Sojasoße, 1 EL Rapsöl, 2 EL Weizenmehl, Salz, 40 g Ajvar (Paprikapaste), 1 l Fleischbrühe, 2 Paprikaschoten, 250 g Champignons, 200 g Hartweizen-Spiralnudeln*

Fleisch und Zwiebel in 2–3 cm große Würfel schneiden, mit Pfeffer, Paprikapulver und Sojasoße vermengen und in Öl in einer heißen beschichteten Pfanne unter Rühren anbraten. Mit Mehl bestäuben und salzen. Ajvar und heiße Brühe zugeben, 1 Stunde bei mittlerer Hitze zugedeckt schmoren. Paprikastreifen und halbierte Pilze zugeben, weitere 30 Minuten garen. Mit Salz und Pfeffer abschmecken. Zwischendurch Nudeln nach Packungsanweisung kochen und dazu anrichten.

Tipp: Auch als Tiefkühl-Produkt: »Frosta Gulasch Pfanne«

Pasta al Forno

[4 Portionen, pro Port. ca. 260 kcal, 10 g Fett, ED 0,6]

Zutaten: *250 g Hartweizen-Spaghetti, Salz, 125 g Magerquark, 3 Eier (Größe M), 1 Paket TK-Knoblauch-Duo (25 g), 8 EL geraffelter Pizzakäse (21 % Fett), Muskat, Pfeffer, Fett für die Form, 2 Dosen Cocktailtomaten (à 240 g), 3 EL Tomatenketchup, Tabasco, 80 g hauchdünner gekochter Schinken oder Grillschinken, etwas Rauke*

Nudeln nach Packungsanweisung in Salzwasser kochen. Quark, Eier, TK-Knoblauch, 6 EL Käse und Gewürze verrühren. Abgetropfte Nudeln untermischen. In eine leicht gefettete ofenfeste Form geben. Abgetropfte Tomaten (Tomatensaft auffangen) darauf verteilen und restlichen Käse darüberstreuen. Im vorgeheizten Backofen bei 200 Grad, Umluft 180 Grad, Gas Stufe 4 etwa 35 Minuten auf der mittleren Schiene backen. Restlichen Tomatensaft und Ketchup kurz aufkochen, mit Gewürzen abschmecken. Die Pasta mit Schinken, Rauke und Soße anrichten.

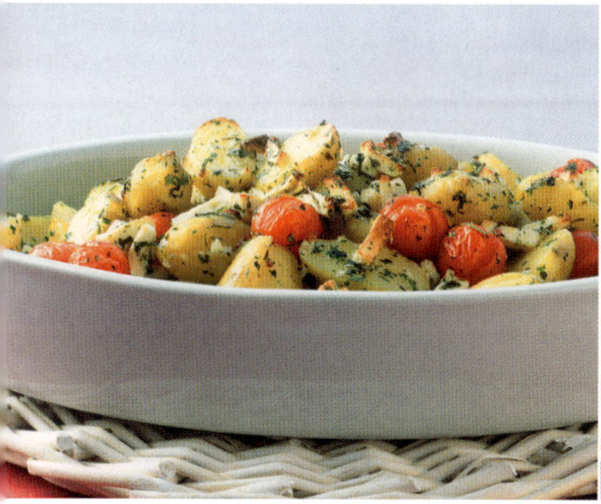

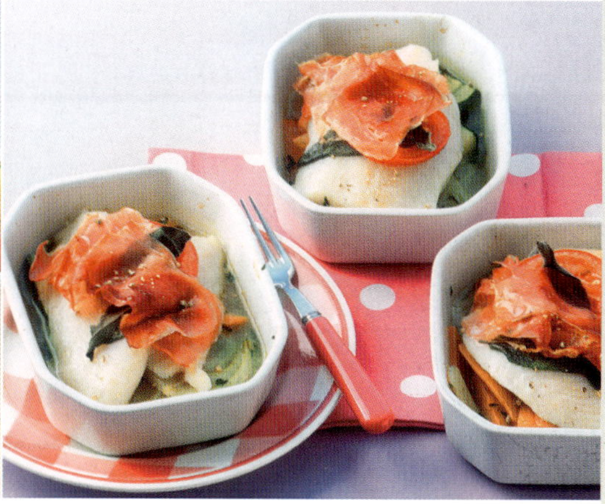

Kartoffel-Schafkäse-Gratin

[4 Portionen, pro Port. ca. 340 kcal, 14 g Fett, ED 0,6]

Zutaten: *750 g kleine Kartoffeln (z. B. Bio-Drillinge), Salz, 1 Aubergine (300 g), 1 EL Olivenöl, 100 ml Gemüsebrühe, 1 Zucchini (250 g), 1 Porreestange (250 g), 6 EL »Cremefine zum Kochen« (15 % Fett), Cayennepfeffer, 150 g Schaf- oder Fetakäse (45 % Fett), 1 Päckchen TK-Kräuter der Provence (25 g), 250 g Cocktailtomaten*

Kartoffeln in Salzwasser etwa 15 Minuten kochen. Abgießen, kalt abspülen und pellen. Backofen auf 200 Grad, Umluft 180 Grad, Gas Stufe 4 vorheizen. Auberginenwürfel in Öl und Gemüsebrühe etwa 3–5 Minuten unter Rühren dünsten. Zucchini- und Porreewürfel mit 4 EL Cremefine unter die Auberginen mischen und mit Salz und Pfeffer abschmecken. Gemüse in eine ofenfeste Form geben. Kartoffeln, Schafkäsewürfel, Kräuter, Tomaten und restliche Cremefine vermischen und auf das Gemüse geben. Etwa 35–40 Minuten backen. Eventuell abdecken.

Tilapia-Saltimbocca

[4 Portionen, pro Port. ca. 405 kcal, 8 g Fett, ED 0,8]

Zutaten: *650 g Tilapia-oder Seelachs-Fischfilet, 1 Zitrone, 2 Fenchelknollen (300 g), 3 Möhren (300 g), 1 Zucchini (150 g), 200 ml Gemüsebrühe, 1 EL Olivenöl, 1 TL gerebelter Thymian, Salz, weißer Pfeffer, 2 Tomaten (100 g), 4–8 Salbeiblätter, 4 dünne Scheiben magerer Schinkenspeck (80 g)*

Backofen auf 180 Grad, Umluft 160 Grad, Gas Stufe 3 vorheizen. Fischfilets mit Zitronensaft beträufeln. Gemüse längs in dünne Scheiben schneiden und mit Gemüsebrühe, Olivenöl, Thymian, Salz und Pfeffer einmal aufkochen. Gemüse mit Brühe in vier ofenfeste Förmchen oder in eine große Auflaufform geben. Fisch auf das Gemüse legen, salzen und mit Tomatenscheiben, Salbeiblättchen und Schinken belegen. Fischmarinade zugießen. Im Backofen etwa 20–25 Minuten garen.

Dazu: 160 g Bulgur, mit 1 TL Olivenöl zubereitet

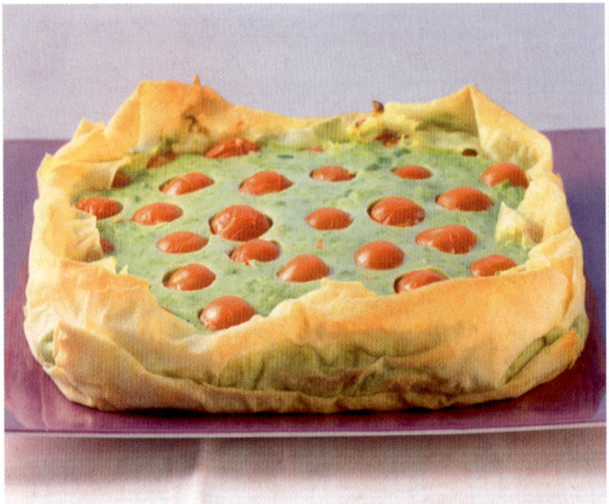

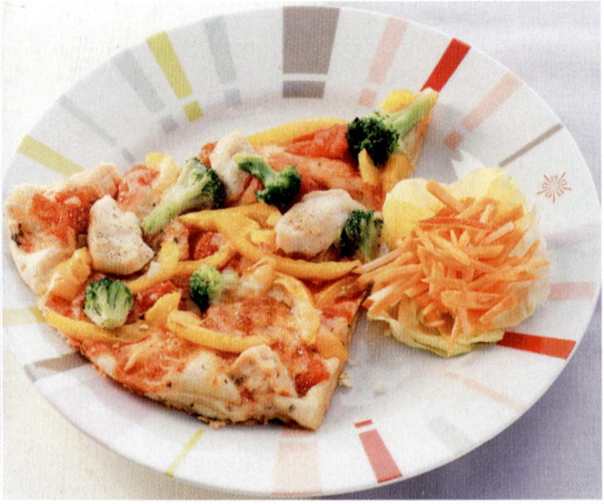

Tomaten-Quiche

[6 Portionen, pro Port. ca. 230 kcal, 8 Fett, ED 1,0]

Zutaten: *300 g TK-Brokkoli, Salz, 200 g Magerquark, 60 g frisch geriebener Parmesankäse, 3 Eier (Größe M), 3 Lauchzwiebeln (90 g), Thymian, Pfeffer, 1 EL Rapsöl, 2 rechteckige Yufka-Teigblätter (300 g; türkischer Supermarkt), 400 g Cocktailtomaten*

Backofen auf 200 Grad, Umluft 180 Grad, Gas Stufe 4 vorheizen. Brokkoli in Salzwasser garen. Abgießen und abtropfen lassen. Brokkoli, Quark, Käse und Eier pürieren. Feine Zwiebelringe zugeben, mit Gewürzen abschmecken. Öl und 2 EL Wasser verrühren, Teigblätter damit bestreichen. Ein Teigblatt auf den Boden einer rechteckigen (23 x 23 cm) oder runden (ø 28 cm) Springform legen. Mit dem zweiten Teigblatt die Form und den Rand auslegen. Quarkcreme und Tomaten einfüllen. Überstehenden Teig innen an den Rand drücken und die Quiche etwa 35–40 Minuten backen.

Tipp: Restliches Teigblatt zum Beispiel für Apfel-Himbeer-Tarteletts (Seite 157) verwenden.

Pizza rosso

[4 Portionen, pro Port. ca. 480 kcal, 11 g Fett, ED 1,0]

Zutaten: *500 g Ciabatta-Backmischung (von Diamant), 1 Päckchen Trockenhefe, Mehl zum Verarbeiten, 1 Dose Pizzatomaten (240 g), Salz, Pfeffer, Oregano, 100 g TK-Brokkoli, 1 gelbe Paprikaschote, 250 g Hähnchenbrustfilet ohne Haut, 4 EL geraffelter Pizzakäse, 1 EL Olivenöl*

Backmischung mit Wasser und Hefe nach Packungsanweisung zubereiten. 30 Minuten gehen lassen. Auf einem bemehlten Backblech ausrollen. Zuerst Tomaten und Gewürze, dann kleine Brokkoliröschen, Paprikastreifen und Hähnchenstreifen auf dem Teig verteilen. Mit Käse bestreuen, mit Öl beträufeln und im vorgeheizten Backofen bei 220 Grad, Umluft 200 Grad, Gas Stufe 5 auf der untersten Schiene etwa 20 Minuten backen.

Dazu: 400 g Möhren-Apfel-Rohkost mit 100 g Zitronenjoghurt (3,5 % Fett)

Türkische Hackfleischpizza (Lamacun)

[6 Stück, pro Stück ca. 385 kcal, 8 g Fett, ED 1,3]

Zutaten:
Pizzateig:
300 g Weizenmehl (Type 1050), 1 Päckchen Trockenhefe, Salz, 1 EL Roh-Rohrzucker, 4 TL Olivenöl;
200 g Tomaten, 1 Bund Lauchzwiebeln, 2 Paprikaschoten, 1 Bund Rauke (40 g), 350 g Hähnchenbrustfilet ohne Haut, ¼ TL Kumin, Pulbiber (Dönergewürz), 6 TL Olivenöl, 2 Minigurken, 150 g Joghurt (0,1 % Fett)

Für den Pizzateig: Teigzutaten und ¼ l lauwarmes Wasser nach den Angaben auf der Hefepackung zubereiten und gehen lassen. Backofen auf 220 Grad, Umluft 200 Grad, Gas Stufe 5 vorheizen. Gemüse und ½ Bund Rauke fein hacken. Hähnchenfleisch grob hacken. Gemüse, Geflügelhack, Gewürze und 1 TL Salz vermischen. Hefeteig durchkneten, zu 6 länglichen Fladen ausrollen und mit der Fleischfarce bestreichen. Mit je 1 TL Öl beträufeln. Etwa 15 Minuten backen. Restliche Rauke und Gurken hacken. Mit Joghurt auf die Pizzen verteilen und mit Pulbiber bestreuen.

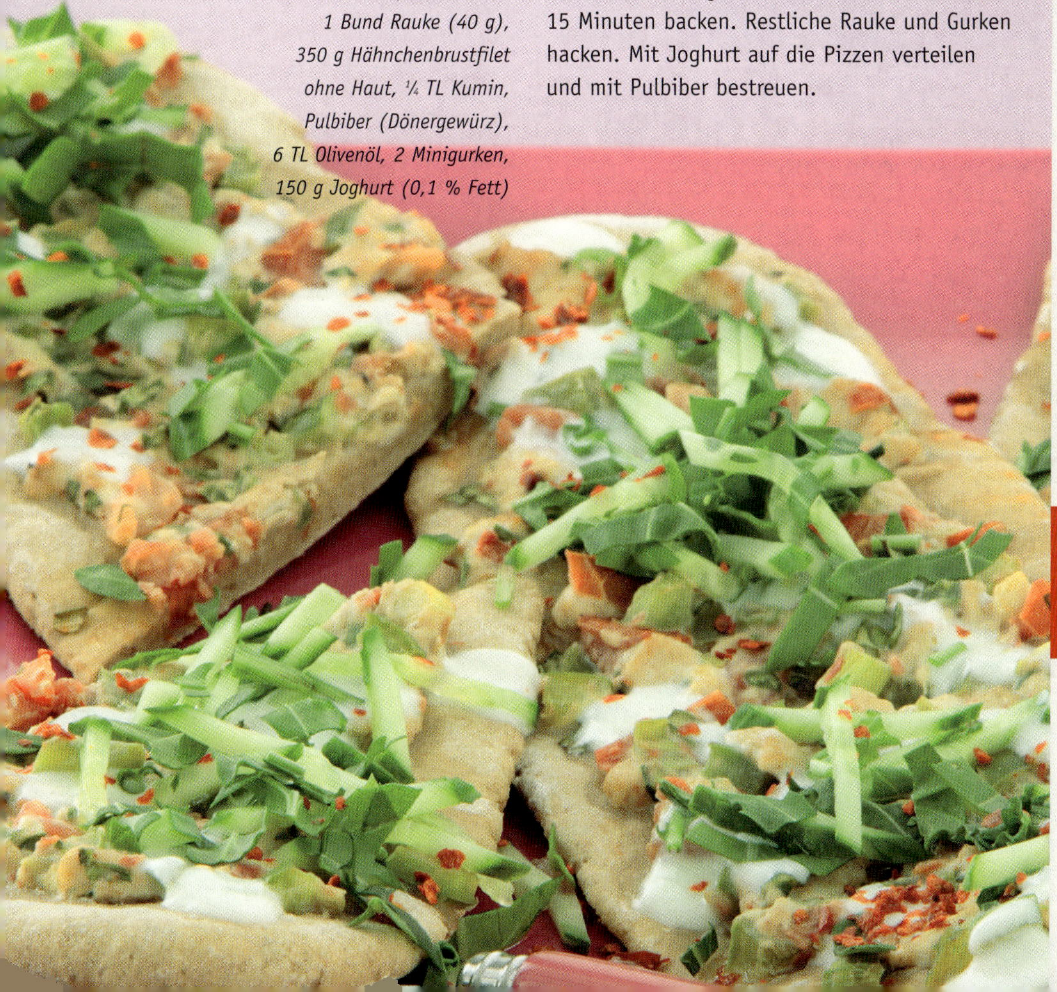

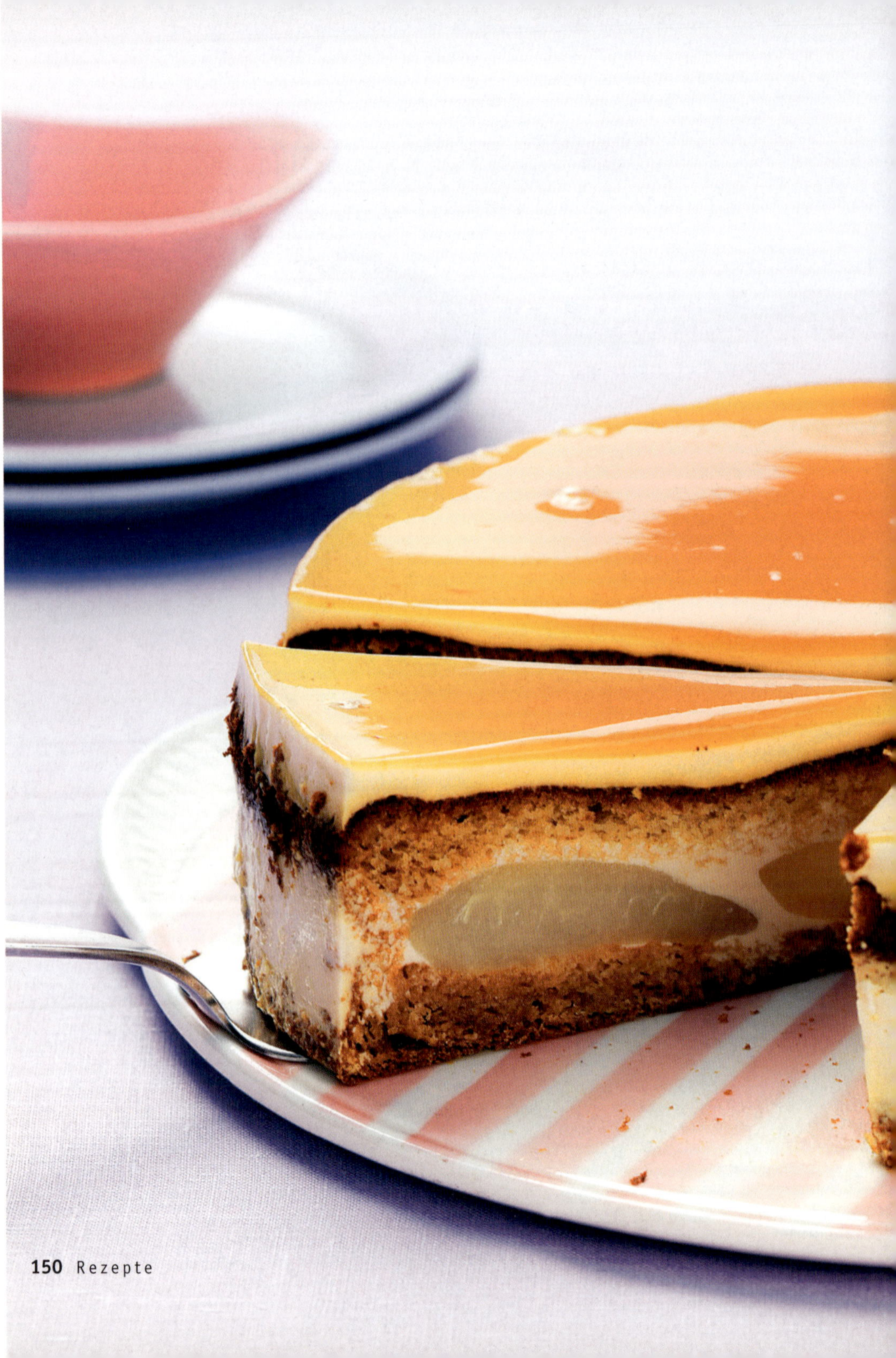

Die Dessertkarte bitte!

Wer sagt denn, dass Abnehmen und Süßes nicht zusammenpassen? Hier kommt der Gegenbeweis, in lauter köstlichen Variationen.

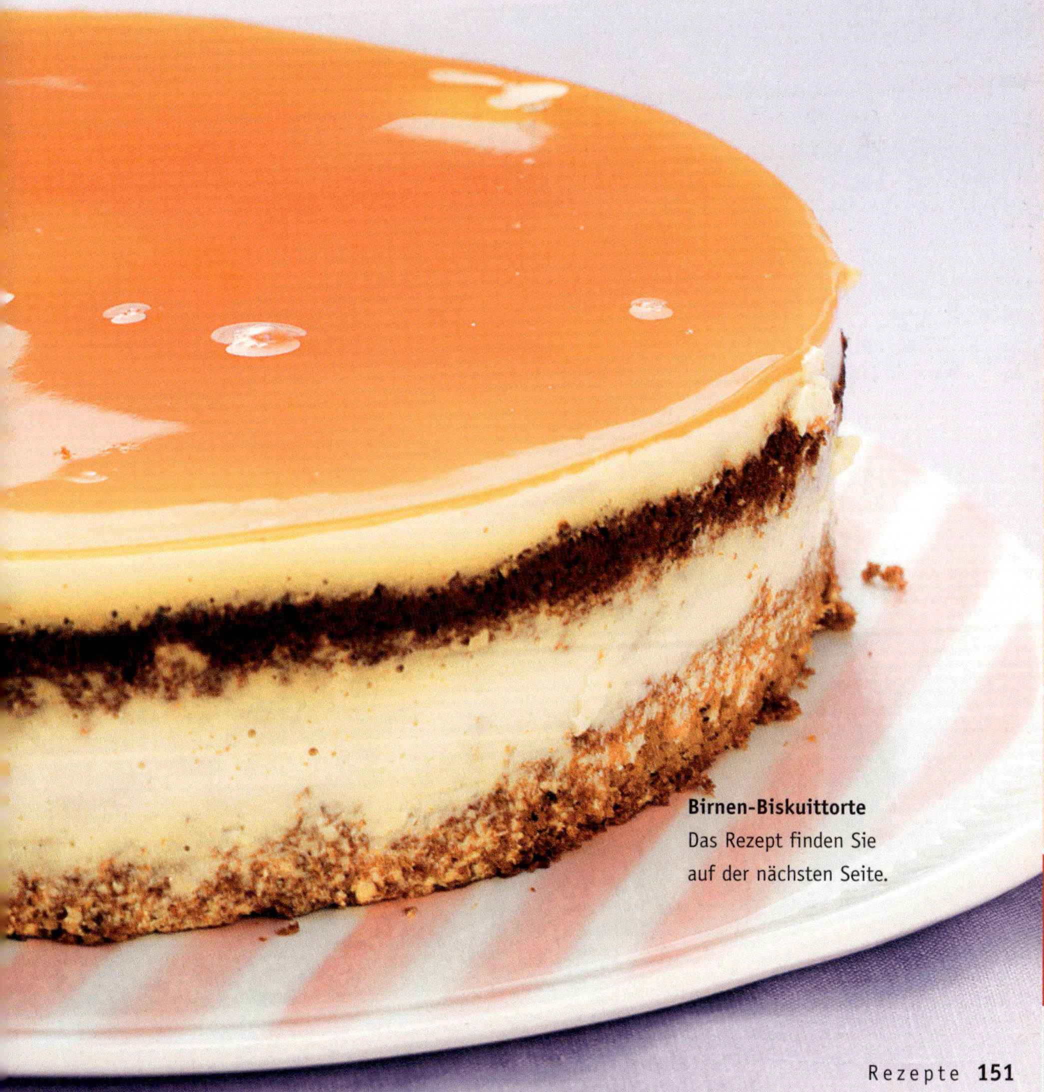

Birnen-Biskuittorte
Das Rezept finden Sie auf der nächsten Seite.

Birnen-Biskuittorte
(Foto Seite 150/151)

(Foto Seite 150/151)

[12 Stücke, pro Stück ca. 235 kcal, 3 g Fett, ED 1,2]

Zutaten: *Biskuitteig: 3 Eier (Größe M), 150 g Fruchtzucker, 100 g Weizenmehl (Type 1050), 50 g Speisestärke, 1 Päckchen Backpulver; 4 Birnen, etwa 350 ml Birnen- oder Apfelsaft, 180 g Hagebuttenkonfitüre, 8 Blatt weiße Gelatine, 250 g Quark (20 % Fett), 350 g Naturjoghurt (0,1 % Fett), ½ Zitrone*

Für den Biskuitteig: Eier trennen. Eigelb, 5 EL kaltes Wasser und Zucker schaumig schlagen. Eischnee unterheben. Mehl, Stärke und Backpulver auf die Ei-Masse sieben und unterheben. Teig in eine mit Backpapier ausgelegte Springform (ø 28 cm) füllen, glatt streichen und im vorgeheizten Backofen bei 180 Grad Grad, Umluft 160 Grad, Gas Stufe 3 etwa 15–20 Minuten backen. Birnenhälften in Birnensaft 4 Minuten zugedeckt dünsten. Herausnehmen, Saft aufheben. Biskuit waagerecht durchschneiden. Unteren Boden in die Springform geben, mit 50 g Konfitüre bestreichen und mit Birnen belegen. 6 Blatt Gelatine einweichen. Quark, Joghurt, 100 g Konfitüre und Zitronensaft verrühren. Ausgedrückte Gelatine in 100 ml heißem Birnensaft auflösen und unter den Quark rühren. Zwei Drittel der Creme in die Springform geben, glatt streichen. Mit dem zweiten Boden belegen und restliche Creme darauf verteilen. Restliche Gelatine einweichen. Mit restlicher Konfitüre in 150 ml heißem Birnensaft auflösen. Guss auf die Torte geben, mindestens 3 Stunden kalt stellen.

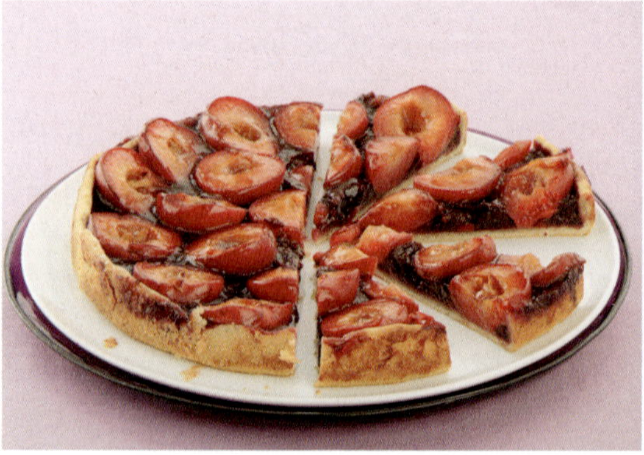

Pflaumen-Crostata

[12 Stücke, pro Stück ca. 150 kcal, 3 g Fett, ED 1,3]

Zutaten: *Mürbeteig: 200 g Weizenmehl (Type 1050), 1 TL Backpulver, 2 EL Roh-Rohrzucker, 1 TL Zitronenschalenaroma, 60 g Magerquark, 60 g Halbfettbutter; 300 g Brombeeren (frisch oder TK), 1 Saftorange, 100 g Gelierfruchtzucker, 700 g rote Sommerpflaumen*

Für den Mürbeteig: Alle Teigzutaten und 1–2 EL kaltes Wasser zuerst mit dem Knethaken des Handrührers, dann mit den Händen zu einem glatten Teig verkneten. Abgedeckt 30 Minuten kalt stellen. Brombeeren, 1 EL Orangensaft und Gelierzucker aufkochen und ca. 4–5 Minuten zu Mus kochen. Umfüllen und erkalten lassen. Davon 2–3 EL Brombeermus für später abnehmen. Backofen auf 190 Grad, Umluft 170 Grad, Gas Stufe 3 vorheizen. Den Boden einer Springform (ø 26 cm) mit Backpapier auslegen und mit dem 3 mm dick ausgerollten Teig auslegen. Dabei einen kleinen Rand hochziehen. Boden mit Brombeermus bestreichen, mit Pflaumenhälften belegen und im Backofen 30–35 Minuten backen. Restliches Brombeermus und restlichen Orangensaft unter Rühren erhitzen und nach dem Backen auf die Pflaumen streichen.

Orangen-Tiramisu

[6 Portionen, pro Port. ca. 180 kcal, 3 g Fett, ED 1,0]

Zutaten:
50 ml starker Espresso, 1 EL Ahornsirup oder flüssiger Honig, 500 g Magerquark, 200 g Naturjoghurt (0,1 % Fett), 1 Päckchen Bourbon-Vanillezucker, 2 EL bittere Orangenmarmelade, 150 ml Orangensaft, 1 Tütchen »Gelatine fix« (15 g), 16 Löffelbiskuits, 30 g Carob-Schoko

Espresso und Ahornsirup verrühren. Quark, Joghurt, Vanillezucker, Marmelade, Orangensaft und Gelatine mindestens 1–2 Minuten mit dem Handrührer verrühren. Löffelbiskuits in eine Form (1 l Inhalt) schichten, mit Espresso tränken und Quarkcreme darübergeben. Glatt streichen und mindestens 2 Stunden, am besten aber über Nacht kalt stellen. Vor dem Servieren Carob-Schoko fein reiben und die Streusel auf dem Dessert verteilen.

Tipp: Carob-Schoko ist eine gute Schokoladen-Alternative. Das Fruchtmark des Johannisbrotbaums, der im Mittelmeerraum heimisch ist, kurbelt sogar die Fettverbrennung an.

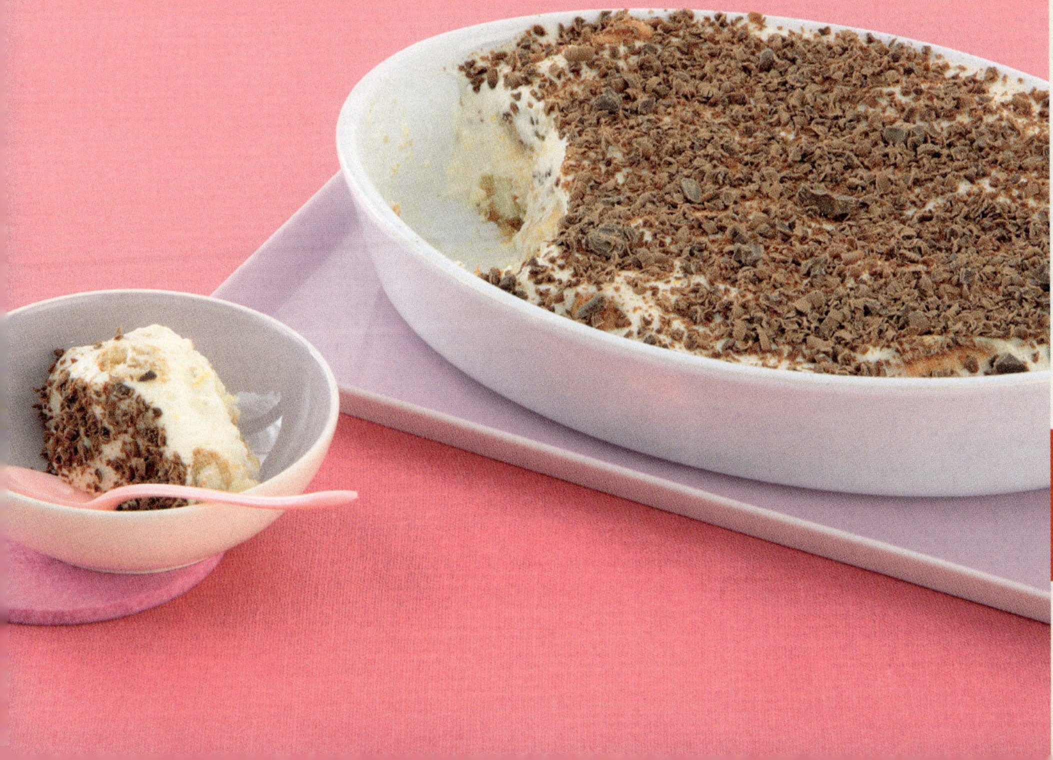

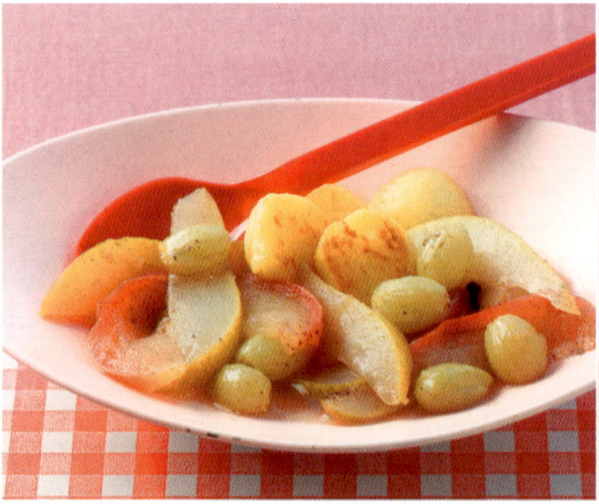

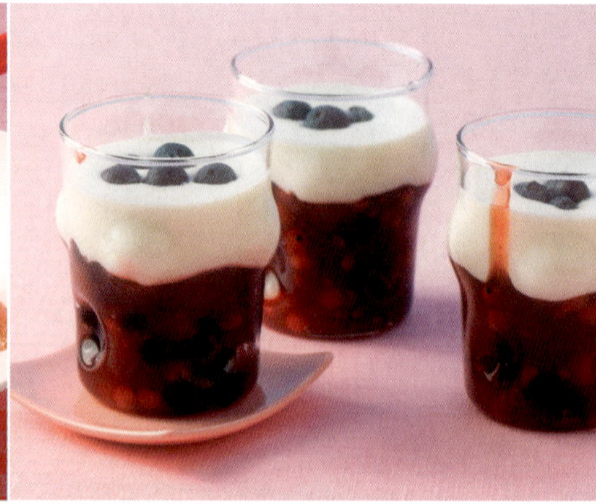

Mini-Klöße mit Kompott

[4 Portionen, pro Port. ca. 165 kcal, 3 g Fett, ED 1,0]

Zutaten: *8 Mini-Kartoffelklöße (120 g; Fertigprodukt), 2 EL Roh-Rohrzucker, 3 Nelken, 1 Päckchen Bourbon-Vanillezucker, 1 Bio-Zitrone, 2 Äpfel (240 g), 1 Birne (150 g), 100 g kernlose Weintrauben, ½ TL Rapskernöl*

Kartoffelklößchen nach Packungsanweisung kochen. Abgießen und abtropfen lassen. 100 ml Wasser, Zucker, Nelken, Vanillezucker, ein Stück Zitronenschale und Zitronensaft aufkochen und 10 Minuten zugedeckt ziehen lassen. Kernobst klein schneiden. Trauben halbieren. Früchte im Vanillesud 5 Minuten bei kleiner Hitze zugedeckt garen. Den Boden einer beschichteten Pfanne mit Öl bestreichen, halbierte Klöße hineinlegen und bei mittlerer Hitze von einer Seite hellbraun backen. Zum Kompott anrichten.

Tipp: Restliche Klöße für »Mini-Klöße mit Peperonata« (Seite 97) verwenden.

Waldbeeren-Grütze

[6 Portionen, pro Port. ca. 160 kcal, 4 g Fett, ED 0,7]

Zutaten: *1 Beutel Vanille-Puddingpulver, 700 ml Kirschsaft, 3 EL Fruchtzucker, 1 Paket TK-Waldbeeren (300 g), 200 g Naturjoghurt (0,1 % Fett), 150 g Crème légère (15 % Fett)*

Puddingpulver mit 100 ml Kirschsaft und Fruchtzucker verrühren. Restlichen Kirschsaft aufkochen. Puddingpulver zugeben, aufkochen und mindestens 1 Minute unter Rühren kochen. Gefrorene Waldbeeren zugeben. Grütze auf 6 Gläser verteilen, abkühlen lassen. Joghurt und Crème légère verrühren und auf die Grütze geben.

Tipp: Klappt natürlich auch mit frischen Beeren.

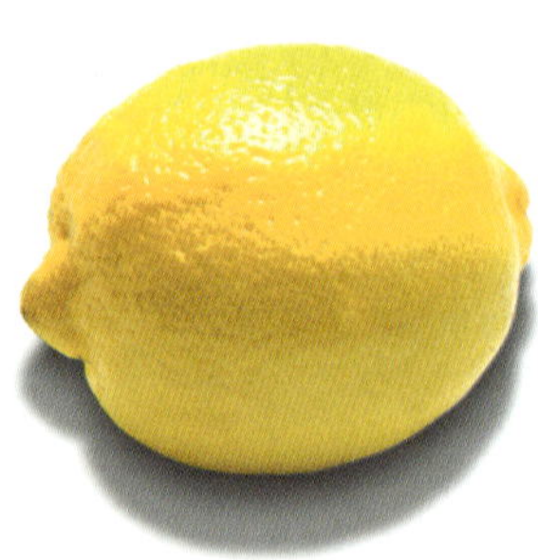

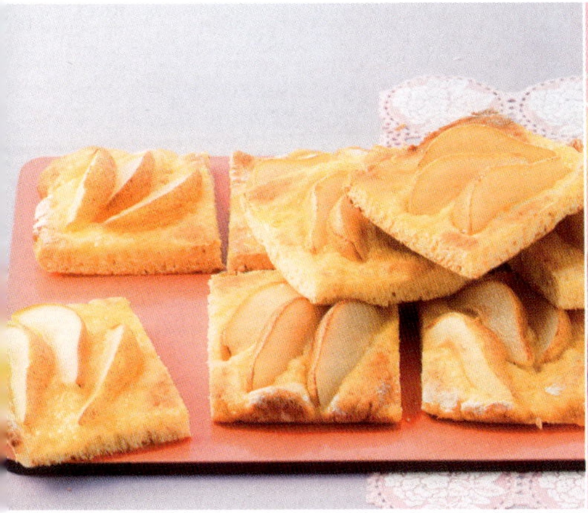

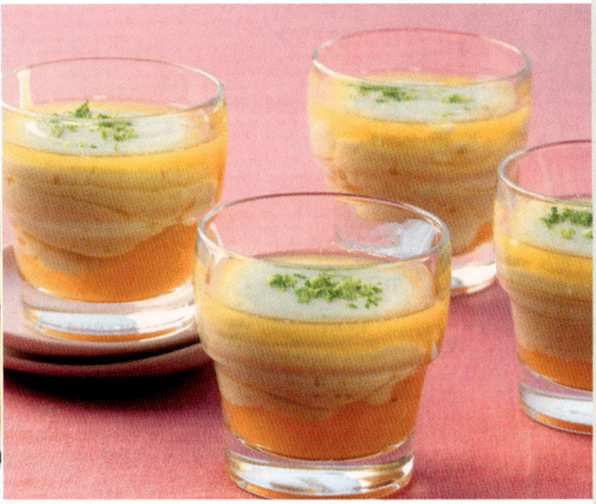

Blechkuchen mit Birne

[12 Stücke, pro Stück ca. 175 kcal, 4 g Fett, ED 0,9]

Zutaten: *75 g Magerquark, 2 EL Naturjoghurt (0,1 % Fett), 3 EL Rapskernöl, Salz, 70 g Fruchtzucker, 1 Ei (Größe M), 250 g Dinkelmehl, 2 TL Backpulver, Mehl zum Verarbeiten, 75 g »Diät-Exotic-Konfitüre« (oder Diät-Orangenmarmelade), 1 TL Orangensaft, ca. 500 g kleine Birnen*

Quark, Joghurt, Öl, 1 Prise Salz, Zucker und Ei mit dem Schneebesen glatt rühren. Mehl und Backpulver darübersieben. Zuerst mit den Knethaken des Handrührers, dann mit den Händen zu einem glatten Teig verkneten. 30 Minuten kühl stellen. Backofen auf 180 Grad Grad, Umluft 160 Grad, Gas Stufe 3 vorheizen. Teig auf bemehltem Backtrennpapier zu einem Quadrat (30 x 30 cm) ausrollen. Mit dem Kuchenrädchen 12 kleine Quadrate markieren. Konfitüre und Saft verrühren. Quadrate mit etwas Konfitüre bestreichen und mit Birnenspalten belegen. Im Backofen ca. 15 Minuten auf der mittleren Schiene backen.

Tipp: Statt Birnen passen auch Äpfel, Aprikosen, Ananas, Pfirsich oder Mango.

Avocado-Orangen-Mousse

[4 Portionen, pro Port. ca. 155 kcal, 6 g Fett, ED 0,8]

Zutaten: *2 Orangen, 2 EL Diät-Orangenmarmelade, ½ Avocado, 1 Limette, 200 ml Buttermilch, 100 g Magerquark, 1 Tütchen »Gelatine fix« (15 g), 2 EL Fruchtzucker*

Fruchtfleisch einer Orange aus den Häuten lösen, Saft auffangen. Zweite Orange auspressen. Orangensaft und 1 EL Marmelade aufkochen. Orangenfilets zugeben und auf 4 Gläser verteilen. Avocado und Limettensaft pürieren. Buttermilch, Quark und Gelatine untermengen und 1 Minute weiterrühren. Restliche Marmelade und Fruchtzucker unterrühren. Mousse auf die Gläser verteilen. Etwa 2 Stunden kalt stellen. Vor dem Anrichten mit abgeriebener Limettenschale bestreuen.

Tipp: Restliche Avocado zum Beispiel für »Rohkost, Garnelen und Avocadocreme« (Seite 123) verwenden.

Schoko-Mango-Joghurt

[1 Portion, ca. 225 kcal, 7 g Fett, ED 0,9]

Zutaten:

150 g Naturjoghurt (1,5 % Fett)
100 g Mango- oder Pfirsichfruchtfleisch,
15 g Zartbitter-Schokoladenraspel,
rosa Pfefferbeeren

Joghurt und Mangowürfel verrühren und mit Zartbitter-Schokoladenraspeln und zerstoßenen rosa Pfefferbeeren bestreuen.

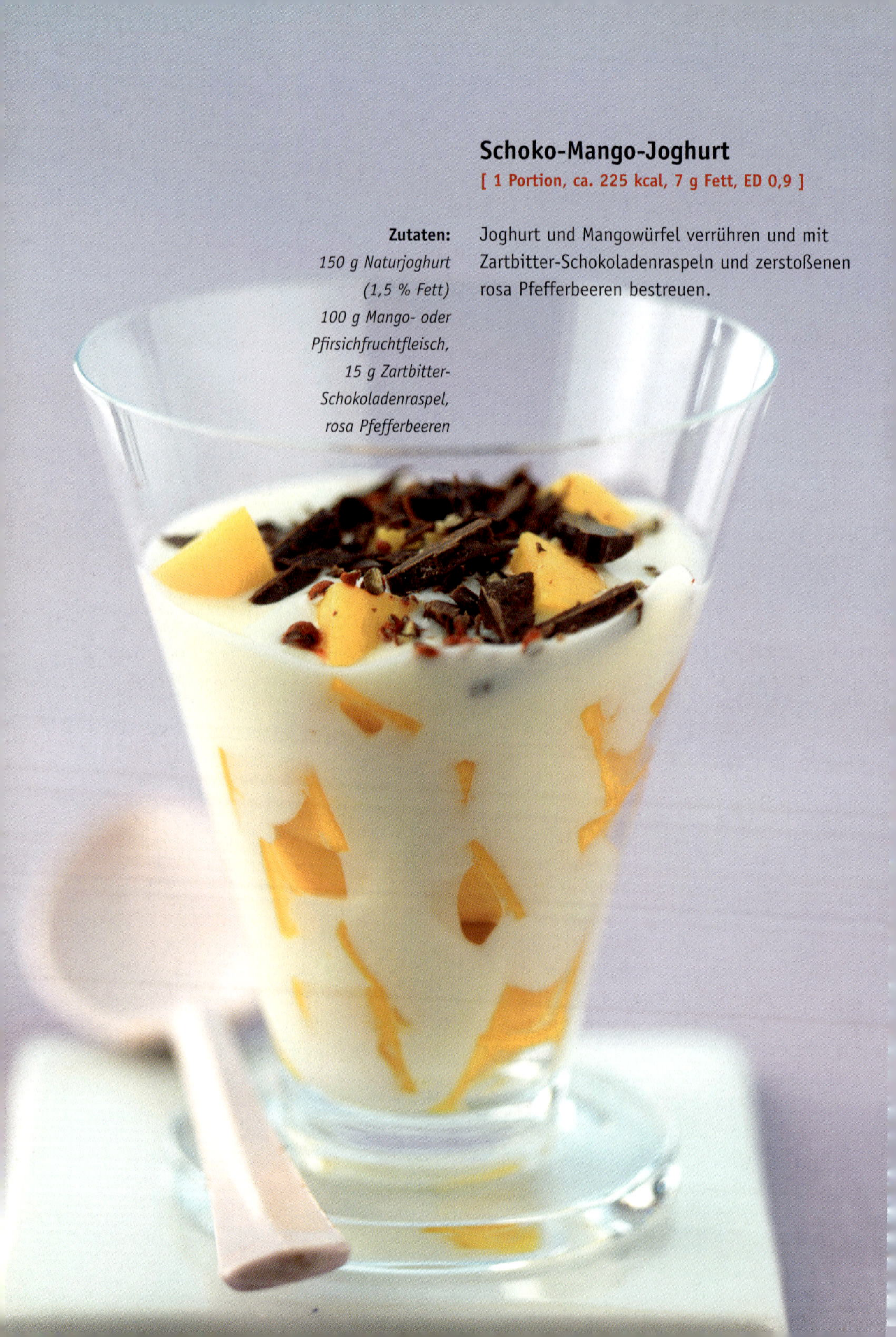

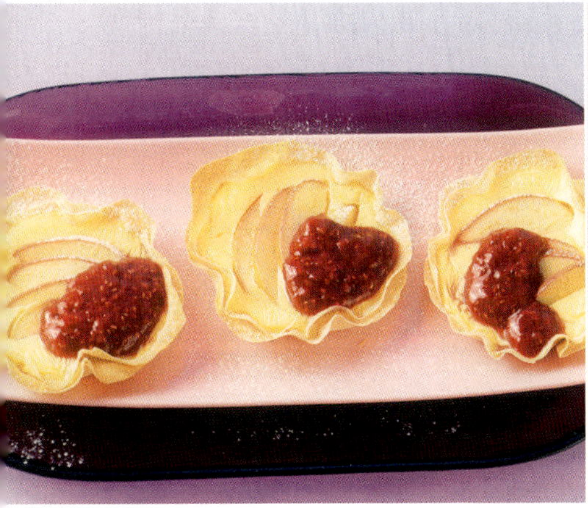

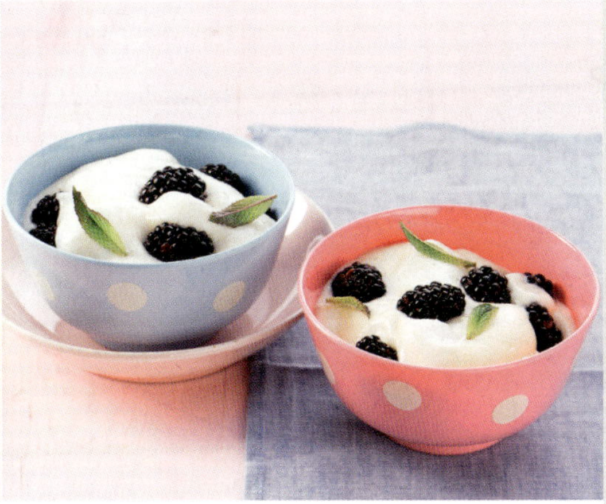

Apfel-Himbeer-Tarteletts

[4 Portionen, pro Port. ca. 165 kcal, 4 g Fett, ED 1,2]

Zutaten: *½ EL Rapsöl, 1 rechteckiges Yufka-Teigblatt (150 g; türkischer Supermarkt), 1 Ei (Größe M), 2 EL Fruchtzucker, 150 g Vanillejoghurt (3,5 % Fett), 1½ TL Vanille-Puddingpulver, 1 Prise Salz, 1 Apfel (125 g), 100 g Himbeeren (frisch oder TK)*

Backofen auf 200 Grad, Umluft 180 Grad, Gas Stufe 4 vorheizen. Öl und 1 EL Wasser verrühren. Aus dem Teigblatt 8 Kreise (ø 10 cm) ausschneiden und mit der Öl-Wasser-Emulsion bestreichen. Je 2 Teigblätter mit der bestrichenen Seite nach unten in die Mulden einer 4er-Tartelettform legen. Auf der mittleren Schiene 3 Minuten vorbacken. Ei, Fruchtzucker, Joghurt, Puddingpulver und Salz verrühren. Ei-Creme und Apfelspalten auf die Tarteletts verteilen und im Backofen etwa 12–15 Minuten backen. Himbeeren mit einer Gabel zerdrücken und auf die Tarteletts verteilen.

Tipp: Restliche Teigblätter für die Tomaten-Quiche (Seite 148) verwenden.

Apfelmousse mit Brombeeren

[6 Portionen, pro Port. ca. 150 kcal, 2 g Fett, ED 0,8]

Zutaten: *6 Blatt weiße Gelatine, 300 g Vanillejoghurt (3,5 % Fett), 1 Glas Apfelmus (360 g), 2 Eiweiß, 3 EL Fruchtzucker, 3 EL naturtrüber Apfelsaft, 250 g Brombeeren (frisch oder TK), Minzeblättchen*

Gelatine in kaltem Wasser einweichen. Joghurt und Apfelmus verrühren. Eiweiß und Fruchtzucker steif schlagen. Apfelsaft in einem kleinen Topf erwärmen, die ausgedrückte Gelatine unter Rühren darin auflösen. 2 EL Apfel-Joghurt hineinrühren. Gelatinemischung unter den restlichen Apfel-Joghurt rühren. Eischnee unterheben. Mit Brombeeren in kleine Schälchen füllen und mindestens 2 Stunden kalt stellen. Mit Minzeblättchen anrichten.

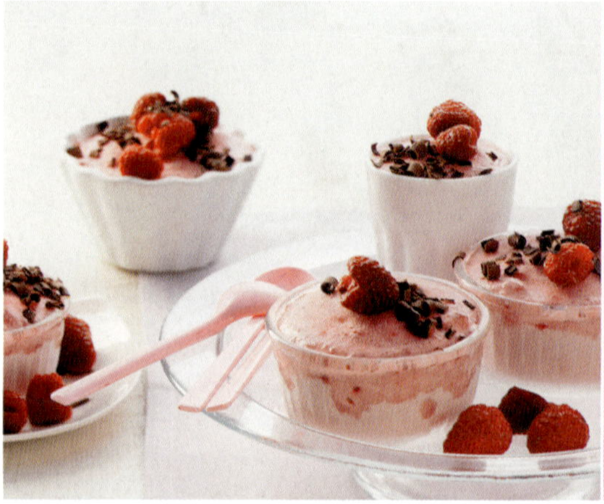

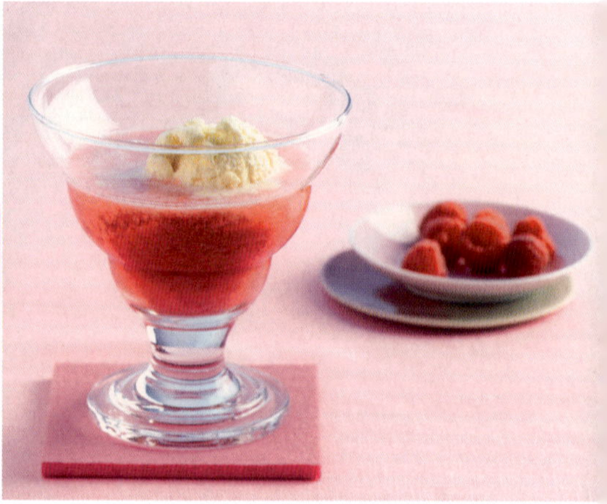

Himbeer-Quark-Parfait

[8 Portionen, pro Port. ca. 115 kcal, 3 g Fett, ED 0,8]

Zutaten: *300 g Magerquark, 200 g Kefir (1,5 % Fett), 150 g saure Sahne (10 % Fett), 7 EL Roh-Rohrzucker, 500 g Himbeeren (frisch oder TK), 20 g Edelbitter-Schokolade (mindestens 70 % Kakao)*

Quark, Kefir, saure Sahne und Zucker verrühren. 250 g Himbeeren pürieren. Püree und 200 g Früchte unter den Quark rühren. In 8 Portionsförmchen oder Tassen füllen und über Nacht ins Gefrierfach stellen. Schokolade mit dem Sparschäler in feine Späne hobeln und mit den restlichen Himbeeren auf den Parfaits verteilen.
Tipp: Parfait vor dem Anrichten 20 Minuten antauen lassen.

Eiscreme-Soda

[2 Portionen, pro Port. ca. 185 kcal, 3 g Fett, ED 0,4]

Zutaten: *1 reife Birne (180 g), 100 g Himbeeren (frisch oder TK), 2 EL Naturjoghurt (1,8 % Fett), 2 TL Akazienhonig, 2 kleine Kugeln »Cremissimo Leichter Genuss«-Bourbon-Vanille-Eis, Sodawasser*

Birne klein schneiden. Birne, Himbeeren, Joghurt und Honig zusammen pürieren. Fruchtpüree und Eiscremekugeln in zwei hohe Gläser füllen und mit Sodawasser aufgießen.

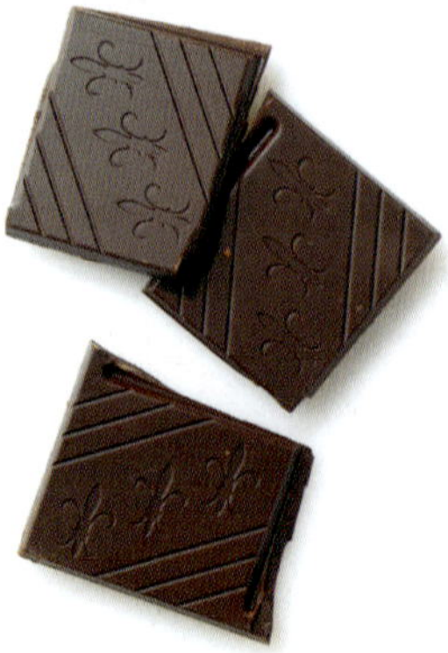

Mango-Joghurt-Eis

[4 Portionen, pro Port. ca. 145 kcal, 4 g Fett, ED 0,8]

Zutaten:
1 Mango, 1 Limette,
400 g Vollmilch-Joghurt
(3,5 % Fett),
2 EL Ahornsirup

200 g Mangowürfel, Limettensaft, Joghurt und Ahornsirup im Mixer oder mit dem Stabmixer pürieren. In der Eismaschine etwa 25 Minuten oder in einer Edelstahlschüssel 3 Stunden gefrieren lassen. Dabei alle 20 Minuten mit einem Schneebesen durchrühren. Eiscreme und restliche Mango anrichten und sofort servieren.

Tipp: Falls Sie das Eis für später einfrieren, vor dem Verzehr etwa 30 Minuten antauen, dann mit dem Stabmixer pürieren, damit es cremig wird.

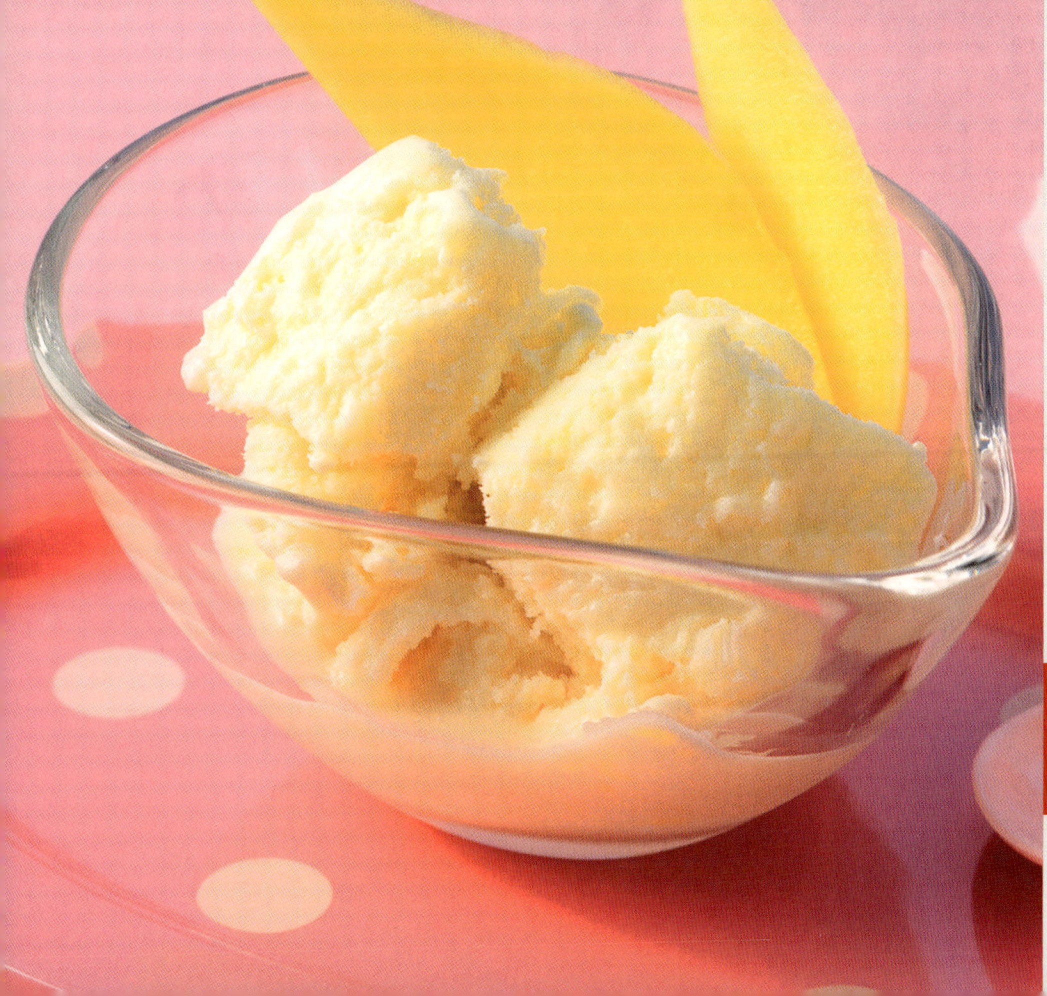

Gemischter Zwei-Wochen-Plan

Mit ca. 1200 kcal und maximal 40 g Fett am Tag

1. Woche

1. Tag	
Morgens	Frühstück mit Ei
Snack	--
Mittags	Gefülltes Schweinesteak
Snack/Dessert	--
Abends/Salat	Räucherlachsbrot mit Apfel

2. Tag	
Morgens	Schinken-Gurken-Sandwich
Snack	--
Mittags	Pasta Pesto Rosso
Snack/Dessert	Paprikaquark
Abends/Salat	Rohkost mit Liptauer-Dip

3. Tag	
Morgens	Müsli mit Früchten
Snack	--
Mittags	Zuckerschoten-Frittata
Snack/Dessert	--
Abends/Salat	Salat »Chili con Carne«

4. Tag	
Morgens	Mandel-Ananas-Smoothie
Snack	Ananascracker
Mittags	China-Pfanne mit Ingwer
Snack/Dessert	--
Abends/Salat	Garnierte Aufschnittplatte

5. Tag	
Morgens	Schinken-Gurken-Sandwich
Snack	--
Mittags	Kartoffelpfanne mit Senfsoße
Snack/Dessert	Ananascracker
Abends	Salat »Chili con Carne«

6. Tag	
Morgens	Müsli mit Früchten
Snack	--
Mittags	Seelachs-Spinat-Gratin
Snack/Dessert	--
Abends/Salat	Käseschnitten mit Apfelspread

7. Tag	
Morgens	Frühstück mit Ei
Snack	--
Mittags	Fusilli Carina
Snack/Dessert	Gebratene Ananas
Abends/Salat	Rohkost mit Liptauer-Dip

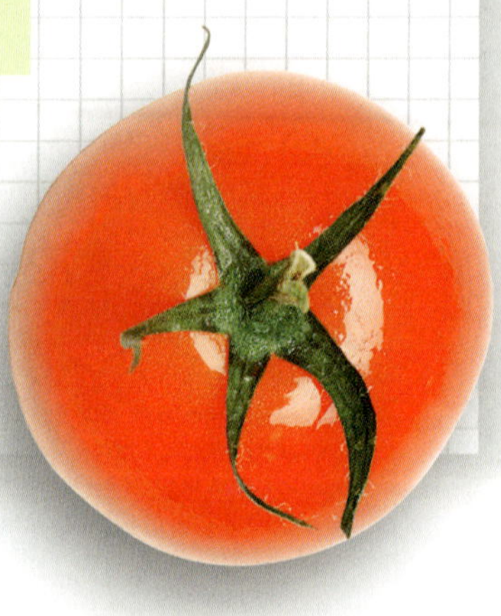

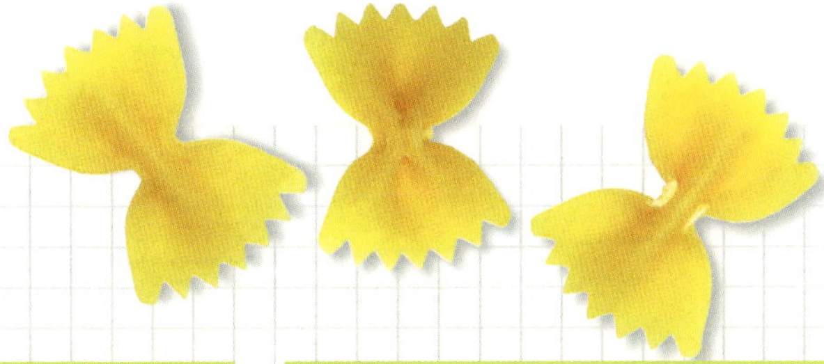

2. Woche

8. Tag	
Morgens	Müsli mit Früchten
Snack	--
Mittags	Putenfilet mit Olive
Snack/Dessert	Birne mit Walnuss
Abends/Salat	Blumenkohl-Zitronen-Suppe

9. Tag	
Morgens	Mandel-Ananas-Smoothie
Snack	--
Mittags	Kräutercrêpes mit Tomaten
Snack/Dessert	--
Abends/Salat	Blumenkohl-Zitronen-Suppe

10. Tag	
Morgens	Schinken-Gurken-Sandwich
Snack	--
Mittags	Marseiller Fischtopf
Snack/Dessert	Birne mit Walnuss
Abends/Salat	Käseschnitten mit Apfelspread

11. Tag	
Morgens	Müsli mit Früchten
Snack	--
Mittags	Marseiller Fischtopf
Snack/Dessert	Gebratene Ananas
Abends/Salat	Griechischer Pastasalat

12. Tag	
Morgens	Schinken-Gurken-Sandwich
Snack	Birne mit Walnuss
Mittags	Fusilli Carina
Snack/Dessert	--
Abends/Salat	Griechischer Pastasalat

13. Tag	
Morgens	Mandel-Ananas-Smoothie
Snack	--
Mittags	Pasta Pesto Rosso
Snack/Dessert	Birne mit Walnuss
Abends/Salat	Räucherlachsbrot mit Apfel

14. Tag	
Morgens	Frühstück mit Ei
Snack	--
Mittags	China-Pfanne mit Ingwer
Snack/Dessert	--
Abends/Salat	Garnierte Aufschnittplatte

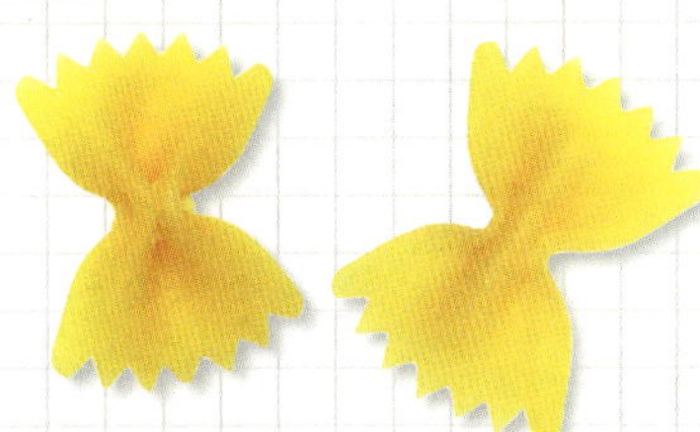

Vegetarischer Zwei-Wochen-Plan

Mit ca. 1200 kcal und maximal 40 g Fett am Tag

1. Woche

1. Tag	
Morgens	Müsli mit Früchten
Snack	--
Mittags	Scharfe Gemüsespätzle
Snack/Dessert	1 Apfel
Abends/Salat	Chicorée mit Ziegenkäse

2. Tag	
Morgens	Griechisches Frühstück
Snack	Kresse-Ei
Mittags	Tofu mit Chinakohl
Snack/Dessert	Joghurt-Eis
Abends/Salat	Chicorée mit Ziegenkäse

3. Tag	
Morgens	Zweierlei Käse-Knäcke
Snack	Kresse-Ei
Mittags	Kartoffelpfanne mit Senfsoße
Snack/Dessert	Gebratene Ananas
Abends/Salat	Birnensalat mit Schafkäse

4. Tag	
Morgens	Müsli mit Früchten
Snack	--
Mittags	Mini-Klöße mit Peperonata
Snack/Dessert	Gebratene Ananas
Abends/Salat	Birnensalat mit Schafkäse

5. Tag	
Morgens	Zweierlei Käse-Knäcke
Snack	--
Mittags	Wurzel-Eier-Ragout
Snack/Dessert	Gebratene Ananas
Abends	Champignon-Bruschetta

6. Tag	
Morgens	Griechisches Frühstück
Snack	1 Banane
Mittags	Italienische Reispfanne
Snack/Dessert	Joghurt-Eis
Abends/Salat	Käsetoasties mit Rohkost

7. Tag	
Morgens	Müsli mit Früchten
Snack	Kresse-Ei
Mittags	Süßsaure Pilzpfanne
Snack/Dessert	--
Abends/Salat	Griechisches Gemüse

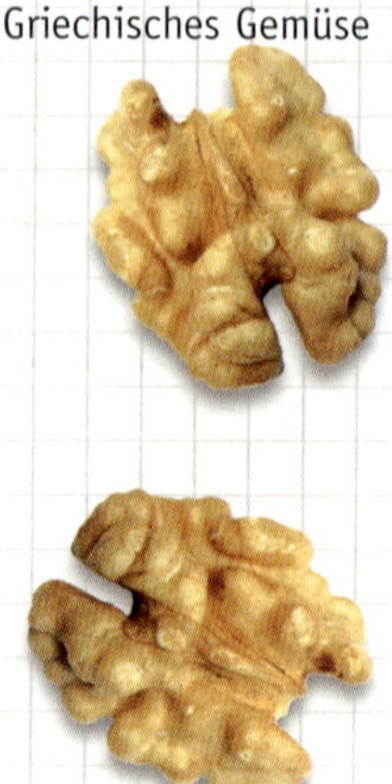

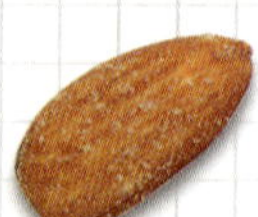

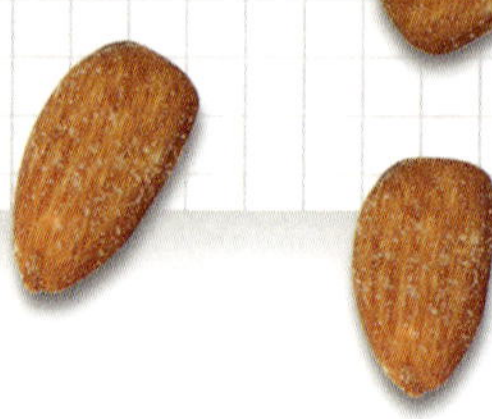

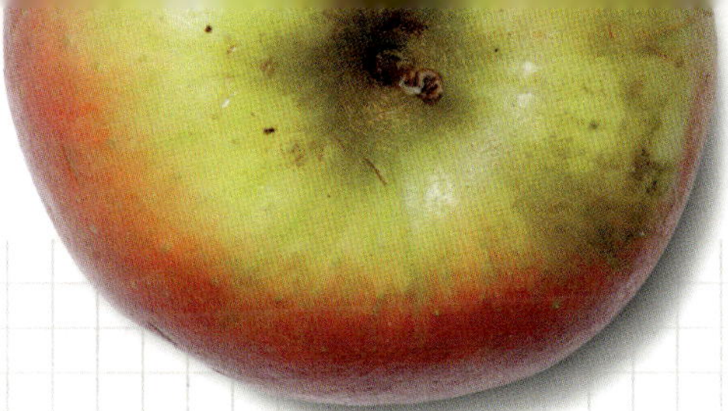

2. Woche

8. Tag	
Morgens	Griechisches Frühstück
Snack	Kresse-Ei
Mittags	Mini-Klöße mit Peperonata
Snack/Dessert	1 Banane
Abends/Salat	Käsetoasties mit Rohkost

9. Tag	
Morgens	Müsli mit Früchten
Snack	--
Mittags	Fusilli Trapanese
Snack/Dessert	Gebratene Ananas
Abends/Salat	Zwiebelsuppe mit Ei

10. Tag	
Morgens	Zweierlei Käse-Knäcke
Snack	--
Mittags	Italienische Reispfanne
Snack/Dessert	Joghurt-Eis
Abends/Salat	Zwiebelsuppe mit Ei

11. Tag	
Morgens	Griechisches Frühstück
Snack	½ Apfel
Mittags	Pochiertes Ei mit Spinat
Snack/Dessert	--
Abends/Salat	Champignon-Bruschetta

12. Tag	
Morgens	Zweierlei Käse-Knäcke
Snack	--
Mittags	Tofu mit Chinakohl
Snack/Dessert	Joghurt-Eis
Abends/Salat	Chicorée mit Ziegenkäse

13. Tag	
Morgens	Griechisches Frühstück
Snack	¼ l Tomatensaft
Mittags	Kartoffelpfanne mit Senfsoße
Snack/Dessert	Gebratene Ananas
Abends/Salat	Chicorée mit Ziegenkäse

14. Tag	
Morgens	Zweierlei Käse-Knäcke
Snack	1 Kiwi
Mittags	Fusilli Trapanese
Snack/Dessert	½ Apfel
Abends/Salat	Zwiebel-Frittata

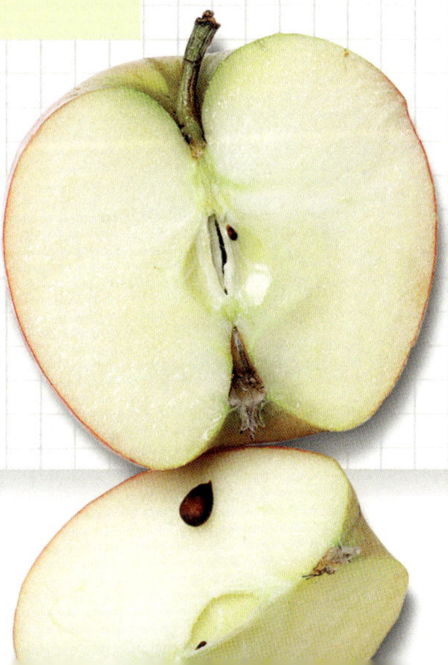

Einkaufsliste für den gemischten Plan

Eier, Fleisch, Fisch, Milchprodukte, Obst, Gemüse

Tag:	1.	2.	3.	4.	5.	6.	7.	8.	9.	10.	11.	12.	13.	14.
Eier (Größe M)	1		2				1	2	1					1
Beefsteakhack (Tatar; g)			100	100										100
Grill- oder Farmerschinken, dünn (g)		30	50		30					30		30		
Hähnchen-Aufschnitt (g)				30										30
Pfefferschinken, roh, dünn (g)				25			40					40		25
Pute in Aspik (g)				50										50
Schweinesteak (g)	100													
Krebsfleisch (g)								100						
Seelachsfilet (g)						150								
Räucherlachs (g)	50												50	
»Cremefine zum Kochen« (15 % Fett; 1 EL = 15 g)						4								
Frischkäse (16 % Fett; g)	35												35	
Frischkäse, körniger (0,8 % Fett; g)		50			50				75	50		50		
Harzer Käse (g)		50					50							
Kefir (1,5 % Fett; ml)		250			250					250	150	250		
Kräuter-Frischkäse (8 % Fett; g)				30	30			20		50		20	20	
Leerdamer-Käse (32 % Fett; g)						30				30				
Magerquark (g)	70	200		40	50	40	170		100	40				110
Milch (1,5 % Fett; ml)			30											
Naturjoghurt (0,1 % Fett; g)			100	150		100	100	100	150	40	200		150	
Ananas (g)				190	40		100		150		100		150	
Apfel (125 g; Stück)	1					½				½			1	
Banane (150 g; Stück)				1					1				1	
Birne (150 g; Stück)								½		½		½	½	
Früchte der Saison (g)			150			150		150			150			
Kiwi (50 g; Stück)	½						1/2							½
Saftorangen (Stück)	2–3		1	1		1	2–3	1	1		1		1	2–3
Blumenkohlröschen (g)								400						
Chicorée (125 g; Stück)				1										1
Cocktail-Tomaten (g)		50				50	80	150	120			80	50	
Paprikaschoten (150 g; Stück)		1		½									½	
Porree (g)								150						
Kartoffeln (g)	100				250	150								
Lauchzwiebeln (g)	80		80			40				40				
Möhren (g)					100			200						
Radieschen (g)		80		50			80							50
Salatgurke (g)	50	140			40		100			40		40	50	
Tomate (g)	50	100	200	80			150				100			130
Zucchini (g)		120			50		100					100	120	
Zuckerschoten (g)	150		100											

Einkaufsliste für den vegetarischen Plan

Eier, Milchprodukte, Obst, Gemüse

Tag:	1.	2.	3.	4.	5.	6.	7.	8.	9.	10.	11.	12.	13.	14.
Eier (Größe M)		1			1		1		2		1			1
»Brunch mit Joghurt« (1 EL = 20 g)		1				1		1			1		1	
»Cremefine zum Kochen« (15 % Fett; 1 EL = 15 g)					2	1		1						
Frischkäse (4 % Fett; 1 TL = 10 g)			2		2					2		2		2
Kefir (1,5 % Fett; ml)		200				215		215			200		200	
Kochkäse (1,5 % Fett; g)					150									
Magerquark (g)	250		50									250	50	
Milch (1,5 % Fett; ml)									250					15
Mozzarella (8,5 % Fett; g)					40	50				50	40			
Naturjoghurt (0,1 % Fett; g)	100		100	100	100		100		100				100	
Naturjoghurt (1,5 % Fett; g)							100							
Schafkäse (9,5 % Fett; g)			80				30							
Weichkäse (12 g Fett; g)			60		60					60		60		60
Ziegenfrischkäse (45 % Fett; g)	100											100		
Tofu (g)		100										100		
Ananas (g)			100	100	100				100				100	
Apfel (125 g; Stück)	1				½	½	½	½			1			½
Aprikose (50 g; Stück)	6	3				3		3			3	6	3	
Banane (150 g; Stück)						1		1						
Birne (150 g; Stück)			1											
Clementine (40 g; Stück)						1		1						
Früchte der Saison (g)	150			150			150		150					
Grapefruit, rosa (200 g; Stück)			1											
Kiwi (50 g; Stück)														1
Orange, Bio (Stück)			½											
Saftorange (Stück)	1			1			1		1					
Austernpilze (g)							150							
Champignons (g)					60						60			
Chicorée (125 g; Stück)	2											2		
Chinakohl (g)		150										150		
Cocktailtomaten (g)						60			100	60				100
Kartoffeln (g)			250								200		250	
Möhren (g)			100		150	70	100	70					100	
Paprikaschoten (150 g; Stück)	½		1 ¼	2	1 ¼			2		¼	1	¼		¼
Porree (g)		50										50		
Lauchzwiebeln (g)									160					60
Rauke (Bund)						1		½		½				
Romanesco (g)	100													
Salatblätter			2–3		2–3					2–3		2–3		2–3
Schwarzwurzeln (g)					350									
Shiitake-Pilze (g)		50										50		
Tomaten (g)				100			90	100	100					200
Zucchini (g)			50				100						50	

Vorratsliste

Das sollten Sie im Haus haben, wenn Sie nach dem gemischten Wochenplan kochen wollen:

- ☐ Ahornsirup
- ☐ Ajvar (Paprikapaste)
- ☐ Aprikosen (getrocknet, ungeschwefelt)
- ☐ Bio-Ciabatta
- ☐ Essig (Apfel- und Rotweinessig)
- ☐ Fruchtaufstrich mit Fruchtzucker
- ☐ Gemüsebrühe
- ☐ Gewürzgurken oder Cornichons (Glas)
- ☐ Haferflocken (kernige; 1 Paket)
- ☐ Hartweizennudeln (Muschelnudeln, Fusilli, Penne)
- ☐ Honig
- ☐ Hühnerbouillon
- ☐ Hühnerfond (¾ l) oder Instantbrühe)
- ☐ Kapern (1 kleines Glas)
- ☐ Kichererbsen (Dose; 280 g)
- ☐ Kidneybohnen (Paket oder Dose; 225 g)
- ☐ Knäckebrot (Vollkorn; 1 Paket)
- ☐ Kritharaki-Reisnudeln
- ☐ Kürbiskerne
- ☐ Leinsamen
- ☐ Maiskölbchen (Glas)
- ☐ Mandarinen (Dose)
- ☐ Mandelcreme (Glas)
- ☐ Meerrettich, gerieben
- ☐ Mineralwasser
- ☐ Naturreis (vorgegart; Fertigprodukt)
- ☐ Öl (Oliven-, Raps-, Sonnenblumen-, Walnussöl)
- ☐ Oliven (grün; ohne Stein)
- ☐ Parboiled Reis
- ☐ Parmesankäse (frisch)
- ☐ Pinienkerne
- ☐ Pistazien (gehackt)
- ☐ Reiscracker (Mini)
- ☐ Roh-Rohrzucker
- ☐ Rosinen oder Sultaninen
- ☐ Rote Bete (Glas)
- ☐ Salatcreme (9 % Fett)
- ☐ Semmelbrösel
- ☐ Senf
- ☐ Sojakerne (geröstet)
- ☐ Sojasoße
- ☐ Speisestärke
- ☐ Tee (grüner, Kräuter- oder Früchtetee)
- ☐ Tomaten (getrocknet)
- ☐ Tomatenketchup
- ☐ Tomatenmark (Tube)
- ☐ Tomaten- oder Gemüsesaft
- ☐ Vollkornbrot (Roggen, Weizen)
- ☐ Walnusskerne
- ☐ Weißwein, alkoholfrei
- ☐ Weizenmehl (Type 1050)
- ☐ Zitronen (Bio) oder Limetten
- ☐ Zwiebeln (braun oder rot)

Gewürze

- ☐ Anis (ganz)
- ☐ Cayennepfeffer
- ☐ Chinagewürz
- ☐ Edelsüß-Paprika
- ☐ Ingwerknolle (frisch)
- ☐ Italienische Gewürzmischung
- ☐ Knoblauch (frisch)
- ☐ Koriander (ganz)
- ☐ Kräuter der Provence
- ☐ Kräutersalz
- ☐ Kumin (Kreuzkümmel)
- ☐ Kümmel (ganz)
- ☐ Muskat (ganz)
- ☐ Oregano
- ☐ Pfeffer (schwarz, weiß, grün)
- ☐ Rosenpaprika
- ☐ Rosmarin
- ☐ Salz, Meersalz
- ☐ Szechuan-Pfeffer
- ☐ Zimt, gemahlen
- ☐ Zucker

Kräuter
(frisch, TK oder getrocknet)

- ☐ Basilikum
- ☐ Dill
- ☐ Koriander
- ☐ Kresse
- ☐ Petersilie
- ☐ Schnittlauch

TK-Produkte

- ☐ Blattspinat (1 Paket)
- ☐ Beeren (1 Paket)
- ☐ Brokkoli (1 Paket)
- ☐ Fischfilet (z. B. Seehecht; 1 Paket)
- ☐ Italienisches Gemüse (1 Beutel)

Das sollten Sie im Haus haben, wenn Sie nach dem vegetarischen Wochenplan kochen wollen:

- ☐ Ajvar (Paprikapaste)
- ☐ Essig (weißer Balsam- und Weißweinessig)
- ☐ Gemüsebrühe
- ☐ Haferflocken (kernige; 1 Paket)
- ☐ Hartweizennudeln (Fusilli)
- ☐ Haselnusskerne
- ☐ Honig (z. B. Akazienhonig; Waldhonig)
- ☐ Kapern (1 kleines Glas)
- ☐ Kartoffelklöße (Mini; Fertigprodukt)
- ☐ Knäckebrot (Vollkorn; 1 Paket)
- ☐ Kürbiskerne
- ☐ Leinsamen
- ☐ Mineralwasser
- ☐ Naturreis (vorgegart; Fertigprodukt)
- ☐ Öl (Oliven- und Rapsöl)
- ☐ Oliven (grün; ohne Stein)
- ☐ Orangen-Senf-Soße oder Orangenmarmelade
- ☐ Parmesankäse (frisch)
- ☐ Reis (vorgegart; Fertigprodukt)
- ☐ Rosinen
- ☐ Senf
- ☐ Sojasoße
- ☐ Sonnenblumenkerne
- ☐ Speisestärke
- ☐ Tomaten- oder Gemüsesaft
- ☐ Tomaten (gehackt; 1 Paket; 370 g)
- ☐ Tomaten (getrocknet)
- ☐ Tomatensalsa oder -ketchup
- ☐ Vollkornbrot oder dunkles Bauernbrot
- ☐ Vollkornspätzle
- ☐ Vollkorn- oder Mehrkorn-Toasties
- ☐ Weizenkörner (vorgegart)
- ☐ Weizenmehl (Type 1050)
- ☐ Worcestersoße
- ☐ Zitronen (Bio) oder Limette
- ☐ Zwiebeln (braun oder rot)

Gewürze

- ☐ Chilischote (frisch)
- ☐ Chilisoße (süß)
- ☐ Currypulver
- ☐ Edelsüß-Paprika
- ☐ Ingwerknolle
- ☐ Knoblauch (frisch)
- ☐ Kräutersalz
- ☐ Kumin (Kreuzkümmel)
- ☐ Muskat (ganz)
- ☐ Pfeffer (fein und grob gemahlen)
- ☐ Salz
- ☐ Tabasco
- ☐ Teriyaki-Soße

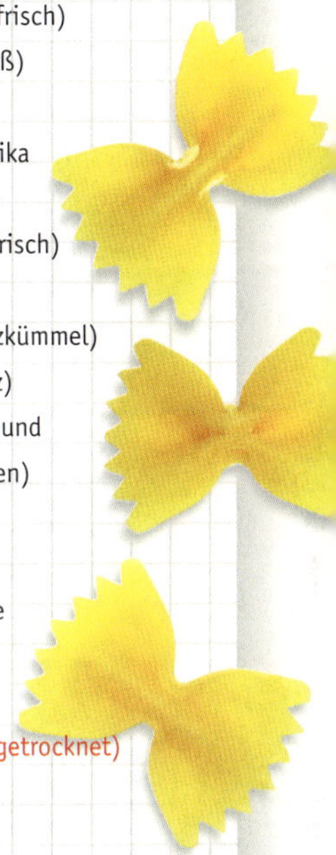

Kräuter
(frisch, TK oder getrocknet)

- ☐ Basilikum
- ☐ Kresse
- ☐ Salbei
- ☐ Schnittlauch
- ☐ Thymian
- ☐ Zitronenthymian

TK-Produkte

- ☐ Blattspinat (1 Paket)
- ☐ Grüne Bohnen (1 Paket)
- ☐ Joghurt-Eis (fettreduziert; 1 Paket)

Ihre Basics zum Schlankbleiben

Machen Sie Gemüse und Obst zu den Hauptakteuren auf Ihrem Speiseplan. Davon können Sie gar nicht zu viel essen. Für die Zubereitung verwenden Sie am besten hochwertige Pflanzenöle. Nicht zu kurz kommen sollten Vollkornprodukte, die verlässlichen Ballaststoff-Lieferanten.

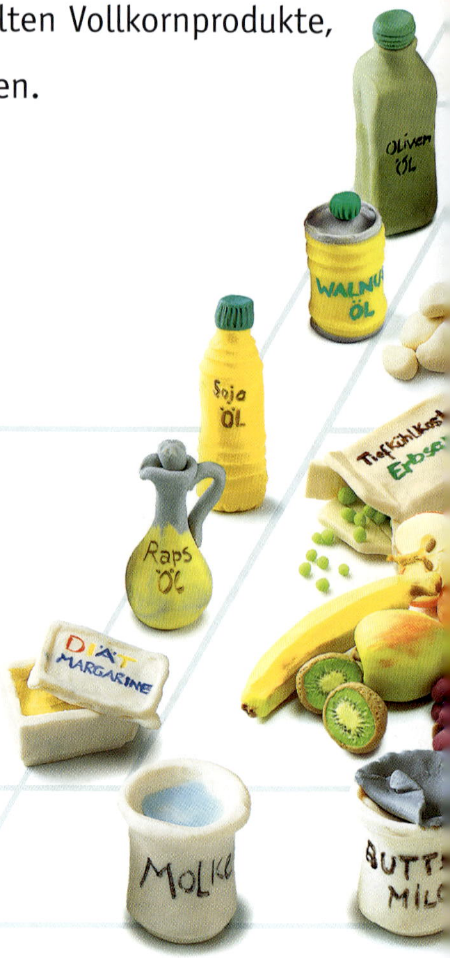

1. + 2. Stufe

Öl, Streichfett: mehrere Sorten Öl (Soja-Lein-, Nuss-, Oliven-, Rapsöl) abwechselnd und in Maßen, Diätmargarine dünn aufs Brot

1. Stufe

Obst, Gemüse: täglich möglichst 5 Portionen, eine Portion entspricht der Größe Ihrer Faust
Nüsse, Samen: täglich 1 EL ganze oder 1 TL gehackte Nüsse oder 1 TL Samen
Vollkornprodukte: täglich essen nach Belieben

Fundament

Getränke: täglich 1,5–2 l, Wasser, Saftschorle, Früchte- und Kräutertees, Molke und Buttermilch

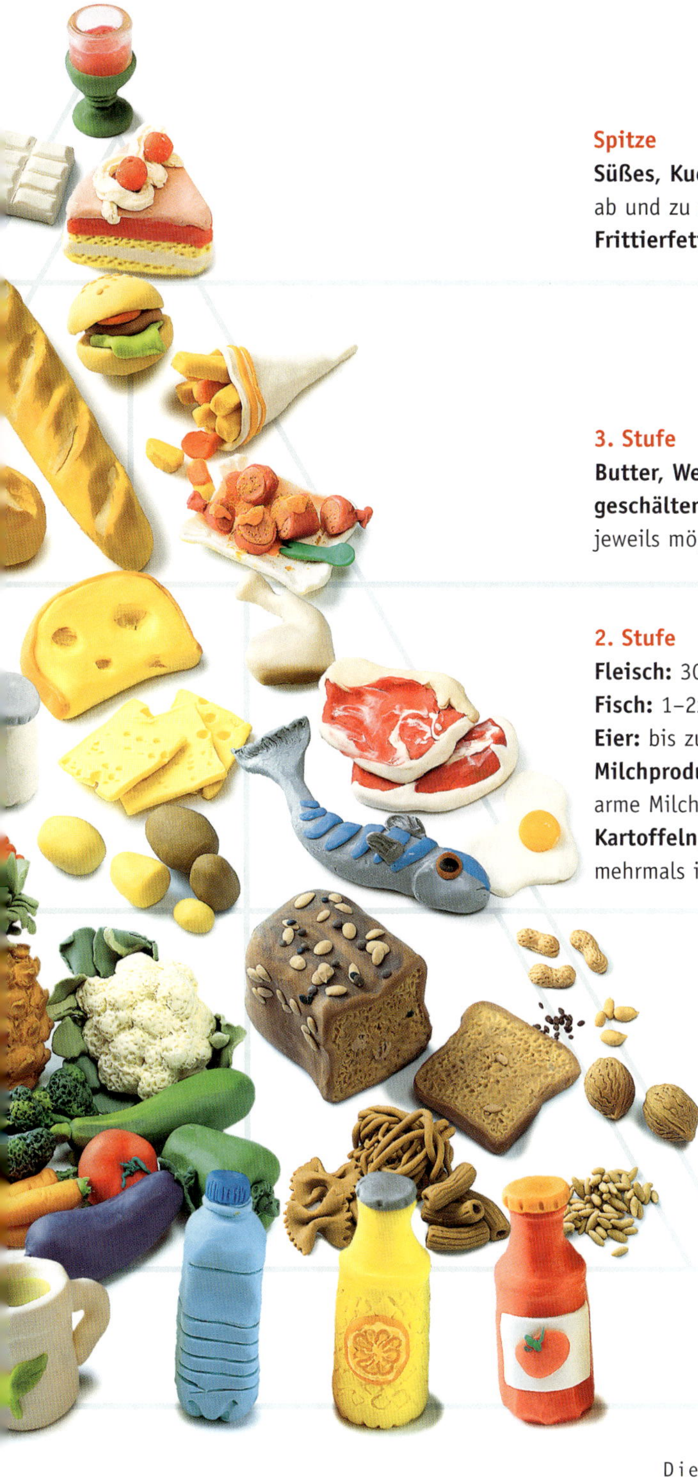

Spitze

Süßes, Kuchen, Alkohol:
ab und zu mal erlaubt
Frittierfett: lieber drauf verzichten

3. Stufe

Butter, Weißbrot, helle Nudeln, geschälter Reis, Fastfood:
jeweils möglichst nur einmal die Woche

2. Stufe

Fleisch: 300–600 g in der Woche, mager
Fisch: 1–2x pro Woche
Eier: bis zu drei in der Woche
Milchprodukte: täglich, z.B. ¼ l fettarme Milch und 3 Scheiben fettarmen Käse
Kartoffeln, Hülsenfrüchte:
mehrmals in der Woche

Bringen Sie Bewegung in Ihr Leben!

Sport macht nicht nur schlank und gesund, sondern auch glücklich. Mit der richtigen Strategie kann jeder etwas Training in sein Leben integrieren. Denn auch die Mobilität im Alltag bringt mehr, als man denkt – gute Laune inklusive.

Können Sie eigentlich mit Ihrem großen Zeh Ihre Nasenspitze berühren? Nicht? Dann müssen Sie es verlernt haben. Als Baby ist es Ihnen sicher gelungen. Und jetzt, zu Beginn Ihrer Diät, können Sie einmal testen, wie beweglich Sie noch sind. Denn um langfristig schlanker zu werden, müssen Sie sich nicht nur bewusster ernähren, sondern auch mehr bewegen. Nur so regen Sie Ihren Stoffwechsel an, Muskelmasse baut sich auf, und Ihr Grundumsatz erhöht sich ganz automatisch. Haben Sie schon tausendmal gelesen? Und sind trotzdem auf dem Sofa liegen geblieben? Dann befinden Sie sich in bester Gesellschaft: In Deutschland treiben nach einer Studie des Robert-Koch-Instituts nur jeder fünfte Mann und nur jede sechste Frau im Alter von 30 bis 60 Jahren ausreichend Sport. Vielleicht wäre das anders, wenn bekannter wäre, was Sport noch bringt außer Kalorienverlust und Gesundheitsgewinn: nämlich Zufriedenheit und Glück. Ein schlagendes Argument, oder? Sport beugt nicht nur vielen Krankheiten vor, wie etwa Diabetes, Bluthochdruck oder Krebs, sondern hat nach neuesten wissenschaftlichen Erkenntnissen auch eine ganz ähnliche Wirkung wie Antidepressiva.

Wie Essen oder Schlafen ist Bewegung ein grundlegendes Bedürfnis des Menschen, für unsere Steinzeitvorfahren war sie sogar überlebenswichtig. Man muss sich nur einmal anschauen, wie sich Babys über jede Bewegung freuen, die sie dazulernen. Oder wir sollten uns an die eigene Kindheit erinnern: Nie wieder sind wir so enthusiastisch seilgesprungen, so ehrgeizig um die Wette gelaufen oder waghalsig auf Bäume geklettert. Ein ganz natürlicher Bewegungsdrang, den sich die meisten Menschen im Laufe des Lebens erfolgreich abgewöhnen.

Warum nicht mal wieder tanzen?

Erwachsene behandeln ihren Körper oft so, als wäre er nichts als ein lästiges Anhängsel des Kopfes. Dabei hindert ein Geburtsjahrgang vor 2000 absolut niemanden daran, mit viel Anlauf juchzend in einen Waldsee zu springen, mit ganzem körperlichem Einsatz einen Schneemann zu bauen oder sich einfach mal kopfüber an die Teppichstange zu hängen. Vielleicht sieht dann ja alles gleich ganz anders aus. Natürlich, für unsere Faulheit gibt es eine Menge guter Gründe, und neben Büro, Einkaufen, Kino, Lieblingsita-

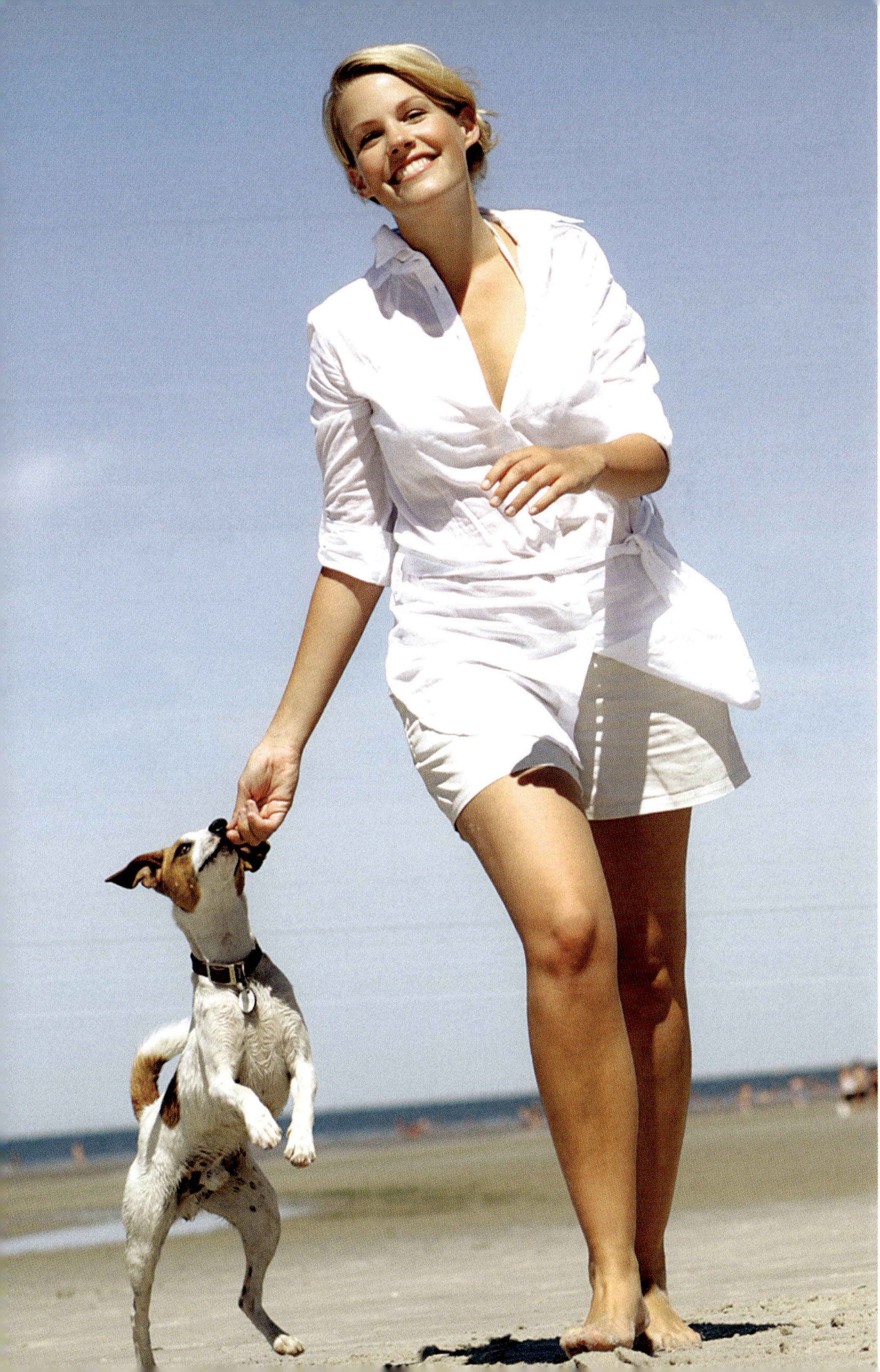

liener, Kindern und Partner bleibt oft kaum Zeit für ausgiebiges Training. Da bedeuten regelmäßige Sportstunden nicht selten nur eine Extraportion Stress. Aber eigentlich kennt doch jeder das Glücksgefühl nach einer durchtanzten Nacht oder einer ausgiebigen Joggingrunde: Die Klamotten verschwitzt, die Wangen noch heiß und die Gedanken glasklar, fühlt man sich, als könnte man die ganze Welt erobern. Ein bewegter Körper bringt ein wahres Gewitter an Geistesblitzen für den Kopf. Das liegt daran, dass beim Sport die Körpertemperatur um ein bis zwei Grad steigt. Dadurch wird der Stoffwechsel angekurbelt, und die gesamten Körperzellen werden mit mehr Sauerstoff versorgt. Folge: Die kognitiven Fähigkeiten wie Aufmerksamkeit und Konzentrationsvermögen verbessern sich, die Wirksamkeit und die Leistung von Nervenzellen wird gesteigert. Bewegung macht also auch schlau. Aber woher kommt die gute Laune? Mit der Ausschüttung der oft erwähnten Glückshormone, der Endorphine, ist der Effekt nicht zu erklären. Die produziert der Körper erst zur Schmerzlinderung bei außerordentlichen Anstrengungen, etwa bei einem Marathon oder bei einer Geburt. Grenzerfahrungen, deren es gar nicht bedarf, damit der positive Effekt von Bewegung auf die Stimmung spürbar wird. Die Erklärung der Formel »Bewegung = Glück« ist viel einfacher: Regelmäßiges Training hilft, Spannungen abzubauen, Ängste zu lindern und Stress zu reduzieren. Und noch ein Grund, warum Bewegung gut für die

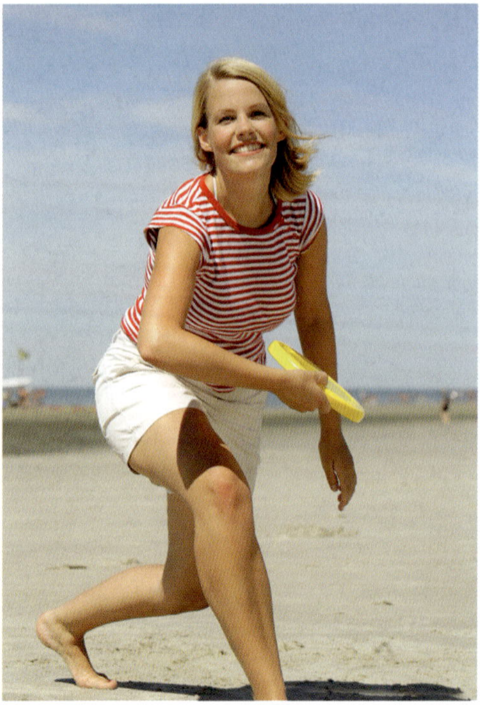

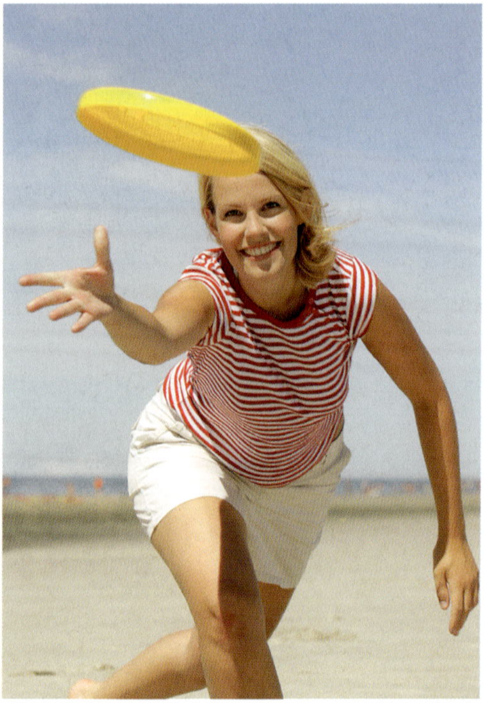

Psyche ist: Der Sieg über die eigene Antriebsschwäche lässt uns wieder mehr unserer eigenen Willenskraft trauen, Sport ist ein Bereich des Lebens, in dem man selbst etwas bewirken kann. Das ist zum Beispiel im Beruf bei vielen Menschen nicht der Fall. Wer am Abend zuvor beim Basketball den entscheidenden Korb geworfen hat, der kann mit der Kritik vom Chef am nächsten Tag souveräner umgehen. Und außerdem spielt natürlich auch die Eitelkeit eine Rolle. Logisch: Straffe Oberarme oder glatte Oberschenkel heben ganz automatisch die Stimmung.

Welcher Bewegungstyp sind Sie?

Bleibt die Frage der Motivation. Wenn mit der Traumfigur gleich eine riesige Ladung Selbstbewusstsein, Lebensfreude und Leistungsfähigkeit mitgeliefert wird, worauf warten wir dann noch? Eigentlich wissen die meisten Menschen genau, dass sie Sport treiben sollten – tun es aber trotzdem nicht. Ein Teufelskreis: Denn je länger man nichts getan hat, desto schwerer fällt auch der Wieder- oder Neueinstieg.

Darum gilt für Bewegung das Gleiche wie für jede Diät: Je unkomplizierter und zwangloser sie umzusetzen ist, desto realistischer ist der Erfolg. Gleich zu Beginn sollten Sie sich darum fragen, was für ein Bewegungstyp Sie sind. Wenn Sie die Zeit aufbringen, regelmäßig zu trainieren, brauchen Sie sich nur noch für eine Sportart zu entscheiden. Dabei müssen es nicht immer Ausdauer-

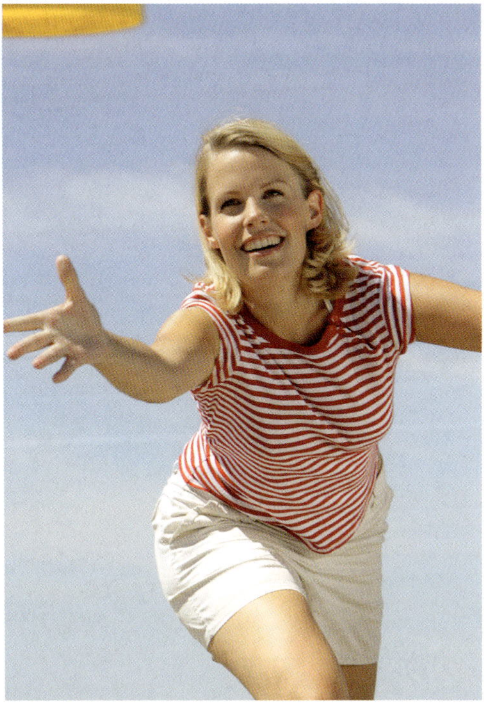

sportarten wie Jogging, Radfahren oder Schwimmen sein. Zur Stressregulierung werden sogar eher Aktivitäten empfohlen, bei denen man sich voll konzentrieren muss, zum Beispiel Golf, Tennis oder Kampfsport. Mannschaftssportarten wie etwa Volleyball oder Basketball eignen sich aus zwei Gründen besonders: Das Gruppenerlebnis steigert das soziale Wohlbefinden, der Gruppenzwang schützt vor dem Schwänzen. Wissenschaftler sind sich einig, dass jeder Mensch pro Woche mindestens 1500 Kilokalorien durch zusätzliche Bewegung verbrennen sollte. Das entspricht bei einem Körpergewicht von 70 Kilo zum Beispiel rund drei Schwimmeinheiten à 45 Minuten oder zwei einstündigen Joggingrunden (mit einer Geschwindigkeit von ca. 12 km/h).

Hoffnung für Sportmuffel

Das ist Ihnen alles zu viel? Macht nichts! Auch für Faulpelze, die sich schon vorm Schulsport gedrückt haben, gibt es Hoffnung. Vielleicht finden Sie es lässig, es mit Churchill zu halten, aber »No sports« bedeutet noch lange nicht, dass nicht auch Sie irgendwann mal wieder den Schnee von Ihrer Auffahrt schippen müssen. 23 Minuten Schneeschippen verbrauchen genauso viel Energie wie eine gute halbe Stunde Aerobic, nämlich 255 Kalorien (mehr Beispiele für den alltäglichen Kalorienverbrauch auf der rechten Seite). Wenn Sie zwei Stunden dabeibleiben, haben Sie schon das Wochensoll an Bewegung von rund 1500 Kilokalorien erfüllt. Theoretisch jedenfalls. Ganz so leicht fällt das natürlich nicht. Trotzdem ist es überraschend, wie positiv auch kleine Verhaltensänderungen im Alltag Ihre Bewegungsbilanz verbessern. Dabei geht es nicht nur um die klassischen Empfehlungen – wie Aufzüge meiden, öfter mit dem Hund toben oder nach dem Mittagessen mit Kollegen spazierengehen –, sondern viel mehr um grundsätzliche Neuerungen, wie etwa, den Arbeitsweg immer mit dem Rad zurückzulegen, keinen Aufsitzrasenmäher zu kaufen oder das Kind nicht mit dem Auto, sondern immer zu Fuß oder mit dem Rad in den Kindergarten zu bringen. Egal ob regelmäßiger Traningstermin oder mehr Wendigkeit im Alltag: Wichtig für den langfristigen Erfolg Ihres persönlichen Bewegungsprogramms ist immer eine Portion Realismus. Denn genauso, wie man nicht fünf Kilo in fünf Tagen abnehmen kann, entsteht auch kein Waschbrettbauch in einer Woche. Grundsätzlich sollten Sie sich vorab damit auseinandersetzen, ob Sie die Bewegung wirklich selbst wollen, oder ob Sie nur damit anfangen, weil Freunde, der Partner oder der Arzt Ihnen dazu raten. Dann werden Sie das neue Training schnell als Zwang empfinden. Haben Sie einige Male geschwänzt, verbinden Sie Sport nur noch mit einem schlechten Gewissen, ein negativer Effekt, der das Gegenteil von dem bewirkt, was Sie ursprünglich wollten: nämlich Sport und Bewegung ganz selbstverständlich in Ihr Leben integrieren. Dabei ist Bewegung ein Genuss: zum Beispiel allein mit sich und der Welt durch einen Wald zu laufen, nur begleitet vom Rauschen der Bäume.

Sport: Ihr ganz privater Luxus

Und ein weiteres Argument, warum Sie Ihre Diät mit einem Sportprogramm verbinden sollten: Studien belegen, dass gerade Menschen mit Übergewicht überproportional vom Mehr an Bewegung profitieren. Das heißt: einen schnelleren Trainingserfolg haben. Fangen Sie also gleich damit an. Die Argumente liegen auf der Hand. Fehlt nur noch die Disziplin. Da muss sich jeder an die eigene Nase fassen. Und wenn Sie das mit dem großen Zeh nicht können – wird schon!

Sex oder Seilspringen?

Kleine Entscheidungshilfe für alle, die es ganz genau wissen wollen.

1 Port. Pommes frites	330 kcal	30 Min. zügiges Schwimmen	60 Min. Fensterputzen
1 Schinkenbrot	255 kcal	35 Min. Aerobic	23 Min. Schneeschippen
10 Kartoffelchips	105 kcal	9 Min. Seilspringen	19 Min. aktiver Sex
1 Bockwurst	320 kcal	60 Min. Walking	75 Min. Bügeln
1 Weizenbier	190 kcal	48 Min. leichte Gartenarbeit	72 Min. Klavierspielen
1 Port. Crêpes (ohne Füllung)	440 kcal	30 Min. Squash	60 Min. Bergwandern mit Gepäck
1 Kugel Eiscreme	155 kcal	90 Min. Stehen	60 Min. passiver Sex
1 Tafel Milchschokolade	520 kcal	65 Min. Treppensteigen	6 Std. Fernsehen
3 Butterkekse	60 kcal	10 Min. Radfahren (15 km/h)	20 Min. Staubsaugen
1 Latte macchiato	50 kcal	7 Min. Inline-Skaten	30 Min. Autofahren
1 Glas O-Saft	90 kcal	19 Min. Tanzen	45 Min. Aufräumen

Die angegebenen Werte sind Durchschnittswerte und gelten für eine 70 Kilo schwere Person. Wer schwerer ist, verbrennt relativ mehr, pro fünf Kilo mehr Gewicht macht das etwa sieben Prozent aus. Bei einem Gewicht von 75 Kilo wäre das Schinkenbrot dann schon nach 32 Minuten Aerobic weg.

Das Body-Power-Programm

Fett verbrennen, abnehmen und Muskeln aufbauen: Das funktioniert mit diesem Kraft-Ausdauer-Training für zu Hause ganz ideal.

Es ist nun mal so: Der Stoffwechsel bei Frauen läuft langsamer als bei Männern. Und das bedeutet: Auch der Fettabbau geht langsamer vonstatten. Heißt das nun, dass wir uns beim Sport viel mehr abrackern müssen, um eine gute Figur zu bekommen? Keine Angst, wir müssen nur etwas anders trainieren. Nämlich Ausdauersport (wie Jogging oder Walking) mit Kraftübungen kombinieren und am besten ein Kraft-Ausdauer-Programm machen, das beides gleichzeitig bietet. Denn Frauen haben von Natur aus weniger Mitochondrien (Energielieferanten) in den Muskeln, die dafür sorgen, dass der Körper ordentlich viel Fett verbrennen kann.

BRIGITTE-Body-Power wurde auf Grundlage dieser Erkenntnisse gemeinsam mit dem Zentrum für Gesundheit der Sporthochschule Köln entwickelt. Das Kraft-Ausdauer-Training ist so angelegt, dass alle wichtigen Muskelgruppen aktiviert und trainiert werden, um die Anzahl und das Volumen der Mitochondrien zu erhöhen. Die Muskelzellen werden richtige kleine Kraftwerke. Jede Kraftübung (auf den Seiten 179–181) wird 60 Mal wiederholt (Schulterformer 45 Mal), um die Energiedepots der Muskulatur auszuschöpfen. Bei den letzten Wiederholungen dürfen die Muskeln ruhig ein bisschen brennen, ein Zeichen dafür, dass der Muskelaufbau optimal funktioniert. Die Übungen wurden so ausgewählt, dass sie einerseits die größten Muskeln (Bauch, Beine, Po) isoliert kräftigen, andererseits ganze Muskelketten auf einmal trainieren. Denn nur, wenn der ganze Körper einbezogen wird, läuft die Fettverbrennung auf Hochtouren.

Vor den Kraftübungen und zwischendurch werden Ausdauerübungen (wie Power-Marching oder Step-Touch) gemacht. Dadurch kommt der Puls schnell auf Fatburning-Niveau und fällt während der gesamten Trainingszeit nicht mehr ab. Der Puls pendelt sich je nach Alter zwischen 110 und 130 Schlägen pro Minute ein. Innerhalb dieses Pulsfrequenz-Bereichs verbraucht der Körper während des Trainings ca. 8 Kilokalorien pro Minute, etwa 6,4 davon kommen aus den Fettdepots. Ergebnis nach einer Stunde: Rund 500 Kilokalorien sind verbraucht. Im Anschluss an das Kraft-Ausdauer-Training folgt Stretching: Die Dehnübungen entspannen die Muskeln und helfen ihnen, sich schneller vom Training zu erholen. Außerdem wird durch das Langziehen der Muskelfasern die Kraftentfaltung der Muskulatur verbessert. Aufs Stretching also nie verzichten.

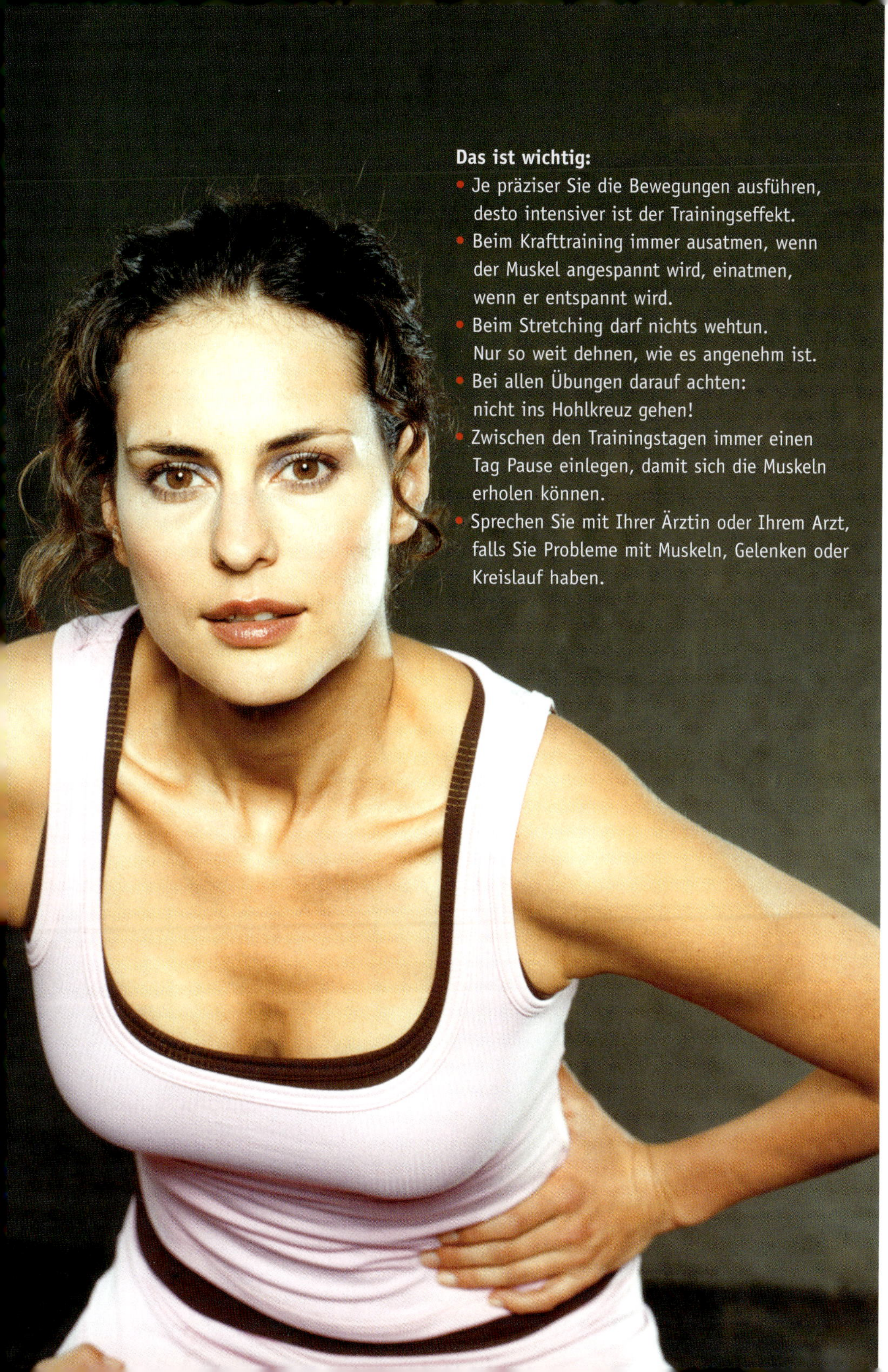

Das ist wichtig:

- Je präziser Sie die Bewegungen ausführen, desto intensiver ist der Trainingseffekt.
- Beim Krafttraining immer ausatmen, wenn der Muskel angespannt wird, einatmen, wenn er entspannt wird.
- Beim Stretching darf nichts wehtun. Nur so weit dehnen, wie es angenehm ist.
- Bei allen Übungen darauf achten: nicht ins Hohlkreuz gehen!
- Zwischen den Trainingstagen immer einen Tag Pause einlegen, damit sich die Muskeln erholen können.
- Sprechen Sie mit Ihrer Ärztin oder Ihrem Arzt, falls Sie Probleme mit Muskeln, Gelenken oder Kreislauf haben.

Ausdauer

Marching

Auf der Stelle marschieren und dabei die Arme kräftig einsetzen: anwinkeln und mit Power vor- und zurückschwingen lassen.

Übungseinheit: 1 Minute

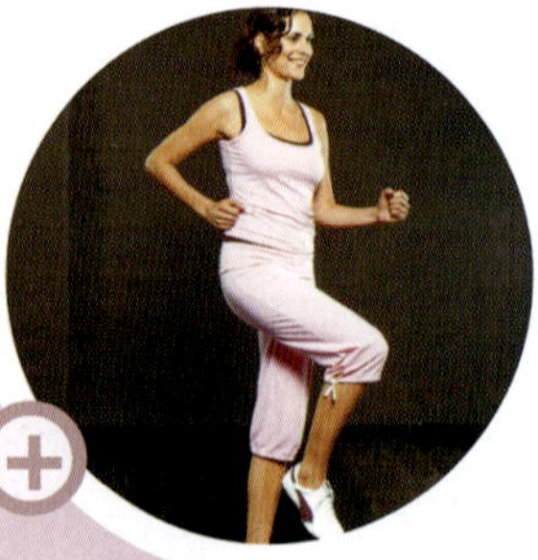

Knee-Lift

Beim Marching die Knie höher ziehen und immer im Wechsel rechten Ellenbogen zum linken Knie, linken zum rechten Knie ...

Übungseinheit: 1 Minute

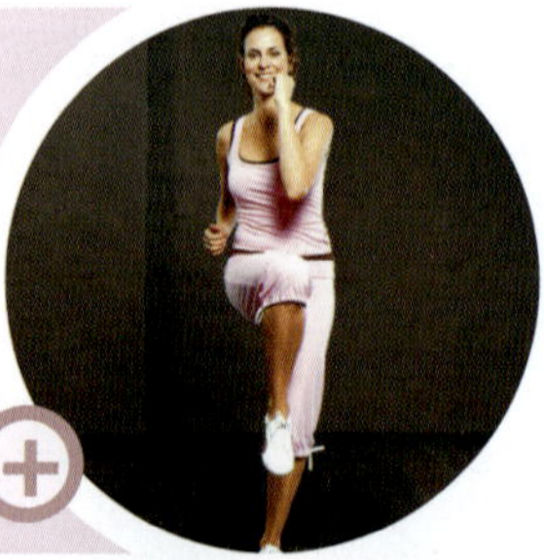

Step-Touch

Locker hinstellen, die Füße stehen aneinander. Jetzt mit rechts einen großen Schritt zur Seite machen, den linken Fuß ranstellen, dann mit links zur Seite, rechts ran – und so weiter ...

Übungseinheit: 1 Minute

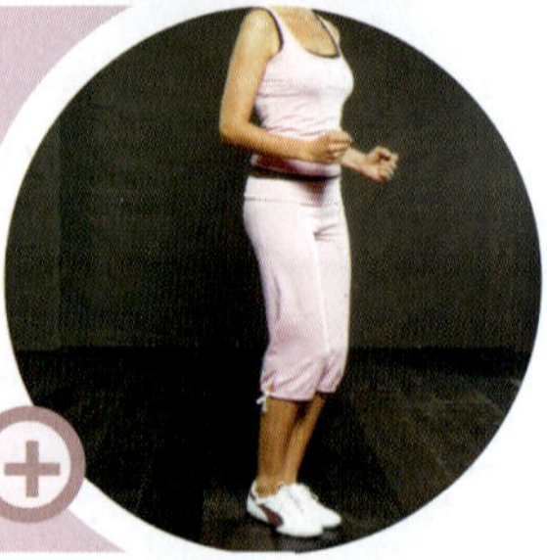

Biceps-Curl

Beim Step-Touch die Arme vor dem Körper beugen und wieder strecken: Seitschritt – Arme beugen, Fuß ranstellen – Arme strecken ...

Übungseinheit: 1 Minute

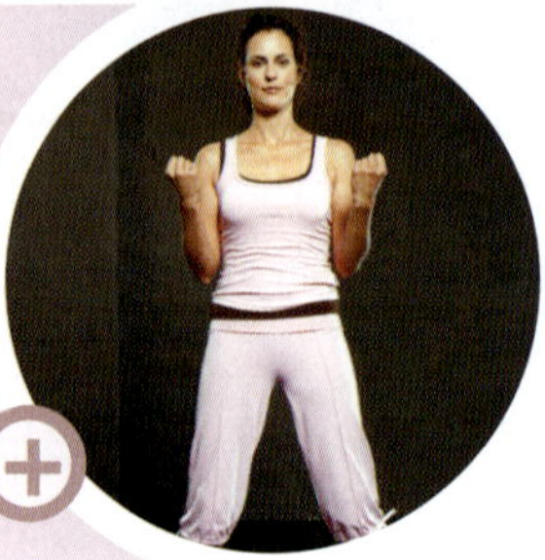

V-Step

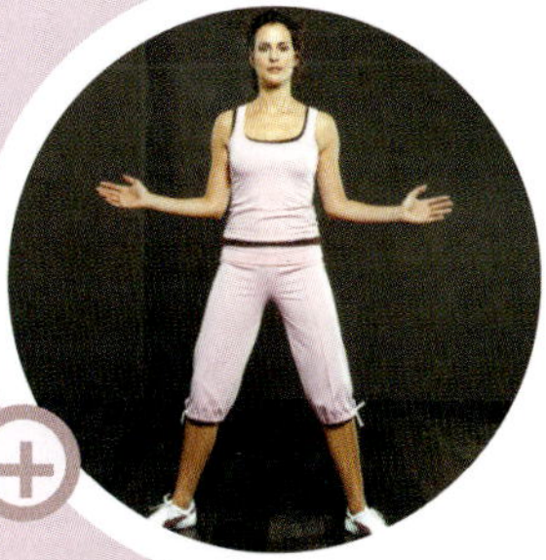

Locker hinstellen, die Füße stehen nebeneinander. Jetzt zuerst den rechten Fuß diagonal nach vorn (außen) setzen, dann den linken; mit rechts zurück in die Ausgangsposition und mit links zurück. Und wieder: rechts vor, links vor, rechts zurück, links zurück ... Die Füße gehen ein »V«. 1 Minute. Wer den Ablauf draufhat, winkelt die Arme an – und weiter geht's: Beim Schritt rechts vor schwingt der rechte Unterarm nach außen, beim Schritt links vor schwingt der linke nach außen. Beim Zurücksetzen der Füße die Arme wieder »einklappen« ...

Übungseinheit: 1 Minute

Kraft

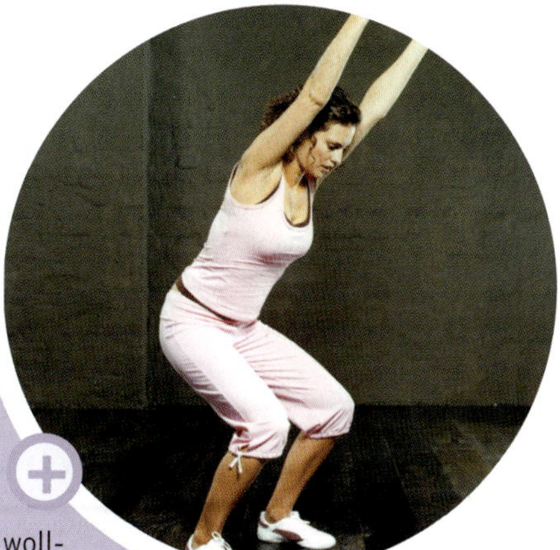

Squats

für straffe Bein- und Oberkörpermuskeln

Die Füße stehen schulterbreit auseinander, die Zehenspitzen zeigen leicht nach außen, der Rücken ist gerade und leicht nach vorn gebeugt. Jetzt die Arme zur Decke strecken und beim Einatmen langsam in die Kniebeuge gehen, dabei den Po nach hinten unten schieben, so, als wollten Sie sich hinsetzen (die Beine bilden ungefähr einen rechten Winkel, die Knie gehen nicht über die Fußspitzen hinaus). Langsam wieder hochkommen, dabei ausatmen und die Arme sinken lassen. Der Rücken bleibt gerade, der Hals lang.

Übungseinheit: dreimal 20 Wiederholungen
Zwischendurch: Knee-Lift

Schulterformer

für feste Schultern und starke Rückenmuskeln

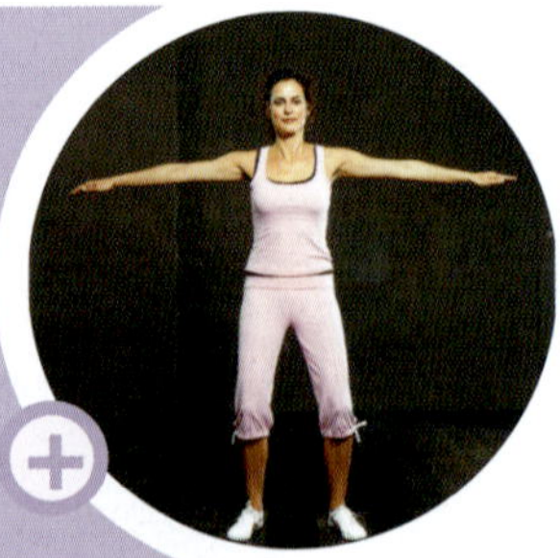

Füße schulterbreit aufstellen, Arme seitlich ausstrecken (Schultern und Arme bilden eine Linie, die Schulterblätter sind tief), Handflächen zeigen nach unten. Jetzt lassen Sie die Arme rückwärts kreisen: Beschreiben Sie zuerst kleine, dann immer größere Kreise ... Und die Arme nach vorn kreisen lassen. Das Atmen nicht vergessen!

Übungseinheit: dreimal 30 Rück-/Vor-Kreise
Zwischendurch: Step-Touch mit Biceps-Curl, ca. 1 Minute

Sit-ups

für einen flachen Bauch

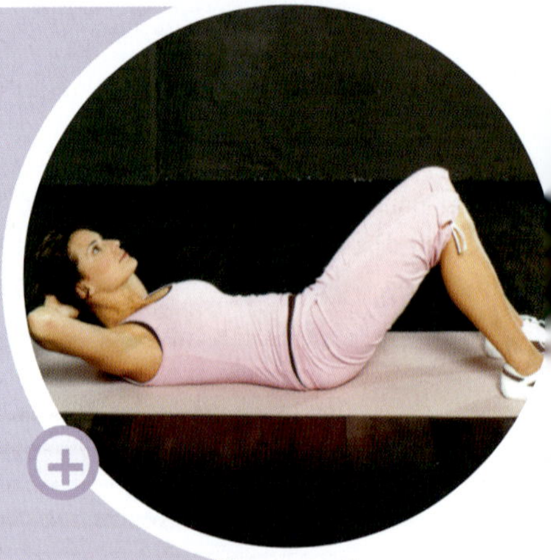

In Rückenlage die Beine anwinkeln, die Fersen in die Matte drücken und die Hände hinter dem Kopf aneinander legen (Ellenbogen zeigen nach außen). Beim Ausatmen die Schulterblätter langsam anheben, leicht nachfedern, und beim Einatmen langsam wieder runterrollen, ohne die Schultern ganz abzulegen. Das trainiert die oberen Bauchmuskeln.

Übungseinheit: dreimal 20 Wiederholungen
Zwischendurch: in der Luft Rad fahren, mit Power, ca. 1 Minute

Jetzt trainieren Sie die schräge Bauchmuskulatur. Grundposition wie eben einnehmen und die Knie zur rechten Seite Richtung Boden sinken lassen, die Schulterblätter bleiben am Boden. Beim Ausatmen wieder langsam mit dem Oberkörper ein Stück hochkommen, leicht nachfedern, und beim Einatmen runterrollen, ohne die Schultern ganz abzulegen.

Übungseinheit: 20 Wiederholungen. Seitenwechsel und 20 Wiederholungen
Und die Übung noch zweimal wiederholen
Zwischendurch: in der Luft Rad fahren, ca. 1 Minute

Liegestütze an der Wand

für straffe Brust- und Armmuskeln

Hände in Schulterhöhe gegen eine Wand stützen, die Fingerspitzen zeigen leicht zueinander. Die Füße stehen einen Meter von der Wand entfernt (je weiter Sie wegstehen, umso anstrengender wird die Übung), der Körper bildet eine gerade Linie und ist gespannt. Jetzt beim Einatmen die Arme beugen – und beim Ausatmen wieder strecken, aber nicht ganz durchstrecken.

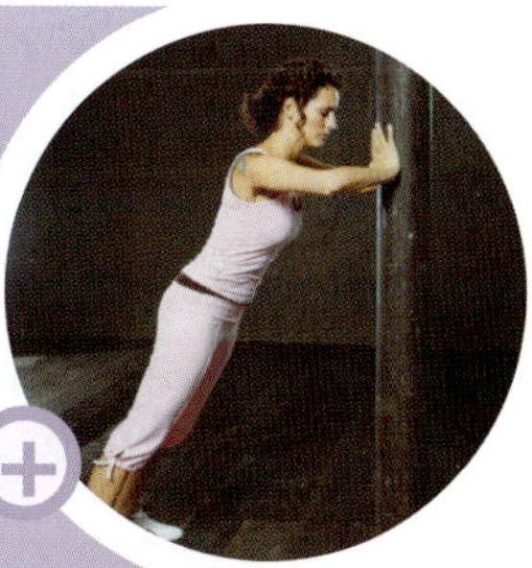

Übungseinheit: dreimal 20 Wiederholungen
Zwischendurch: V-Step, ca. 1 Minute

Beinschere

gegen Cellulite, für schlanke Hüften

Mit leicht gebeugten Knien aufrecht hinstellen (evtl. an einer Wand oder einem Türrahmen abstützen). Das linke Bein zur Seite strecken und die Fußspitze anziehen. Beim Ausatmen das linke Bein heben, dabei die Fußspitze leicht nach innen drehen – und beim Einatmen wieder senken, aber nicht abstellen. Der Oberkörper bleibt aufrecht.

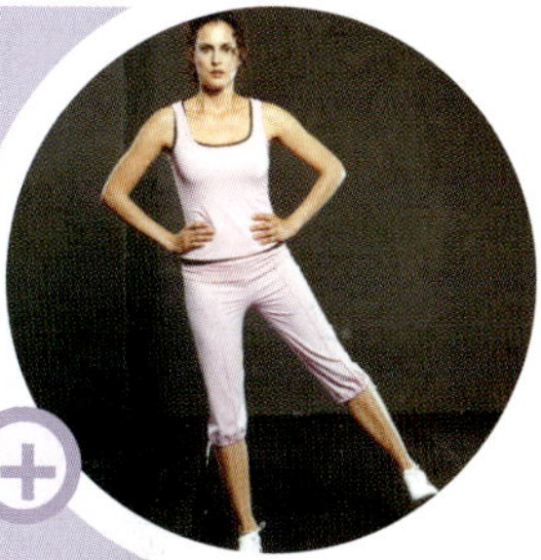

Übungseinheit: 20 Wiederholungen. Beine kurz ausschütteln, Seitenwechsel. Und die Übung noch zweimal wiederholen
Zwischendurch: Step-Touch mit Biceps-Curl, ca. 1 Minute

Bridging

für feste Pomuskeln und einen geraden Rücken

Rückenlage, die Füße aufstellen, die Arme liegen neben dem Körper. Nun das Becken so weit anheben, dass Oberkörper und Oberschenkel eine Linie bilden. Aus dieser Position das Becken ein kleines Stück senken und wieder anheben. Kein Hohlkreuz machen und tief durchatmen! Wer noch Kraft hat, streckt beim Üben die Arme zur Decke.

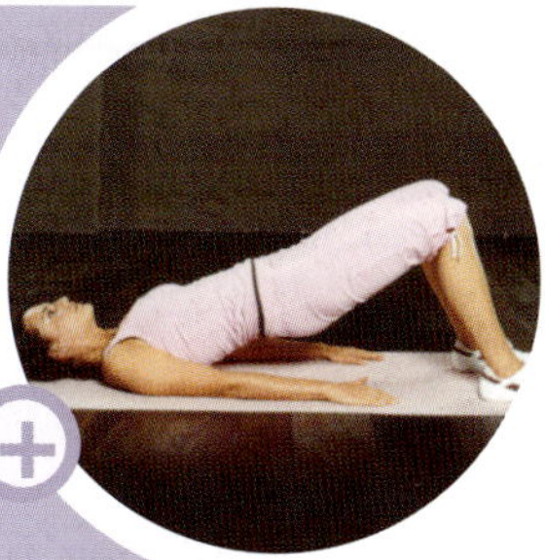

Übungseinheit: dreimal 20 Wiederholungen
Zwischendurch: in der Luft Rad fahren, ca. 1 Minute

Stretching

Für die Rückseite der Beine

Das linke Bein nach vorn strecken, die Ferse aufsetzen und die Fußspitze Richtung Schienbein ziehen. Das rechte Bein ist gebeugt. Nun die Hände auf den rechten Oberschenkel stützen und den Oberkörper etwas nach vorn neigen, bis ein Ziehen hinten im linken Bein zu spüren ist. Die Dehnung 15 Sekunden lang halten, zwischendurch etwas nachdehnen, und die Seite wechseln. Die Übung wiederholen.

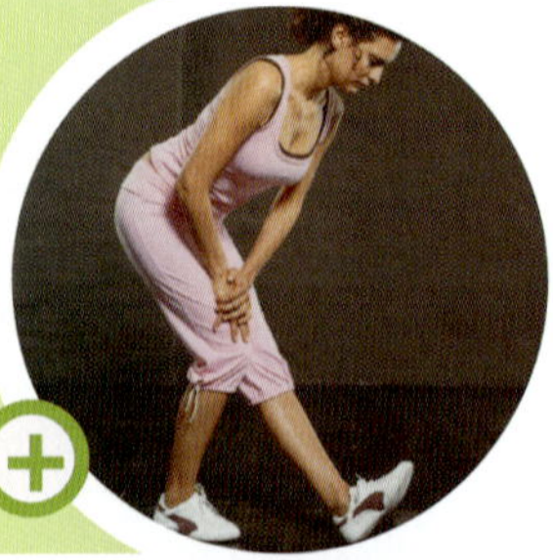

Für die Vorderseite der Oberschenkel

Locker hinstellen, die Beine sind leicht gebeugt. Das rechte Bein nach hinten anwinkeln, den Fußknöchel umfassen und langsam zum Po ziehen. Beide Knie liegen aneinander, der Rücken bleibt gerade. Die Dehnung 15 Sekunden halten, zwischendurch etwas nachdehnen, und die Seite wechseln. Die Übung noch einmal wiederholen.

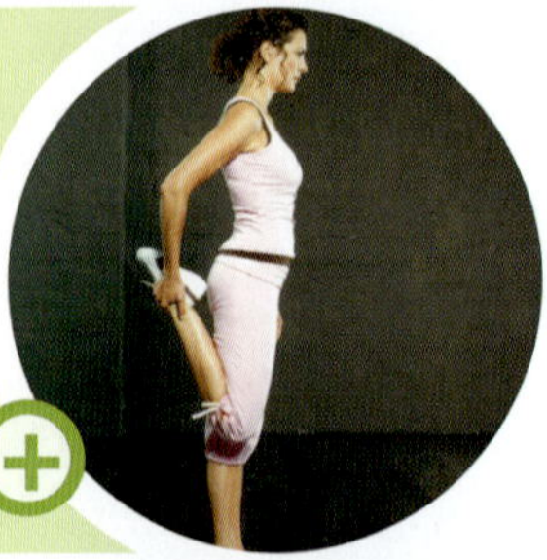

Für die Körperseiten

In die leichte Grätsche stellen. Die rechte Hand in die Taille stützen und den linken Arm nah am Ohr lang zur Decke strecken. Nun den Oberkörper zur rechten Seite neigen. Achtung: die Hüfte dabei nicht nach vorn oder hinten kippen. Die Dehnung 15 Sekunden lang halten, zwischendurch etwas nachdehnen, dann die Seite wechseln.
Die Übung noch einmal wiederholen.

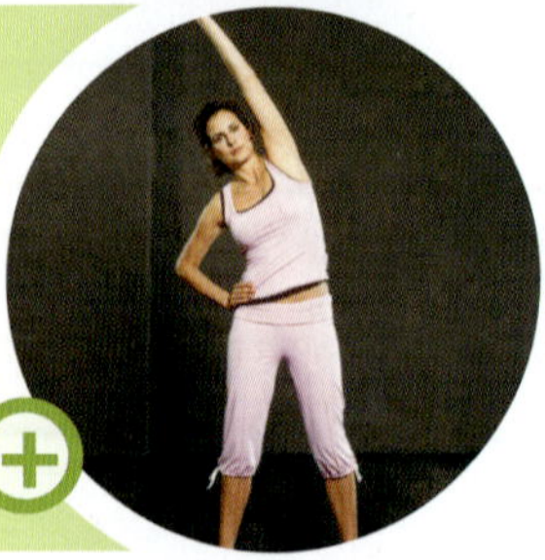

Für die Brustmuskeln

Den rechten Unterarm gegen einen Türrahmen lehnen, der Ellenbogen ist etwas unterhalb des Schultergelenks, und mit dem rechten Bein einen Schritt nach vorn machen. Jetzt das Körpergewicht nach vorn verlagern und die Dehnung 15 Sekunden halten (zwischendurch etwas nachdehnen). Zur anderen Seite des Türrahmens drehen und die linke Seite dehnen. Die ganze Übung einmal wiederholen.

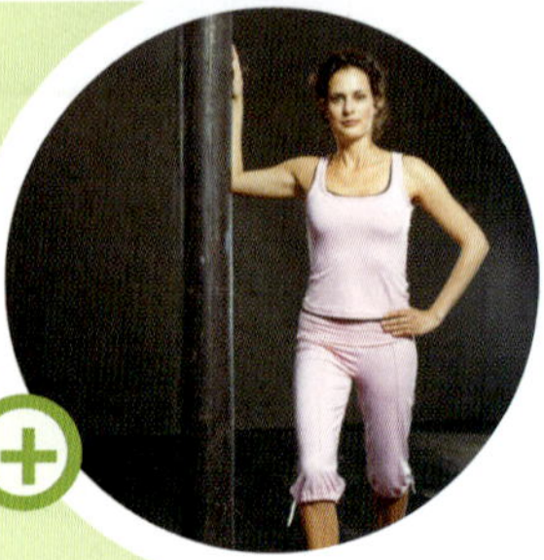

BRIGITTE-Diät auf den Punkt gebracht

Ein Durchhänger. Nichts geht mehr, Motivation gleich null. Das kann passieren. Dann schauen Sie am besten noch mal in den Psychotest. Was macht Sie dick? Wo sind Ihre Essfallen? Und als Memo für Ihre Küchen-Pinnwand: zehn Diät-Basics.

1 **Diät heißt »Lebensweise«** Diät ist keine Ausnahmesituation, sondern bedeutet: ab jetzt ein anderes Leben führen. Die Ernährung umstellen, sich mehr bewegen, Stress abbauen.

2 **Realismus statt Träumerei** Zu etwa 60 bis 70 Prozent entscheiden die Gene, wo das Fett bei Ihnen sitzt und ob Sie leicht zunehmen oder nicht. Das ist nun mal so. Über die restlichen 30 bis 40 Prozent aber entscheiden Sie.

3 **Das nächste Kilo ist immer das wichtigste** Der Weg ist das Ziel: abnehmen step by step. Vorgaben wie »30 Kilo weniger« oder »Größe 38« lassen eine Diät leicht scheitern.

4 **Abnehmen folgt physikalischen Gesetzen** Kalorien-Input kleiner als Kalorien-Output – nur so funktioniert's.

5 **Es gibt keine Dickmacher** Ob Schokolade, Kuchen oder Chips Sie dick machen, ist eine Frage der Menge. Über die entscheiden Sie.

6 **Verbote sind unnötig** Nie wieder Süßes? Ist unrealistisch und klappt vermutlich nicht. Deshalb ist alles erlaubt – siehe Punkt 5. Wenn Sie freiwillig auf etwas verzichten, bitte sehr.

7 **Hungern macht dick** Der Körper gibt ungern seine Energiereserven (Fettpolster) her. Wenn Sie hungern, speichert er Nahrung anschließend noch intensiver.

8 **Ohne Bewegung läuft nichts** Sport baut Muskeln auf, verbrennt zusätzliche Kalorien, hält fit, gesund und schlank, macht gute Laune ... was wollen Sie mehr?

9 **Der Körper hat immer recht** Andere nehmen leichter und schneller ab als Sie? Ja und? Machen Sie keinen Wettbewerb draus. Jeder Stoffwechsel tourt anders.

10 **Schlanke haben verstanden** Gewicht halten ist ein lebenslanger Prozess. Auch bei Schlanken, die doch angeblich keine Probleme damit haben. Sie reagieren nur sofort, wenn mal zwei, drei Pfund mehr drauf sind (bewusster essen, mehr Bewegung). Die permanente Gewichtsjustierung ist viel weniger aufwendig, als zehn Kilo auf einmal loszuwerden.

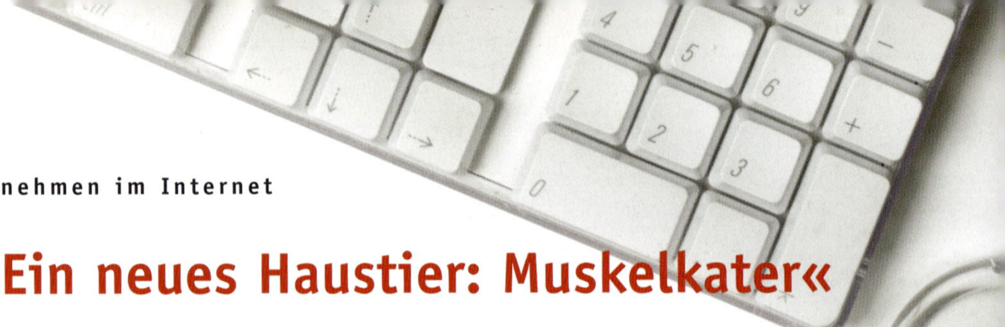

»Ein neues Haustier: Muskelkater«

Wer Diät macht, besiegt immer wieder seinen härtesten Gegner: sich selbst. Die komplett verzehrte Tafel Schokolade wirft einen dabei vielleicht ein wenig zurück, aber nicht aus der Bahn. Und dass man für eine Röhrenjeans nicht gebaut ist, ist auch kein Grund aufzugeben. Selbst wenn man plötzlich nur noch Grammbeträge abnimmt, jeder noch so kleine Erfolg zählt.

Fr, 28.April, 8:20	**Betreff: Bitte Beistand!**
Julia	Puuh, mein Gewicht liegt jetzt bei 82 Kilo, aber jetzt hat sich meine Schwägerin für morgen angekündigt. Sie ist wie ich Mitte 30, kinderlieb und unkompliziert, nur leider trägt sie Jeans, so schmal geschnitten, dass auch meine siebenjährige Tochter Emma sie anziehen könnte. Und ich stehe in der Küche und fühle mich wie ein Walross mit Schürze. Julia
Fr, 28.April, 9:23	**Betreff: So schlimm?**
Sonja	I'm back from New York! Walross, wusste gar nicht, dass verminderte Kalorienzufuhr zu starker Intoleranz führt ... Etwas weniger Selbstmitleid bitte, Julia! Und Geduld! Meine Waage zeigt mir heute 69,5 Kilo an. Habe also seit Beginn schon eineinhalb Kilo abgenommen. Das Tempo gefällt mir gut. Vielleicht schaffe ich es ja tatsächlich, zu meinem 50. Geburtstag im Sommer 65 Kilo zu wiegen. Wow, das wäre was! Sonja
Fr, 28.April, 9:30	**Betreff: Miss Diät-Community**
Katharina	Tja, Mädels, diese Woche gebührt wohl mir der Titel der »Miss Diät-Community«. Bin schon bei 72,5 Kilo angelangt, habe also letzte Woche ein ganzes Kilo runtergekriegt, da könnt ihr mit euren mickrigen Grammbeträgen einpacken! Kommt alles nur von Luft und Liebe. Katharina
So, 30.April, 22:33	**Betreff: Abtauchen**
Julia	Jetzt ratet mal, wohin mich meine Schwägerin und meine Kinder am Wochenende geschleppt haben? Ins Schwimmbad! Ein Albtraum! Aber man will ja vor seinen Kindern auch nicht als komplexbeladene, essgestörte Neurotikerin dastehen. Bei der Wasserverdrängung meines Körpers bin ich vermutlich eher als Naturereignis wahrgenommen worden, aber immerhin habe ich mich getraut ... Julia

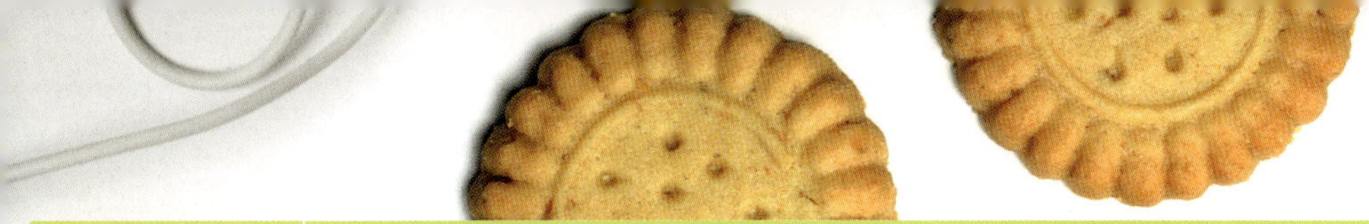

Mo, 1. Mai, 11:22
Sonja

Betreff: Achtung, Naschattacke!

Die ersten zwei Stücke Vollmilch-Nuss am Sonntagabend haben meinen Willen gebrochen ... ich musste die Tafel einfach aufessen. So ist das bei mir mit dem Naschen: Wenn ich weiß, das sich im meiner Wohnung etwas Süßes befindet, muss ich es auf der Stelle vernichten. Sonja

PS: Dafür fange ich morgen endlich mit Pilates an!

Mo, 1. Mai, 20:18
Julia

Betreff: Nacktschnecke

War gestern im Fitness-Studio und fühlte mich dabei wie eine fette Nacktschnecke zwischen lauter Grashüpfern. Ich weiß, es ist ungerecht, aber Frauen mit einem BMI unter 18 kann ich im Moment einfach nicht ertragen - erst recht nicht, wenn sie auch noch bauchfreie Gymnastiktops tragen. Das war absolut nicht meine Welt! Viele liebe Grüße, Julia

Di, 2. Mai, 11:47
Katharina

Betreff: Oder aber...

Ach übrigens: Sex hat auch keinen schlechten Kalorienverbrauch!

Mi, 3. Mai, 11:08
Julia

Betreff: Ach ja?

Das halte ich ja für ein Gerücht! Meine Devise ist jetzt Bewegung im Alltag: stehen statt sitzen, Treppe statt Fahrstuhl, Fahrrad statt Bus. Hab nämlich mein Hollandrad wieder flott gemacht! Julia

Mi, 3. Mai, 23:05
Sonja

Betreff: Dieses Haustier hilft beim Abnehmen

Kann euch beruhigen - es klappt auch ohne Partner: Habe mir vom Pilates gestern gleich ein neues Haustier mitgenommen: einen Muskelkater. Der verwandelt sich jetzt gerade in pure Muskelmasse und erhöht automatisch meinen Grundumsatz. Kann ich nur empfehlen. Es grüßt euch Sonja

Do, 4. Mai, 18:05
Julia

Betreff: Bis hierher und weiter

Ihr Lieben,
was ich in den letzten Tagen gelernt habe:
1. Wenn man sich wie ein Walross fühlt, sollte man sich einen Muskelkater anschaffen.
2. Statt mit einer Tafel Schokolade seine Gelüste zu befriedigen, sollte man lieber gleich mit jemandem ins Bett gehen.
3. Und wenn man ernsthaft ein paar Kilo abnehmen will, muss man sich nur im Internet mit anderen Frauen zusammentun. So wie wir.
Morgen ist wieder Wiegetag. Mal sehen, wie leicht wir alle mittlerweile sind. Ich bin da sehr optimistisch. Julia

Register aller Rezepte

MORGENS

Amaranth-Cranberry-Müsli 53
Avocado-Milchmix 61
Bananenbrot mit O-Saft 55
Birnen-Aprikosen-Müsli 52
Brie-Mango-Panino 55
English Bircher Müsli 52
Feinschmecker-Müsli 52
Französisches Frühstück 56
Früchte-Bowl mit Flakes 59
Früchte-Kefir 61
Frühstück mit Ei 57
Griechisches Frühstück 58
Italienisches Frühstück 55
Joghurt-Drink 61
Käse-Frühstück 54
Käse-Knäcke, zweierlei 55
Kräuter-Kefir 61
Mandel-Ananas-Smoothie 61
Müsli mit Früchten 52
Paprikaschnitten mit Möhrensaft 54
Salami-Sandwich 58
Schinken-Gurken-Sandwich 58
Schinken-Rührei mit Möhrensaft 56
Wurst-Paprika-Brötchen 58
Zweierlei Käse-Knäcke 55

MITTAGS

Barbecue-Chicken 71
China-Pfanne mit Ingwer 65
Dorade mit Kapern 68
Ei, pochiertes, mit Spinat 64
Fischers Gemüsesuppe 66
Gefülltes Schweinesteak 66
Gemüsespätzle, scharfe 64
Hähnchen im Dampf 70
Ingwer-Seelachs-Spieße 67
Italienische Reispfanne 68
Kartoffelpfanne mit Senfsoße 78
Kräutercrêpes mit Tomaten 76
Lammragout mit Dill 73
Pasta Pesto Rosso 77
Pochiertes Ei mit Spinat 64
Putenfilet Melba 72
Putensaté mit Möhren 74
Reispfanne, italienische 68
Reis-Hähnchen-Pfanne 71
Rotbarbe mit Zitronenöl 77
Rumpsteak mit Spinat 69
Scharfe Gemüsespätzle 64
Schellfisch mit Senfsoße 74
Schweinefilet mit Zuckerschoten 72
Schweinesteak, gefülltes 66
Seelachs-Spinat-Gratin 79
Steinbeißer mit Bohnen 65
Tagliatelle mit Basilikum 70
Tofu mit Chinakohl 75
Weizen-Paprika-Pilaw 78
Wels auf Fenchel 70
Wurzel-Eier-Ragout 75

BLITZREZEPTE

Capellini mit Minze-Hack 85
Caponata mit Mozzarella 82
Erbsencreme mit Forelle 96
Fenchel-Garnelen-Pfanne 96
Fusilli Carina 91
Fusilli Trapanese 84
Geflügelleber-Toasties 88
Gegrillte Pute mit Asia-Salat 93
Gnocchi mit Zucchini 91
Heilbutt auf Bohnen 95
Kasseler mit Kürbis 94
Marseiller Fischtopf 82
Mini-Klöße mit Peperonata 97
Paprika-Couscous m. Garnelen 86
Pilzpfanne, süßsaure 93
Pute, gegrillte m. Asia-Salat 93
Putenfilet mit Oliven 89
Radicchio-Risotto 83
Reis mit Seelachs, süßsaurer 95
Schinken-Paprika-Topf 94
Seelachs mit Orangenporree 89
Shrimps-Mais-Suppe 90
Spaghetti mit Kaviar 87
Spinat-Pizza 85
Steakburger m. Limetten-Aioli 82
Süßsaure Pilzpfanne 93
Süßsaurer Reis mit Seelachs 95
Ziegenkäse-Toast 90
Zitronenhähnchen 92
Zucchini-Couscous 84
Zuckerschoten-Frittata 86

SNACKS

Ananas, gebratene 104
Ananascracker 104
Beef-Torte 109
Birne mit Walnuss 106
Feta mit Papaya 100
Fitnessdrink 108
Frischkäse-Schiffchen 105
Garnelenspieße 103
Gebratene Ananas 104
Gefüllte Peppadews 100
Götterspeise 101
Grapefruit-Kompott 101
Joghurt-Eis 107
Käse-Taler 109
Kaviar-Ei 109
Kiwi-Trifle 101
Kresse-Ei 109

Melone mit Frischkäse 105
Möhren, pikante 104
Möhren, süße 104
Naschwerk 108
Papaya mit Garnelen 105
Papaya-Snack 105
Paprikaquark 101
Peppadews, gefüllte 100
Pikante Möhren 104
Rote Bete mit Kaviar 100
Spargel mit Creme 102
Spieß-Burger 108
Surimi mit Dip 100
Süße Möhren 104
Tomatensuppe 108
Weichkäse mit Feige 109

SALATE

Arabischer Fenchelsalat 116
Avocadocreme, Rohkost und Garnelen 123
Birnensalat mit Schafkäse 122
Champignons, provenzal. 117
Farmersalat 121
Fenchelsalat, arabischer 116
Fruchtiger Reissalat 117
Gemüse-Cocktail 118
Griechischer Pastasalat 120
Grüner Spargel-Salat mit Schinken 114
Hähnchen-Pfirsich-Salat 122
Kichererbsen in Senf-Vinaigrette 115
Paprikasalat mit Brunnenkresse 119
Pastasalat, griechischer 120
Provenzalische Champignons 117
Radieschensalat m. Kasseler 120
Radieschen-Taboulé 121
Reissalat, fruchtiger 117
Roastbeef auf Birnensalat 114
Rohkost, Garnelen und Avocadocreme 123
Salat »Chili con Carne« 122
Spargel mit Minze-Limetten-Joghurt 119
Spargel-Salat, grüner m. Schinken 114
Tomatensalat mit Frischkäse 116
Tomatensalat mit Senfdip 114
Zucchiniröllchen auf Salat 119

ABENDS

Aufschnittplatte, garnierte 132
Avocadobrot m. Krebsfleisch 135
Blumenkohl-Zitronen-Suppe 126
Champignon-Bruschetta 138
Chicorée mit Ziegenkäse 133
Chinesische Reissuppe 127
Crêpes mit Papaya 140
Forellensalat 130
Garnierte Aufschnittplatte 132
Griechische Tomatensuppe 128
Griechisches Gemüse 134
Hähnchen-Trauben-Schmaus 126
Käseschnitten m. Apfelspread 139
Käsetoasties mit Rohkost 136
Krautsuppe mit Garnelen 127
Liptauer Dip mit Rohkost 140
Lachs-Birnen-Timbale 131
Makrelen-Rillette 132
Möhrencreme m. Putenbrust 128
Puten-Tramezzini 139
Räucherlachsbrot mit Apfel 140
Reissuppe, chinesische 127
Rohkost m. Liptauer Dip 140
Rührei auf Bohnen 136
Salami-Rauke-Wraps 141
Schnittchen auf Senfmelone 137
Tapas-Platte 131
Tomaten mit Schinkenquark 130
Tomatensuppe, griechische 128
Zwiebel-Frittata 137
Zwiebelsuppe mit Ei 129

FAMILIE

Curry-Kasseler mit Ananas 145
Gulasch-Nudel-Topf 146
Kartoffel-Schafkäse-Gratin 147
Lamacun (türkische Hackfleischpizza) 149
Mediterrane Gemüse-Fisch-Pfanne 144
Pasta al forno 146
Pizza Rosso 148
Spinat-Lasagne 144
Tilapia-Saltimbocca 147
Tomaten-Quiche 148
Türkische Hackfleischpizza (Lamacun) 149

DESSERTS (und Kuchen)

Apfel-Himbeer-Tarteletts 157
Apfelmousse mit Brombeeren 157
Avocado-Orangen-Mousse 155
Birnen-Biskuittorte 152
Blechkuchen mit Birne 155
Eiscreme-Soda 158
Himbeer-Quark-Parfait 158
Mango-Joghurt-Eis 159
Miniklöße mit Kompott 154
Orangen-Tiramisu 153
Pflaumen-Crostata 152
Schoko-Mango-Joghurt 156
Waldbeeren-Grütze 154

Register nach Zutaten

Appetit auf Spargel? Lust auf Pasta oder Quark...? Für viele Zutaten finden Sie hier schnell ein passendes Rezept (inklusive Milchdrinks; ohne süße Frühstücke, Snacks und Desserts).

OBST UND GEMÜSE (AUCH TK)

Ananas
Curry-Kasseler mit Ananas 145
Mandel-Ananas-Smoothie 61

Aprikosen
Chicorée mit Ziegenkäse 133
Forellensalat 130
Radicchio-Risotto 83

Aubergine
Kartoffel-Schafkäse-Gratin 147

Avocado
Avocadobrot m. Krebsfleisch 135
Avocado-Milchmix 61
Grüner Spargel-Salat mit Schinken 114
Rohkost, Garnelen und Avocadocreme 123

Birne
Birnensalat mit Schafkäse 122
Lachs-Birnen-Timbale 131
Roastbeef auf Birnensalat 114

Blattsalate/Brunnenkresse
Arabischer Fenchelsalat 116
Fruchtiger Reissalat 117
Geflügelleber-Toasties 88
Grüner Spargel-Salat mit Schinken 114
Lachs-Birnen-Timbale 131
Paprikasalat m. Brunnenkr. 119
Radicchio-Risotto 83
Radieschensalat m. Kasseler 120
Roastbeef auf Birnensalat 114
Salami-Rauke-Wraps 141
Türkische Hackfleischpizza 149
Zucchiniröllchen auf Salat 119

Blumenkohl/Brokkoli/Romanesco
Blumenkohl-Zitronen-Suppe 126
Pasta Pesto Rosso 77
Pizza Rosso 148
Scharfe Gemüsespätzle 64
Tomaten-Quiche 148
Champignons (siehe »Pilze«)

Chicorée
Chicorée mit Ziegenkäse 133
China-Pfanne mit Ingwer 65
Gegrillte Pute mit Asia-Salat 93
Gemüse-Cocktail 118
Hähnchen-Trauben-Schmaus 126

China-/Spitz-/Wirsingkohl
Reis-Hähnchen-Pfanne 71
Tofu mit Chinakohl 75

Erbsen/Zuckerschoten
Chinesische Reissuppe 127
Erbsencreme mit Forelle 96
Gefülltes Schweinesteak 66
Reis-Hähnchen-Pfanne 71
Schweinefilet m. Zuckerschoten 72
Tagliatelle mit Basilikum 70
Zuckerschoten-Frittata 86

Erdbeeren
Fruchtiger Reissalat 117

Fenchel
Arabischer Fenchelsalat 116
Fenchel-Garnelen-Pfanne 96
Mediterrane Gemüse-Fisch-Pfanne 144
Tilapia-Saltimbocca 147
Wels auf Fenchel 70

Grüne Bohnen/Stangenbohnen
Barbecue-Chicken 71
Griechisches Gemüse 134
Schinken-Paprika-Topf 94
Steinbeißer mit Bohnen 65
Tapas-Platte 131

Kartoffeln
Barbecue-Chicken 71
Dorade mit Kapern 68
Gefülltes Schweinesteak 66
Kartoffelpfanne mit Senfsoße 78
Kartoffel-Schafkäse-Gratin 147
Pochiertes Ei mit Spinat 64
Schellfisch mit Senfsoße 74
Schweinefilet mit Zuckerschoten 72
Seelachs-Spinat-Gratin 79
Shrimps-Mais-Suppe 90

Kohlrabi
Rohkost, Garnelen und Avocadocreme 123

Lauchzwiebeln/Porree
Blumenkohl-Zitronen-Suppe 126
Chinesische Reissuppe 127
Fruchtiger Reissalat 117
Gefülltes Schweinesteak 66
Heilbutt auf Bohnen 95
Kartoffel-Schafkäse-Gratin 147
Käseschnitten mit Apfelspread 139
Kasseler mit Kürbis 94
Mediterrane Gemüse-Fisch-Pfanne 144
Putenfilet Melba 72
Roastbeef auf Birnensalat 114
Rührei auf Bohnen 136
Salami-Rauke-Wraps 141
Salat »Chili con Carne« 122
Seelachs mit Orangenporree 89
Spinat-Lasagne 144
Süßsaurer Reis mit Seelachs 95
Tapas-Platte 131
Tomaten mit Schinkenquark 130
Tomaten-Quiche 148
Tomatensalat mit Senfdip 114
Türkische Hackfleischpizza 149
Weizen-Paprika-Pilaw 78
Ziegenkäse-Toast 90
Zwiebel-Frittata 137
Zwiebelsuppe mit Ei 129

Mango
Gegrillte Pute mit Asia-Salat 93
Putenfilet Melba 72

Melone
Grüner Spargel-Salat mit Schinken 114
Schnittchen auf Senfmelone 137
Tapas-Platte 131

Möhren
Blumenkohl-Zitronen-Suppe 126
Chinesische Reissuppe 127
Farmersalat 121
Kartoffelpfanne mit Senfsoße 78
Lammragout mit Dill 73
Mediterrane Gemüse-Fisch-Pfanne 144
Möhrencreme m. Putenbrust 128
Putensaté mit Möhren 74
Rohkost, Garnelen und Avocadocreme 123
Salami-Rauke-Wraps 141
Tilapia-Saltimbocca 147

Papaya
Crêpes mit Papaya 140
Fruchtiger Reissalat 117
Zucchini-Couscous 84

Paprikaschote/Spitzpaprika
Avocadobrot m. Krebsfleisch 135
Champignon-Bruschetta 138
Curry-Kasseler mit Ananas 145
Dorade mit Kapern 68
Erbsencreme mit Forelle 96
Gulasch-Nudel-Topf 146
Mini-Klöße mit Peperonata 97
Paprika-Couscous m. Garnelen 86
Paprikasalat m. Brunnenkr. 119
Pasta Pesto Rosso 77
Pizza Rosso 148
Putenfilet Melba 72
Schinken-Paprika-Topf 94
Türkische Hackfleischpizza 149
Weizen-Paprika-Pilaw 78

Pfirsich
Hähnchen-Pfirsich-Salat 122
Putenfilet Melba 72

Pilze
Champignon-Bruschetta 138
Chinesische Reissuppe 127
Gulasch-Nudel-Topf 146
Provenzalische Champignons 117
Süßsaure Pilzpfanne 93
Tagliatelle mit Basilikum 70

Radieschen
Radieschensalat m. Kasseler 120
Radieschen-Taboulé 121
Rohkost mit Liptauer Dip 140
Schnittchen auf Senfmelone 137
Steakburger m. Limetten-Aioli 82

Rosenkohl
Ingwer-Seelachs-Spieße 67

Salatgurke
Capellini mit Minze-Hack 85
Farmersalat 121
Forellensalat 130
Gegrillte Pute mit Asia-Salat 93
Kräuter-Kefir 61
Puten-Tramezzini 139
Radieschensalat m. Kasseler 120
Radieschen-Taboulé 121
Räucherlachsbrot mit Apfel 140
Rohkost mit Liptauer Dip 140
Rohkost, Garnelen und Avocadocreme 123

Schellfisch mit Senfsoße 74
Steakburger m. Limetten-Aioli 82
Türkische Hackfleischpizza 149

Schwarzwurzeln
Wurzel-Eier-Ragout 75

Spargel
Grüner Spargel-Salat mit Schinken 114
Spaghetti mit Kaviar 87
Spargel mit Minze-Limetten-Joghurt 119

Spinat
Griechischer Pastasalat 120
Hähnchen im Dampf 70
Pochiertes Ei mit Spinat 64
Rumpsteak mit Spinat 69
Seelachs-Spinat-Gratin 79
Spinat-Lasagne 144
Spinat-Pizza 85

Staudensellerie
Forellensalat 130
Griechische Tomatensuppe 128
Paprikasalat mit Brunnenkresse 119
Puten-Tramezzini 139

Tomaten
Dorade mit Kapern 68
Farmersalat 121
Fusilli Carina 91
Fusilli Trapanese 84
Garnierte Aufschnittplatte 132
Griechische Tomatensuppe 128
Griechischer Pastasalat 120
Heilbutt auf Bohnen 95
Italienische Reispfanne 68
Kartoffel-Schafkäse-Gratin 147
Kasseler mit Kürbis 94
Kichererbsen in Senf-Vinaigrette 115
Kräutercrêpes mit Tomaten 76
Lammragout mit Dill 73
Makrelen-Rillette 132
Mediterrane Gemüse-Fisch-Pfanne 144
Mini-Klöße mit Peperonata 97
Möhrencreme m. Putenbrust 128
Paprika-Couscous mit Garnelen 86
Pasta al forno 146
Provenzalische Champignons 117
Putenfilet mit Oliven 89
Rohkost mit Liptauer Dip 140
Rumpsteak mit Spinat 69
Salat »Chili con Carne« 122
Seelachs-Spinat-Gratin 79
Süßsaure Pilzpfanne 93
Tilapia-Saltimbocca 147
Tomaten mit Schinkenquark 130
Tomaten-Quiche 148
Tomatensalat mit Frischkäse 116
Tomatensalat mit Senfdip 114
Türkische Hackfleischpizza 149
Ziegenkäse-Toast 90
Zitronenhähnchen 92
Zuckerschoten-Frittata 86
Zwiebel-Frittata 137
Zwiebelsuppe mit Ei 129

Zucchini
Fusilli Carina 91
Gnocchi mit Zucchini 91
Griechisches Gemüse 134
Kartoffelpfanne mit Senfsoße 78
Kartoffel-Schafkäse-Gratin 147
Rührei auf Bohnen 136
Shrimps-Mais-Suppe 90
Tilapia-Saltimbocca 147
Zucchini-Couscous 84
Zucchiniröllchen auf Salat 119

KONSERVEN

Bohnen/Kichererbsen/Linsen
Heilbutt auf Bohnen 95
Kasseler mit Kürbis 94
Kichererbsen in Senf-Vinaigrette 115
Marseiller Fischtopf 82
Paprikaschnitten 54
Provenzalische Champignons 117
Radieschensalat mit Kasseler 120
Rotbarbe mit Zitronenöl 77
Rührei auf Bohnen 136
Salat »Chili con Carne« 122

Kürbis
Kasseler mit Kürbis 94

Mais
Möhrencreme mit Putenbrust 128
Shrimps-Mais-Suppe 90

Sauerkraut
Krautsuppe mit Garnelen 127

MILCHPRODUKTE

Joghurt/Milch/Quark/Frischkäse
Arabischer Fenchelsalat 116
Avocadobrot m. Krebsfleisch 135

Avocado-Milchmix 61
Birnensalat mit Schafkäse 122
Capellini mit Minze-Hack 85
Caponata mit Mozzarella 82
Champignon-Bruschetta 138
Chicorée mit Ziegenkäse 133
Crêpes mit Papaya 140
Erbsencreme mit Forelle 96
Fenchel-Garnelen-Pfanne 96
Forellensalat 130
Früchte-Kefir 61
Geflügelleber-Toasties 88
Griechische Tomatensuppe 128
Griechischer Pastasalat 120
Griechisches Gemüse 134
Hähnchen-Trauben-Schmaus 126
Italienische Reispfanne 68
Joghurt-Drink 61
Kartoffelpfanne mit Senfsoße 78
Kartoffel-Schafkäse-Gratin 147
Käseschnitten mit Apfelspread 139
Käsetoasties mit Rohkost 136
Kräutercrêpes mit Tomaten 76
Kräuter-Kefir 61
Lachs-Birnen-Timbale 131
Makrelen-Rillette 132
Mandel-Ananas-Smoothie 61
Marseiller Fischtopf 82
Mediterrane Gemüse-Fisch-Pfanne 144
Paprikasalat m. Brunnenkr. 119
Pasta al forno 146
Putensaté mit Möhren 74
Puten-Tramezzini 139
Radieschensalat m. Kasseler 120
Radieschen-Taboulé 121
Räucherlachsbrot mit Apfel 140
Rohkost mit Liptauer Dip 140
Rohkost, Garnelen und Avocadocreme 123
Salami-Sandwich 58
Schinken-Gurken-Sandwich 58
Schnittchen auf Senfmelone 137
Spargel mit Minze-Limetten-Joghurt 119
Spinat-Lasagne 144
Spinat-Pizza 85
Steakburger mit Limetten-Aioli 82
Tomaten mit Schinkenquark 130
Tomaten-Quiche 148
Tomatensalat mit Frischkäse 116
Weizen-Paprika-Pilaw 78
Wurzel-Eier-Ragout 75
Ziegenkäse-Toast 90
Zucchini-Couscous 84
Zucchiniröllchen auf Salat 119

EI, TOFU
Arabischer Fenchelsalat 116
Pochiertes Ei mit Spinat 64
Rührei auf Bohnen 136
Schinken-Rührei 56
Tofu mit Chinakohl 75
Wurzel-Eier-Ragout 75
Zuckerschoten-Frittata 86
Zwiebelsuppe mit Ei 129

GETREIDEPRODUKTE

Couscous
Paprika-Couscous m. Garnelen 86
Radieschen-Taboulé 121
Steinbeißer mit Bohnen 65
Zucchini-Couscous 84

Reis/Reisnudeln
Blumenkohl-Zitronen-Suppe 126
China-Pfanne mit Ingwer 65
Chinesische Reissuppe 127
Curry-Kasseler mit Ananas 145
Fischers Gemüsesuppe 66
Fruchtiger Reissalat 117
Griechischer Pastasalat 120
Ingwer-Seelachs-Spieße 67
Italienische Reispfanne 68
Lammragout mit Dill 73
Putenfilet Melba 72
Putenfilet mit Oliven 89
Radicchio-Risotto 83
Reis-Hähnchen-Pfanne 71
Süßsaure Pilzpfanne 93
Süßsaurer Reis mit Seelachs 95

Gnocchi/Pasta/Spätzle
Capellini mit Minze-Hack 85
Fusilli Carina 91
Fusilli Trapanese 84
Gnocchi mit Zucchini 91
Gulasch-Nudel-Topf 146
Pasta al forno 146
Pasta Pesto Rosso 77
Scharfe Gemüsespätzle 64
Spaghetti mit Kaviar 87
Spinat-Lasagne 144
Tagliatelle mit Basilikum 70

Weizen (vorgegart)/Bulgur
Farmersalat 121
Hähnchen im Dampf 70
Putensaté mit Möhren 74
Tilapia-Saltimbocca 147
Tofu mit Chinakohl 75
Weizen-Paprika-Pilaw 78

Essen außer Haus – pro Portion	kcal	g Fett	ED
Tagliatelle pesto alla genovese (360 g)	559	21	1,6
Thüringer mit Brot (180 g)	477	37	2,7
Toast Hawai (150 g)	450	29	3,0
Tomatensuppe (250 g)	97	8	0,4
Türkische Pizza (200 g)	518	21	2,6
Weißwurst (125 g)	361	32	2,9
Wiener Würstchen (70 g)	215	20	3,1
Wrap (360 g)	537	25	1,5

Fertiggerichte – pro Portion	kcal	g Fett	ED
Costa TK-Sushi (230 g)	160	3	0,7
Du darfst »Curryhuhn« (400 g)	327	10	0,8
Dr. Oetker Bistro Gourmet Baguette Bretagne (125 g)	284	12	2,3
Dr. Oetker Ristorante Pizza Leggera Mozzarella (350 g)	634	20	1,8
Dr. Oetker Pizza Die Ofenfrische Vier Käse (395 g)	861	32	2,2
Frosta Pasta Pesto Rosso (500 g)	405	20	0,8
Frosta Pilz Risotto (500 g)	460	16	0,9
Frosta Gulasch Pfanne (500 g)	465	10	0,9
Frosta Nasi Goreng (250 g)	366	17	1,5
Frosta Linguine-Alaska Seelachs (250 g)	329	20	1,3
Herta Hack-Bällchen (Stück à 20 g)	60	5	3,0
Pfanni Bratkartoffeln (400 g)	350	8	0,9
Iglo Filegro Müllerin (125 g)	165	7	1,3
Iglo Fischstäbchen (100 g)	197	8	2,0
Iglo Schlemmerfilet Broccoli (200 g)	218	10	1,1
Käsespätze (250 g)	650	36	2,6
Knorr Asia Hähnchen in süß-saurer Soße (450 g)	190	10	0,4
McCain Country Cubes (100 g)	154	7	1,5
Miracoli Spaghetti mit Tomatens. (325 g)	415	8	1,3
Ravioli mit Tomatensoße (300 g)	287	7	1,0
Wagner Balance-Pizza Grüner Spargel (340 g)	550	14	1,6

Fisch – pro Stück/Portion	kcal	g Fett	ED
Backfisch mit Püree (400 g)	505	18	1,3
Brathering (125 g)	255	19	2,0
Fischfrikadelle (80 g)	163	11	2,0
McDonald's Filet-o-Fish (150 g)	345	15	2,3
Matjesbrötchen (160 g)	380	20	2,4
Nordsee Bremer (154 g)	342	6	2,2
Nordsee Garnelen-Baguette (155 g)	281	10	1,2
Nordsee Salat Garnele & Kräuterdressing (395 g)	242	14	0,6
Nordsee Alaska-Seelachs gebacken + Salat (370 g)	559	23	1,5
Rollmops (125 g)	260	20	2,1
Tintenfisch, paniert (100 g)	174	10	1,7

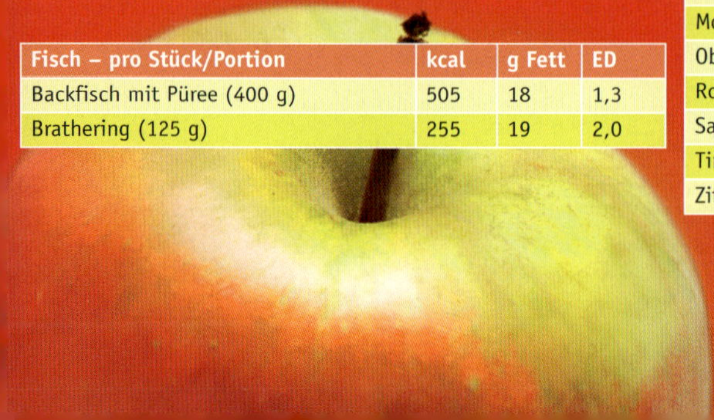

Bäckerei – pro Stück	kcal	g Fett	ED
Bagel, natur (80 g)	157	1	2,0
Bagel Caprese (210 g)	568	30	2,7
Bagel mit Putenbrust (220 g)	417	14	1,9
Bagel mit Lachs (220 g)	385	11	1,8
1/2 Fleischsalatbrötchen (100 g)	327	26	3,3
Käsebrötchen (60 g)	184	6	3,1
Laugenbrötchen (50 g)	125	1	2,5
Salamibrötchen (100 g)	355	23	3,6
Amerikaner (100 g)	220	8	2,2
Croissant (45 g)	185	12	4,1
Donut mit Schoko (54 g)	243	13	4,5
Heidelbeermuffin (75 g)	281	17	3,7
Plundergebäck mit Marzipan (90 g)	339	19	3,8
Obstkuchen, Hefeteig (100 g)	170	4	1,7
Rosinenbrötchen (50 g)	140	1	2,8
Rumkugel (20 g)	81	2	4,0
Schokocroissant (60 g)	300	29	5,0
Quiche Lorraine (180 g)	578	47	3,2

Desserts & Eis – pro Stück/Portion	kcal	g Fett	ED
Bayrische Creme (200 g)	430	32	2,2
Fruchteis (1 Kugel 75 g)	49	1	0,7
Milchspeiseeis (1 Kugel 50 g)	65	2	1,3
Mousse au chocolat (200 g)	415	27	2,1
Obstsalat (150 g)	76	0	0,5
Rote Grütze (150 g)	109	0	0,7
Sahnefruchteis (100 g)	186	10	1,9
Tiramisu (150 g)	365	17	2,4
Zitronencreme (150 g)	287	15	1,9